CB014576

MANUAL DE EXAME FÍSICO
MUSCULOESQUELÉTICO
EM REUMATOLOGIA

MANUAL DE EXAME FÍSICO

MUSCULOESQUELÉTICO EM REUMATOLOGIA

Alessandra de Sousa Braz

Thyago Talles de Almeida Santana

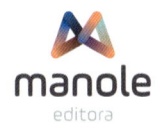

Copyright © Editora Manole Ltda., 2024, por meio de contrato com os autores.

Produção editorial: Rosana Arruda da Silva
Projeto gráfico: Departamento de Arte da Editora Manole
Editoração eletrônica: Estúdio Castellani
Capa: Ricardo Yoshiaki Nitta Rodrigues
Fotos e Ilustrações: Lívia Pinheiro de Oliveira e Thyago Talles de Almeida Santana
Imagens da capa: autores

CIP-BRASIL. CATALOGAÇÃO NA PUBLICAÇÃO
SINDICATO NACIONAL DOS EDITORES DE LIVROS, RJ

B839m

Braz, Alessandra de Sousa
Manual de exame físico musculoesquelético em reumatologia / Alessandra de Sousa Braz, Thyago Talles de Almeida Santana. - 1. ed. - Barueri [SP] : Manole, 2024.
216 p. ; 23 cm.

ISBN 9788520458372

1. Reumatologia. 2. Músculos esqueléticos. 3. Diagnóstico físico. I. Santana, Thyago Talles de Almeida. II. Título.

| 24-91851 | CDD: 611.73 |
| | CDU: 611.73 |

Gabriela Faray Ferreira Lopes - Bibliotecária - CRB-7/6643

Editora Manole Ltda.
Alameda Rio Negro, 967, cj. 717
06454-000 – Barueri – SP – Brasil
Tel.: (11) 4196-6000
www.manole.com.br
https://atendimento.manole.com.br

Impresso no Brasil
Printed in Brazil

Autores

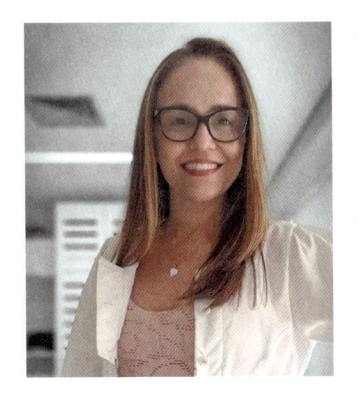

Alessandra de Sousa Braz

Professora Associada de Reumatologia da Universidade Federal da Paraíba (UFPB). Coordenadora do Serviço de Reumatologia do Hospital Universitário Lauro Wanderley da UFPB (HULW/UFPB). Supervisora do Programa de Residência Médica em Reumatologia do HULW/UFPB. Membro da Comissão de Dor, Fibromialgia e outras Síndromes Dolorosas de Partes Moles da Sociedade Brasileira de Reumatologia (SBR). Membro da Comissão de Título de Especialista pela Sociedade Brasileira de Reumatologia (SBR).

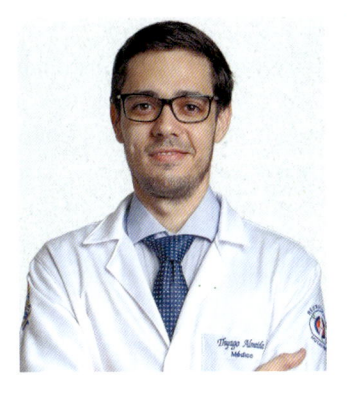

Thyago Talles de Almeida Santana

Reumatologista pelo Hospital Universitário Lauro Wanderley da Universidade Federal da Paraíba (HULW/UFPB). Título de especialista pela Sociedade Brasileira de Reumatologia (SBR) e Associação Médica Brasileira (AMB).

Agradecimentos

A ideia de desenvolver este livro surgiu em 2014, quando assumi a supervisão da residência em Reumatologia do Hospital Universitário Lauro Wanderley na Universidade Federal da Paraíba (HULW-UFPB). Desde então, vem sendo realizado um curso de semiologia do aparelho locomotor a cada início de nova dupla de residentes. Meu colega, Thyago Talles de Almeida Santana, ex-residente e coautor, abraçou a ideia e juntos desenvolvemos este Manual.

Manifesto minha gratidão a todos os residentes que passaram e que estão passando pelo curso. Sem vocês, este projeto não teria sentido nem seria tão significativo. Thyago, sem palavras para agradecer sua parceria. Você é um ser humano especial em todos os sentidos. Seu trabalho sério e dedicado, aliado à sua postura de respeito e afeto, foram fundamentais para que este projeto (sonho) fosse concretizado.

Agradeço à Dra. Lívia Pinheiro de Oliveira por seu trabalho primoroso, sério e dedicado como designer gráfica, que desde o surgimento do projeto foi fundamental para a realização da versão mais perfeita. E ao colega Brendo Barbosa Souza, por sua inestimável colaboração científica para a realização das imagens deste Manual. A vocês, só gratidão.

Agradeço a todos os Mestres que me inspiraram até hoje (alguns não estão mais fisicamente entre nós, mas foram imortalizados pelos seus alunos) na busca por conhecimento, aprendizado, aperfeiçoamento e evolução no campo da docência e da assistência. Agradeço também aos que pude transmitir parte do que aprendi durante quase vinte anos de docência e motivo principal da elaboração deste livro, os alunos.

Agradecimentos também aos colegas que partilham comigo a nem sempre fácil arte do ensino médico no Serviço de Reumatologia do HULW-UFPB, aos colegas e amigos reumatologistas da Sociedade de Reumatologia da Paraíba, aos colegas e amigos da Sociedade Brasileira de Reumatologia, em especial ao Dr. Marcos Aurélio de Freitas Machado, que muito nos apoiou, acreditando no projeto e nos dando a honra de escrever o prefácio deste Manual.

Aos meus amigos irmãos que o HULW-UFPB trouxe e que nunca deixaram de me estimular neste projeto: André Telis, Cristianne Alexandre, Agostinho Medeiros, Luís Fábio Botelho, Gabriel e Gabriela Targueta. E todos os meus amigos queridos que fazem minha vida mais feliz com suas amizades e desejo genuíno de me ver alcançando meus objetivos e realizando sonhos. Vocês são os melhores.

Gratidão, amor e respeito aos meus pais, que me educaram a conquistar pelo esforço e por dedicação. Meu amado pai, Gilvan Braz, que foi meu primeiro exemplo de busca pelo saber; minha mãe maravilhosa – a melhor professora – Maria Íris Beserra; e inúmeros docentes vocacionados da nossa família, que me inspiraram e me estimulam a ser professora e educadora – aqui representados por minha irmã Fabíola Braz Aquino. A meus irmãos, tios, primos, sobrinhos e cunhados que sempre torcem e vibram a cada conquista. E, por fim, aos meus amados filhos Davi e Mariana, meu maior combustível a tentar educar pelo exemplo, e que muitas vezes foram privados da minha presença em função da minha profissão. A vocês, AMOR e GRATIDÃO.

Alessandra de Sousa Braz

Agradecimentos

Primeiramente, gostaria de expressar minha profunda gratidão à Dra. Alessandra Braz, minha preceptora e orientadora. Obrigado por ter acreditado em mim, por me estimular e incentivar, mesmo nos momentos mais difíceis. Seu esforço e dedicação à docência, especialmente neste projeto, são inestimáveis.

Também quero agradecer a todos que contribuíram diretamente para a conclusão deste trabalho. À Dra. Lívia, cujo conhecimento e arte enriqueceram cada página. Ao Dr. Brendo, pela boa vontade e disponibilidade, mesmo durante os desafios da pandemia.

À minha amada esposa, Lívia, meu agradecimento por estar ao meu lado, por me apoiar, compreender e incentivar a dar continuidade a este trabalho. Sua presença nesta jornada é um presente valioso. Te amo.

À minha querida filha, Elisa, cujo sorriso e amor deram um novo sentido à minha vida. Você é a alegria da minha vida.

E, por fim, à minha mãe, Maria, que lutou incansavelmente e tornou o impossível possível, permitindo que eu chegasse até aqui. Minha tia-mãe Rozália e meu tio-pai Francisco também merecem meu profundo agradecimento. Vocês são minha base, minha fortaleza.

Este livro é dedicado a todos vocês, com carinho e reconhecimento.

Thyago Talles de Almeida Santana

Sumário

Apresentação

Nas afecções musculoesqueléticas, a dor é a queixa mais comum e a abordagem das doenças reumatológicas é essencialmente clínica. O diagnóstico depende, primordialmente, da interação direta entre o médico e o paciente, da história clínica detalhada, da propedêutica geral e do exame físico musculoesquelético (EME) bem feito para chegar a um diagnóstico correto.

Este livro aborda de forma detalhada o conteúdo textual e ilustrativo do EME em um paciente com queixas osteomusculares. Tem como objetivos principais: suprir a carência de um material que contenha as necessidades identificadas durante a prática clínica do especialista; contribuir para o aprendizado médico em exame do aparelho locomotor e para a qualificação no atendimento, aumentando a probabilidade de acertos nos diagnósticos auxiliados pelo exame físico, reduzindo solicitações de exames desnecessários, reduzindo gastos, e proporcionando decisões diagnósticas mais assertivas.

O livro foi dividido em dez capítulos, nove deles descrevendo o exame físico das colunas cervical, torácica, lombar e sacrococcígea; exame do quadril, dos ombros, dos cotovelos, de mãos e punhos, dos joelhos, e dos pés e tornozelos. Descreve detalhadamente a anatomia, a forma correta de realizar as manobras, assim como sua interpretação. Além de conter elementos gráficos inéditos e autorais, incluindo fotos, manobras e desenhos, desenvolvidos por especialistas em Reumatologia a partir da necessidade de executar com excelência o exame físico musculoesquelético na Reumatologia.

Alessandra de Sousa Braz
Thyago Talles de Almeida Santana

Prefácio

Na área das doenças musculoesqueléticas, a boa Semiologia é cada vez mais enfatizada e fundamental para o sucesso do diagnóstico e tratamento. Neste contexto, o profissional que realiza um exame físico bem-feito e completo, associado a um diagnóstico diferencial do que foi encontrado, terá condições de seguir o caminho correto para o diagnóstico e o tratamento eficaz do paciente.

Seguramente, o convívio diário com os estudantes de Medicina instigou os autores para a necessidade de elaborar um manual que pudesse orientá-los no contato com o paciente apresentando problemas musculoesqueléticos nos dias de hoje, mas que também pudesse se tornar uma fonte de referência para toda a sua vida profissional.

Escrever um livro de Medicina é um ofício para poucos. Escrever um manual de exame físico musculoesquelético em Reumatologia, sem ser repetitivo, é um desafio que os autores conseguiram superar com a simplicidade e a profundidade necessárias para ser um excelente livro.

Neste livro, os autores procuraram selecionar os aspectos de maior interesse em cada setor do sistema musculoesquelético, fugindo da superficialidade dos roteiros e resumos, e apresentando, sempre que oportuno, explicações práticas e atualizadas. Para cada região do corpo, transcreveram conceitos com base em suas próprias experiências, de forma didática, ilustradas por figuras e gráficos coloridos, inéditos e autorais que, seguramente, serão de grande utilidade para todos os profissionais que atuam nessa área.

Que esse livro possa servir como um guia e uma fonte de referência e consulta aos profissionais que o acessarem, mostrando a importância da Semiologia no diagnóstico e no tratamento das doenças musculoesqueléticas.

A escolha do prefaciador pelos autores é feita com base em uma das suas três características:

- ser uma personalidade importante capaz de referendar a importância do livro;
- pode ser também uma pessoa que os autores desejam homenagear pela inspiração para a confecção do seu livro;
- finalmente, ele pode ser um amigo que os autores carinhosamente desejam que participe da sua alegria pelo seu empreendedorismo.

Fiquei surpreso e honrado por ter sido o amigo escolhido. Continuo um admirador e sigo ciente do sucesso merecido da obra.

Marcos Aurelio de Freitas Machado
Membro da Comissão de Dor, Fibromialgia e outras Síndromes de Partes Moles da Sociedade Brasileira de Reumatologia e seu ex-coordenador (2018-2020), Membro da Comissão de Dor da Associação Médica Brasileira (2012-2022).

1

Importância do exame físico do aparelho locomotor na prática clínica do reumatologista

A reumatologia abrange uma ampla gama de condições médicas que afetam muitos sistemas orgânicos. Essas condições refletem diversos mecanismos patogênicos e resultam em limitações funcionais, diminuição da qualidade de vida e aumento na mortalidade dos pacientes.

Além disso, embora as condições reumáticas, no total, estejam entre os problemas médicos mais comuns, muitas doenças são incomuns ou mesmo raras. As doenças reumáticas musculoesqueléticas abrangem mais de 200 condições degenerativas, inflamatórias e/ou autoimunes e afetam predominantemente o sistema musculoesquelético.

Há grande relevância no estudo da etiologia dos distúrbios musculoesqueléticos, pois a identificação da causa repercute diretamente na qualidade e eficácia do tratamento proposto.

Assim, por meio do reconhecimento da etiopatogenia da lesão, pode-se dividir primariamente as doenças reumáticas musculoesqueléticas em mecânicas e/ou inflamatórias, podendo ou não serem autoimunes/imunomediadas.

Exame físico e anamnese fazem parte de uma combinação histórica da avaliação inicial na propedêutica da medicina interna, ainda sendo a maneira mais fidedigna de chegar a um diagnóstico correto ou criar uma hipótese para tal, trilhando caminhos de investigação.

Doenças reumatológicas acometem todas as faixas etárias, da infância à terceira idade. Estudos independentes têm mostrado que 30 a 40% da população, em algum momento da vida, apresentam sinais e sintomas musculoesqueléticos e alterações que sugerem doenças autoimunes sistêmicas reumatológicas.

Dor, inflamação, limitação e incapacidade funcional da articulação são as principais queixas que norteiam o grande leque de abrangência da reumatologia. Sabe-se, hoje, que esse espectro está muito além dessas características, incluindo distúrbios do sistema imunológico como etiologia de base para estas, somando ao campo de atuação dessa especialidade, inúmeras comorbidades que refletem os mais diversos sinais e sintomas clínicos. Apesar dos avanços científicos com a ampliação cada vez maior do âmbito de práticas da reumatologia, com novas patologias e tratamentos, a maioria das doenças que cursam com queixas articulares, sejam elas de origem na própria articulação ou relacionadas com suas estruturas associadas, requerem o exame físico musculoesquelético (EME) como passo inicial no atendimento dos pacientes.

Nas afecções musculoesqueléticas, a dor é a queixa mais comum, podendo ocorrer em condições agudas e crônicas, ser localizada ou difusa, decorrente de comprometimento de estruturas articulares, tendinosas, ósseas, dos músculos e de suas fáscias. Várias dessas condições podem acarretar dor, entre elas, as articulares, como a osteoartrite, que é a mais prevalente. Em meio às afecções de partes moles, a síndrome dolorosa miofascial, a fibromialgia e as tendinopatias são as mais comumente observadas.

A abordagem das doenças reumatológicas é essencialmente clínica. O diagnóstico depende, primordialmente, da interação direta entre o médico e o paciente, que se inicia com a observação insubstituível da presença do doente desde a entrada no consultório, passando por história clínica detalhada e exame físico completo. Assim, o médico deve ter habilidades em propedêutica geral e do sistema musculoesquelético, aliadas a noções de doenças em todas as especialidades, para um diagnóstico preciso e apurado, e também para fazer o diagnóstico diferencial. Somente com essa abordagem clínica completa é que se pode pensar em doenças reumatológicas específicas e solicitar os exames mais adequados para elucidar o caso.

Com o advento dos exames complementares e a facilidade cada vez maior de acesso a esses exames, o EME vem sendo subutilizado e até mesmo tem sido ausente durante algumas avaliações clínicas. Esse déficit de prática dificulta progressivamente sua aplicabilidade em ocasiões futuras, culminando em erros diagnósticos e afetando adversamente a relação médico-paciente.

Para realizar o EME é necessário compilar alguns princípios básicos, como anamnese objetiva e conhecimento de anatomia funcional, patológica e mecanismos de lesão, fundamentando esse contexto na aplicação das técnicas durante inspeção e palpação. Uma vez detectada alguma anormalidade, uma avaliação mais detalhada é necessária. Exame físico sistemático e completo é imperativo para diagnóstico e condução da causa de base.

Os ganhos com a realização de um correto exame físico são importantes, por exemplo, na avaliação do ombro, uma anamnese detalhada e o uso abrangente de sinais clínicos podem contribuir com 90% dos diagnósticos corretos de tendinite do ombro, com sensibilidade de 91,3% e especificidade de 88,9%, sem o auxílio de qualquer exame complementar.

Neste livro, elaborado por autores médicos especialistas em reumatologia, o objetivo foi colaborar para otimização do atendimento médico ao paciente com queixa do aparelho locomotor, contendo informações sobre como realizar a abordagem de acordo com a queixa do paciente, exemplificando o que deve ser avaliado e orientando a forma correta de examinar, visto que a propedêutica reumatológica é complexa e a literatura atual carece de material que reúna essas informações de forma clara e abrangente.

BIBLIOGRAFIA

European League Against Rheumatism Taskforce 2017. RheumaMap: a research roadmap to transform the lives of people with rheumatic and musculoskeletal diseases. London: EULAR; 2019. Disponível em: https://congress.eular.org/myUploadData/files/eular_rheumamap_2019.pdf (Acesso 2 mai 2024).

Fuller RA. Classificação das doenças reumatológicas. In: Fuller RA, Pereira RMR (eds.). Manual de reumatologia para graduação em Medicina. Campinas: Pontes Editores, 2016.

Hermann B, Rose DW. Value of anamnesis and clinical examination in degenerative impingement syndrome in comparison with surgical findings – a prospective study. Orthop Ihre Grenzgeb. 1996;134(2):166-170.

Hochberg MC, Silman AJ, Smolen JS, Weinblatt ME, Weisman MH. Reumatologia. 6. ed. Rio de Janeiro: Elsevier; 2015.

Paley L, Zornitzki T, Cohen J, Friedman J, Kozak N, Schattner A. Utility of clinical examination in the diagnosis of emergency department patients admitted to the department of medicine of an academic hospital. Arch Inter Med. 2011; 171(15): 1394-1396.

Silva HC. O que os médicos precisam saber sobre reumatologia? Diagnóstico e tratamento. Departamento de Reumatologia da Associação Paulista de Medicina. 2019; 24(3):126-132.

Silva JAP, Woolf AD. The importance of rheumatic diseases. In: Silva JAP, Woolf AD. Rheumatology in Practice. London: Springer; 2010.

van der Heijde D, Daikh DI, Betteridge N, Burmester GR, Hassett AL, Matteson EL, et al. Common language description of the term rheumatic and musculoskeletal diseases (RMDs) for use in communication with the lay public, healthcare providers and other stakeholders endorsed by the European League Against Rheumatism (EULAR) and the American College of Rheumatology (ACR). Ann Rheum Dis. 2018;77(6):829-832.

von Korff M, Dunn KM. Chronic pain reconsidered. Pain. 2018;138(2):267-276.

2

Exame físico da coluna cervical

INTRODUÇÃO

A coluna cervical é formada por sete vértebras, as quais vão aumentando progressivamente de tamanho de C1 a C7. Promove grande amplitude de movimento para a cabeça, protege e abriga a artéria vertebral, além das raízes nervosas emergentes.

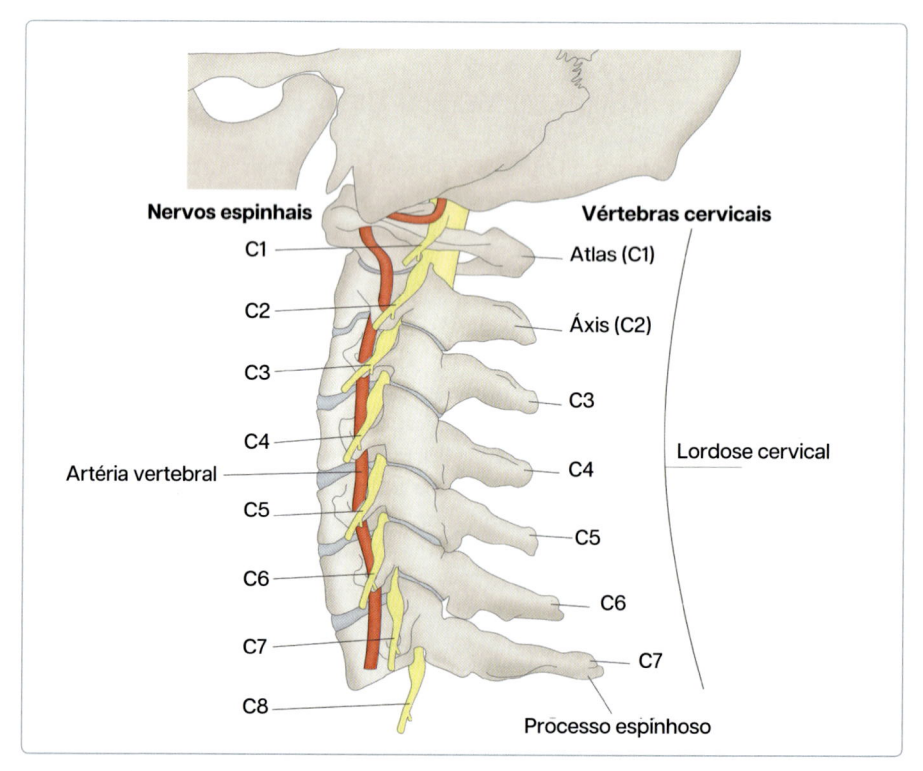

FIGURA 1 Coluna cervical: vértebras, processos espinhosos, artéria vertebral, nervos espinhais e lordose cervical.

A investigação da queixa de dor, por meio do exame físico inicial, busca avaliar se a etiologia é de origem musculoesquelética, relacionada a alguma estrutura cervical, não cervical (dor irradiada), neurológica ou vascular.

INSPEÇÃO ESTÁTICA

- Durante a entrada no consultório e retirada da roupa.
- Alterações cutâneas: cicatrizes cirúrgicas, alterações pigmentares.
- Curvaturas: o normal é a lordose fisiológica.
- Simetrias: tumorações, espasmos musculares, trofismo muscular.

Teste do fio de prumo

O teste do fio de prumo é usado para determinar se os pontos anatômicos de referência do paciente estão no mesmo alinhamento que os pontos correspondentes em uma postura padrão pré-definida.

Desvios nesses pontos revelam a extensão em que o alinhamento do paciente é defeituoso.

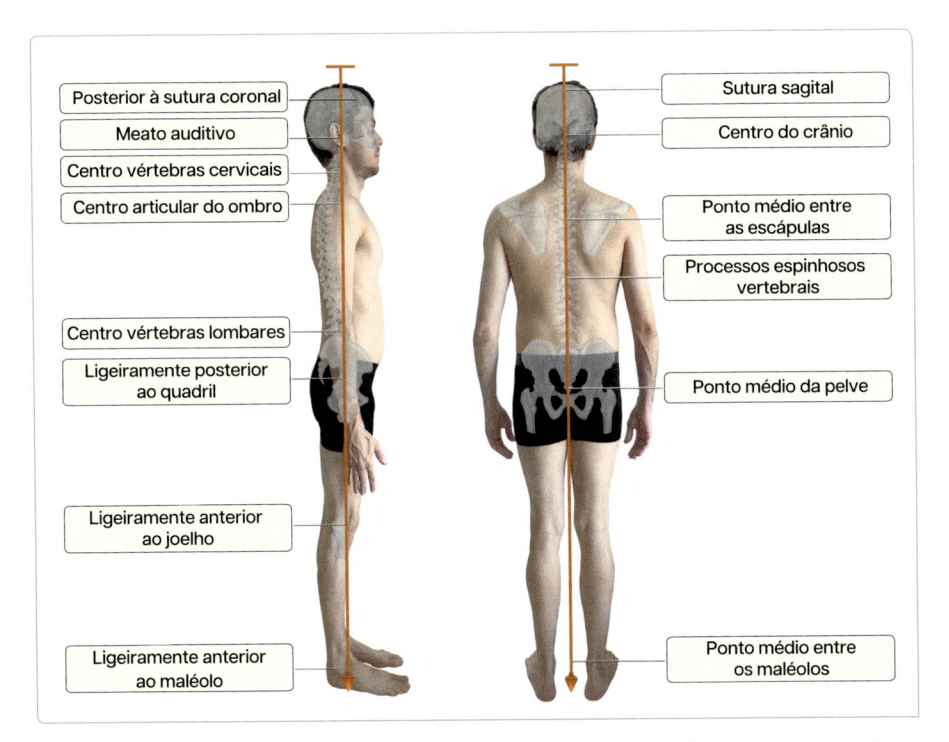

FIGURA 2 Teste do fio de prumo. Avaliação da postura com o fio de prumo no plano sagital e coronal. Ambos os planos dentro da normalidade.

Realização do teste

1. Marcar os pontos de referência no plano sagital do paciente (vista lateral):

   - Posterior à sutura coronal.
   - Meato auditivo.
   - Centro das vértebras cervicais.
   - Centro articular do ombro.
   - Centro das vértebras lombares.
   - Ligeiramente posterior ao quadril.
   - Ligeiramente anterior ao joelho.
   - Ligeiramente anterior ao maléolo lateral.

2. Marcar os pontos de referência no plano coronal do paciente (vista anterior):

   - Sutura sagital.
   - Centro do crânio.
   - Ponto médio entre as escápulas.
   - Processos espinhosos vertebrais.
   - Ponto médio da pelve.
   - Ponto médio entre os maléolos.

3. Alinhar os pontos de referência do paciente com o fio de prumo, avaliar e identificar as diferenças.

Interpretação

O teste do fio de prumo é para rastreamento de alterações posturais. Se houver alguma alteração, deve ser complementado com a avaliação postural completa.

INSPEÇÃO DINÂMICA

Amplitude de movimento (ADM)

Solicitar ao paciente para realizar os movimentos de flexão, extensão, inclinação lateral e rotação lateral:

- Flexão: solicitar ao paciente para tocar o tórax com o queixo (ADM 45°).
- Extensão: solicitar ao paciente a olhar para o teto (ADM 55°).

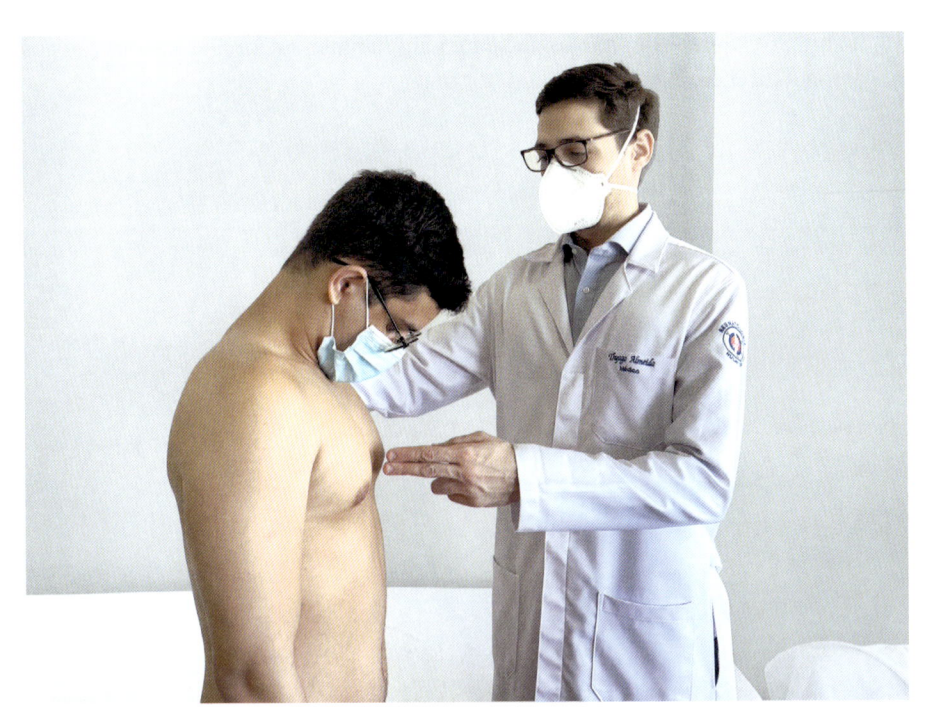

FIGURA 3 Flexão da coluna cervical.

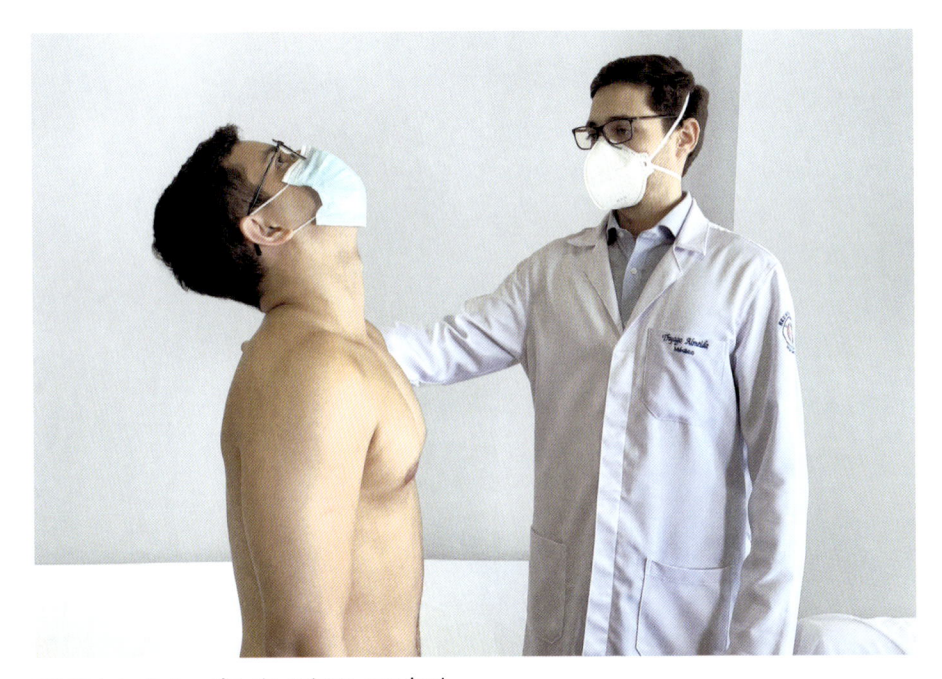

FIGURA 4 Extensão da coluna cervical.

- Inclinação lateral: solicitar ao paciente para inclinar sua orelha em direção aos ombros direito e esquerdo (ADM 40° para cada lado).

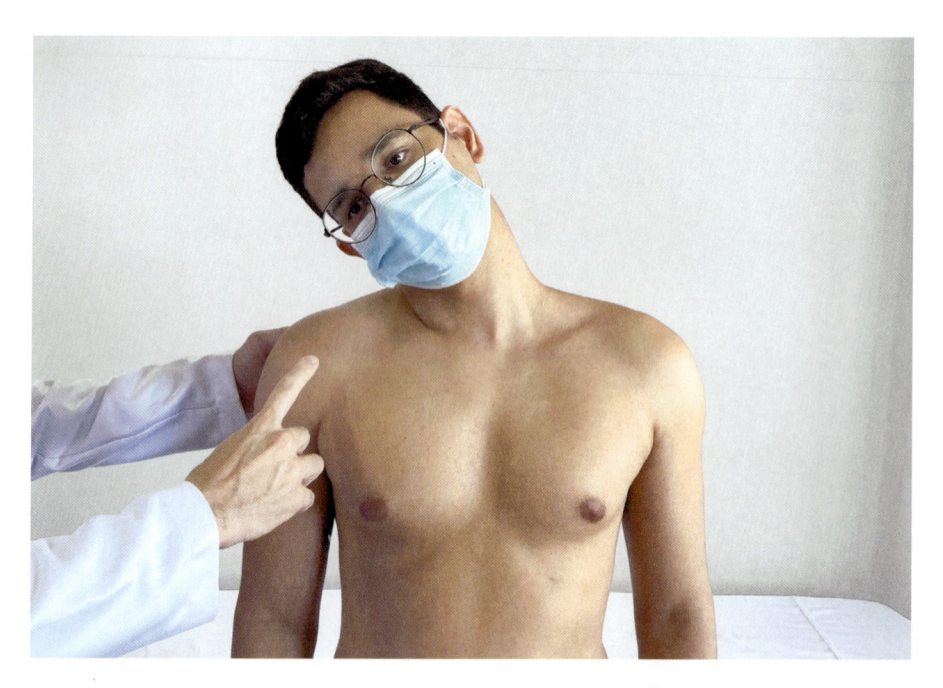

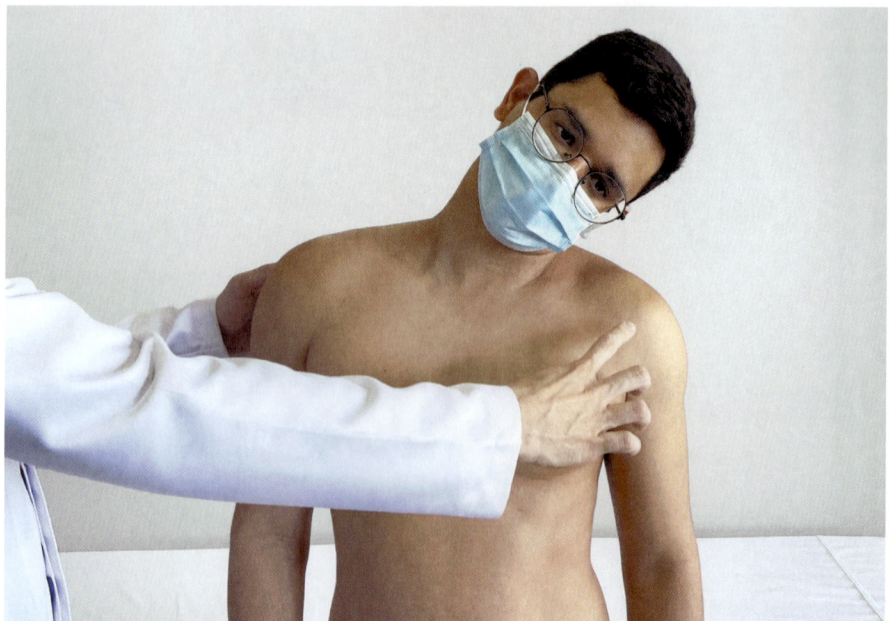

FIGURA 5 Inclinação lateral da coluna cervical.

- Rotação lateral: solicitar ao paciente para colocar o queixo nos ombros direito e esquerdo (ADM 55° para cada lado).

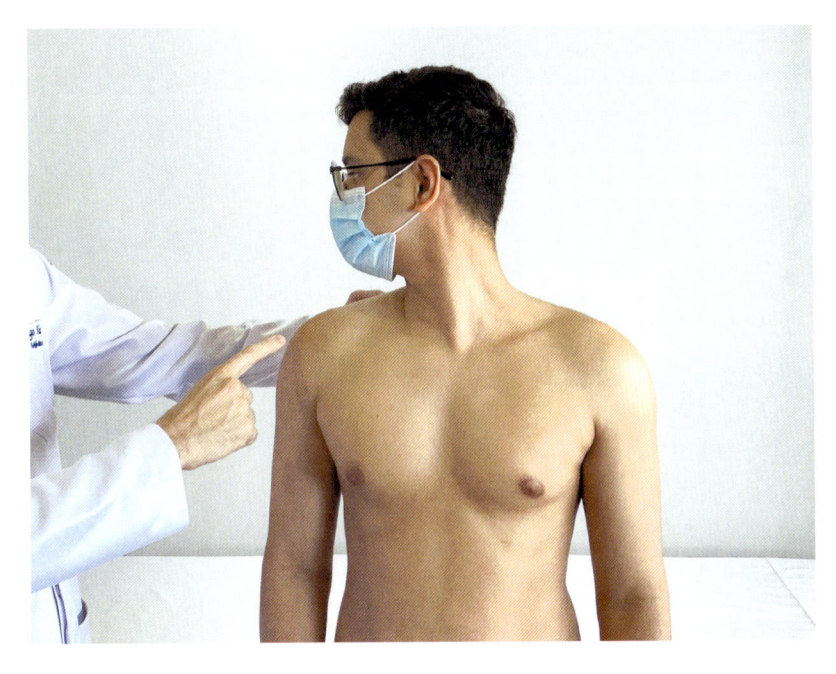

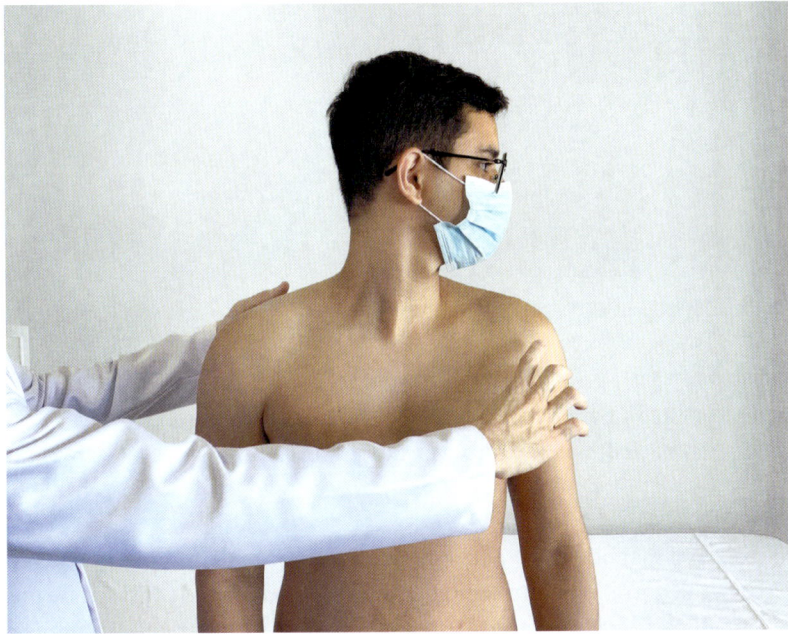

FIGURA 6 Rotação lateral da coluna cervical.

PALPAÇÃO

- Digitopressão dos processos espinhosos (principalmente C2 e C7, que são os mais superficiais).
- Palpar musculatura paravertebral e sua inserção na base do crânio.
- Palpar pulsos carotídeos e cadeias linfonodais.

MANOBRAS

Teste de Lhermitte

Usado na investigação de mielopatia cervical.

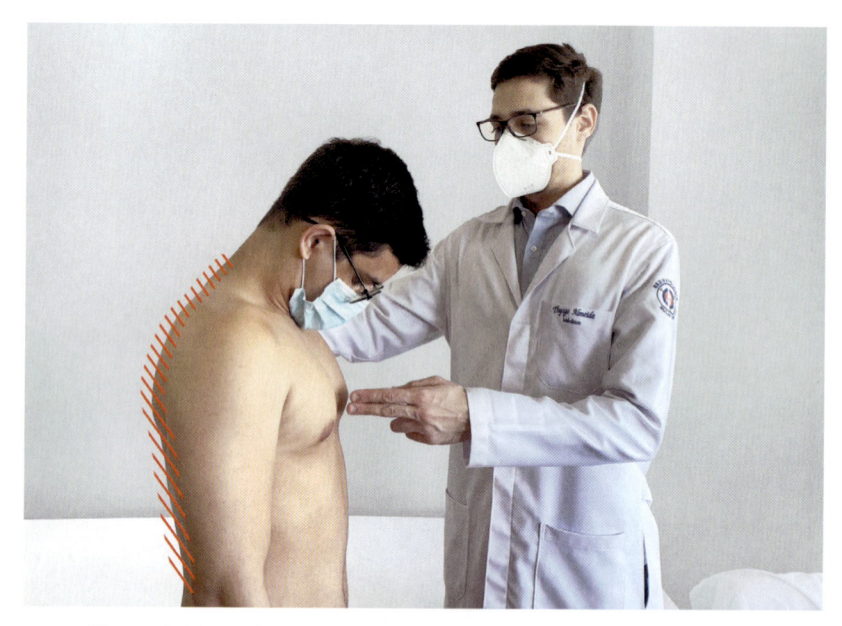

FIGURA 7 Teste de Lhermitte.

Realização do teste
1. Paciente sentado com a coluna cervical em posição neutra.
2. Solicitar ao paciente para realizar flexão máxima da coluna cervical (Figura 7).

Interpretação

Ao realizar a manobra, se o paciente referir sensação de choque, que percorre a coluna cervical, dorsal e/ou membros superiores, a manobra é considerada positiva e sugere mielopatia cervical (p. ex., estenose de canal medular com compressão de medula espinal ou esclerose múltipla).

Teste de *Spurling*

Usado para avaliação de compressão nervosa cervical (radiculopatia).

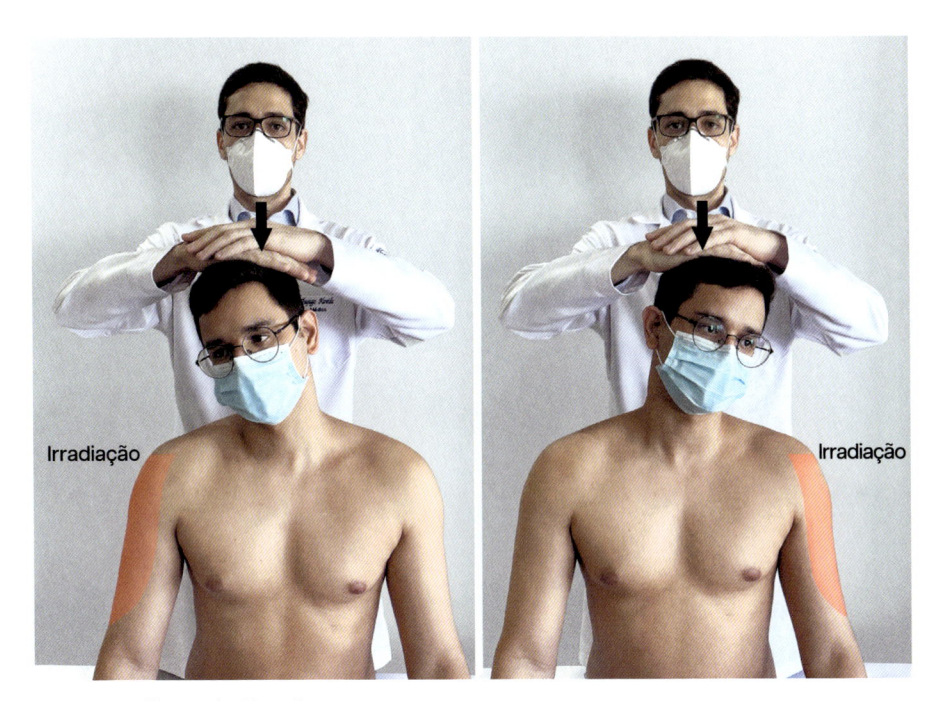

FIGURA 8 Teste de *Spurling*.

Realização do teste

1. Paciente sentado com a coluna cervical em leve extensão, rotação e inclinação lateral para o lado a ser examinado.
2. O examinador apoia ambas as mãos sobre a cabeça do paciente e aplica gradativamente uma força com sentido para baixo, que deve ser mantida por poucos segundos.

Interpretação

Essa manobra tende a fechar os forames intervertebrais no lado da inclinação. O teste é considerado positivo quando, após a manobra, o paciente descreve a reprodução da dor e/ou parestesia na região cervical e/ou membro superior do lado avaliado.

Quando a dor se correlaciona com um dermátomo (p. ex., na Figura 5, a raiz acometida é a de C5), a etiologia mais provável é compressão da raiz nervosa correspondente.

Se não houver irradiação para o membro superior e a dor se localizar somente na região cervical, sua etiologia decorre de provável discopatia degenerativa crônica e/ou uncoartrose.

Teste da compressão axial

Usado para avaliação de compressão nervosa cervical (radiculopatia).

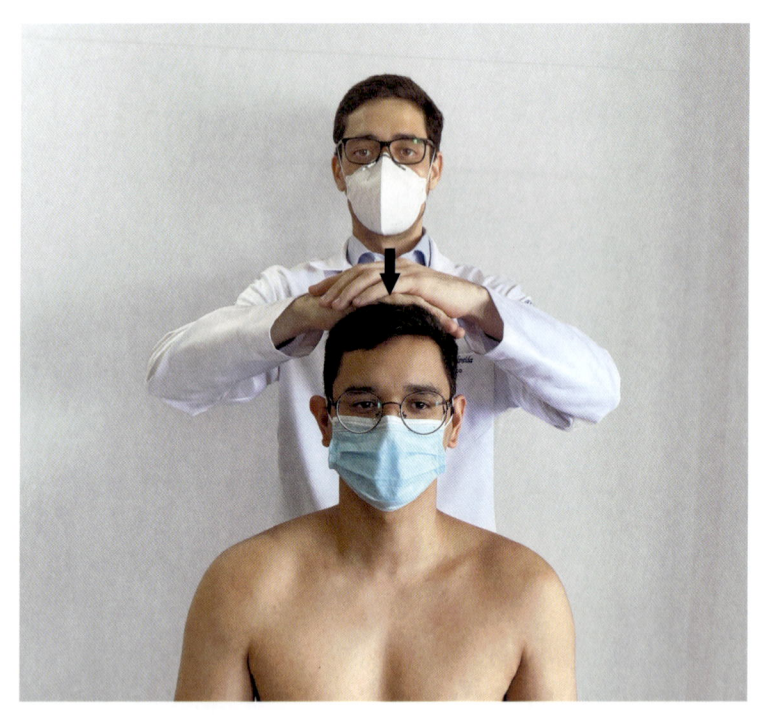

FIGURA 9 Teste da compressão axial.

Realização do teste
1. Paciente sentado, com a coluna cervical em posição neutra ou levemente estendida.
2. O examinador apoia ambas as mãos sobre a cabeça do paciente, e aplica gradativamente uma força para baixo, que deve ser mantida por alguns segundos.

Interpretação

O teste é considerado positivo quando, durante ou após a manobra, o paciente descreve reprodução da dor e/ou parestesia no membro superior.

Essa manobra fecha os forames intervertebrais, reproduzindo os sintomas clínicos de dor e/ou parestesia no membro superior, por agravar um possível estreitamento do forame intervertebral. Se a dor se relacionar com um dermátomo, a etiologia mais provável é compressão de raiz nervosa correspondente.

Se não houver irradiação para o membro superior e a dor se localizar somente na região cervical, sua etiologia decorre de provável discopatia degenerativa crônica e/ou uncoartrose.

Teste da distração cervical (ou tração-separação cervical)

Usado para avaliação de compressão nervosa cervical (radiculopatia).

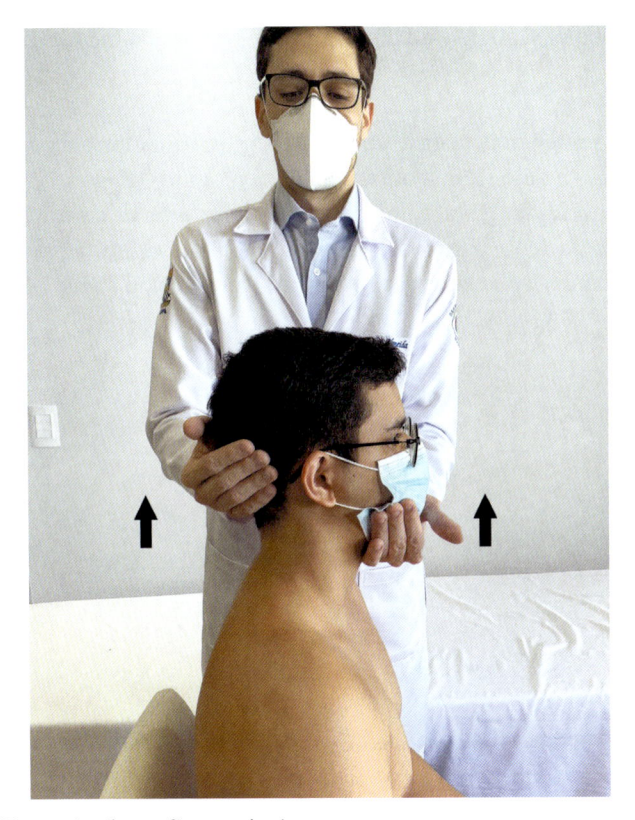

FIGURA 10 Teste da distração cervical.

Realização do teste

1. Paciente sentado com a coluna cervical em posição neutra ou levemente estendida.
2. O examinador exerce uma força para cima, com uma mão sob o osso occipital e a outra sob o queixo do paciente.

Interpretação

Essa manobra remove o peso da cabeça do paciente:

- Se a dor aumentar: possível espasmo muscular.
- Se a dor ceder/aliviar: por abertura dos forames intervertebrais ou extensão dos espaços discais, esse resultado sugere síndrome de compressão de raiz nervosa cervical, sendo o teste considerado positivo.

Teste de Adson

Usado para avaliação de síndrome do desfiladeiro torácico, que inclui sintomas vasculares (arteriais e venosos) e/ou neurológicos, decorrentes da compressão do feixe neurovascular na transição da coluna cervical para o membro superior.

Realização do teste

1. Com o paciente em ortostase ou sentado, o examinador palpa o pulso radial com uma das mãos e com a outra estabiliza o ombro (Figura 11A).
2. O examinador abduz o braço do paciente a 30-45°, estende o membro ao máximo e solicita ao paciente para inspirar profundamente e girar a cabeça levemente estendida para o lado examinado e, assim, reavalia o pulso radial (Figura 11B).

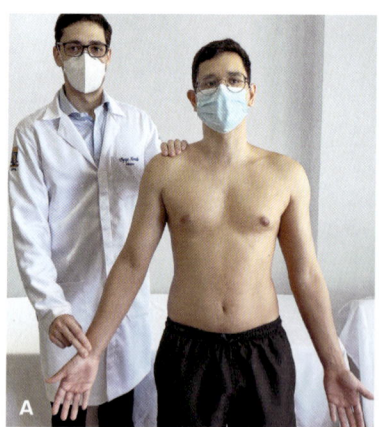 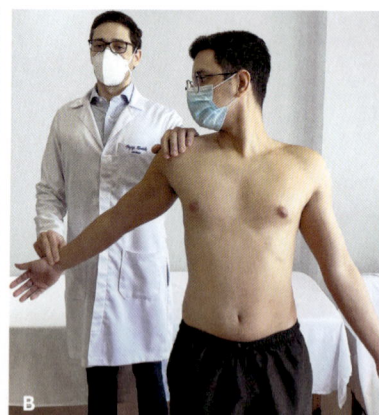

FIGURA 11 A: demonstra o primeiro passo do Teste de Adson. B: segundo passo do Teste de Adson.

Interpretação

A posição rodada e estendida do pescoço tensiona o músculo escaleno, estreitan-do o ângulo entre ele e a primeira costela. A inspiração profunda eleva essa costela, resultando em compressão do feixe neurovascular.

O teste é considerado positivo quando ocorre obliteração do pulso radial à palpação, sugerindo a presença da síndrome do desfiladeiro torácico.

Manobra de Valsalva

Usada na pesquisa de compressão nervosa cervical (radiculopatia).

Realização da manobra

1. Com o paciente em ortostase ou sentado, o examinador lhe solicita que prenda a respiração e faça força como se fosse evacuar ou tossir. Essa força também pode ser realizada solicitando ao paciente para soprar contra o punho cerrado, concentrando o esforço no abdome (Figura 12).

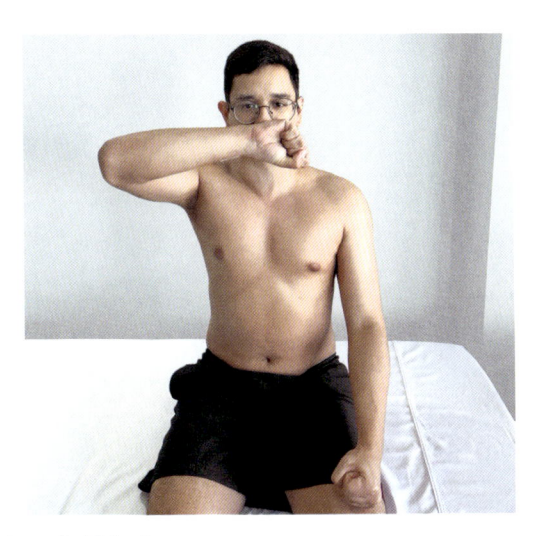

FIGURA 12 Manobra de Valsalva.

Interpretação

Esta manobra aumenta a pressão intratecal e, se o canal medular estiver ocupado por alguma lesão (hérnia discal, tumoração), esse aumento de pressão causará dor no local da ocupação.

EXAME NEUROLÓGICO DA COLUNA CERVICAL

TABELA 1 Pontos-chave do exame neurológico da coluna cervical

Raiz	Reflexos	Sensibilidade	Motor	Exame físico
C5 (Figura 13)	Bicipital Estilorradial	Face lateral do braço	Supraespinhal Infraespinhal Deltoide Bíceps braquial	Fraqueza na execução dos movimentos do ombro
C6 (Figura 14)	Bicipital Estilorradial	Face lateral do antebraço, polegar, indicador	Supraespinhal Infraespinhal Deltoide Bíceps braquial Braquiorradial Extensor radial do carpo Flexor radial do carpo	Fraqueza na execução dos movimentos do ombro e do punho
C7 (Figura 15)	Tricipital	Dedo médio	Flexor radial do carpo Extensor comum dos dedos	Fraqueza na execução dos movimentos do punho
C8 (Figura 16)	–	Dedo anelar e dedo mínimo	Flexores dos dedos Intrínsecos da mão	Fraqueza na execução dos movimentos da mão
T1	–	Face medial do antebraço	Flexores dos dedos Intrínsecos da mão	Fraqueza na execução dos movimentos da mão

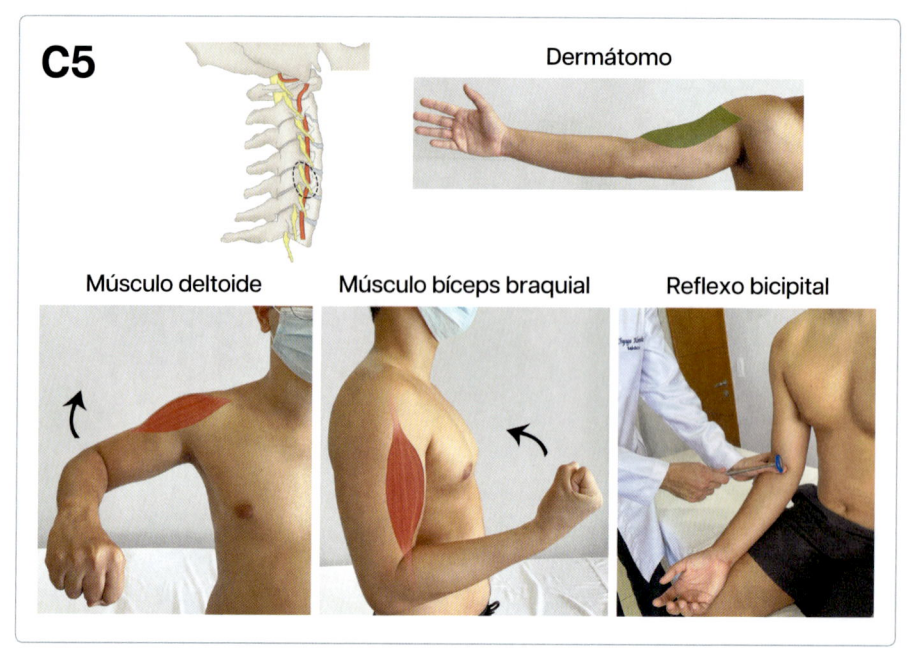

FIGURA 13   Exame neurológico de C5.

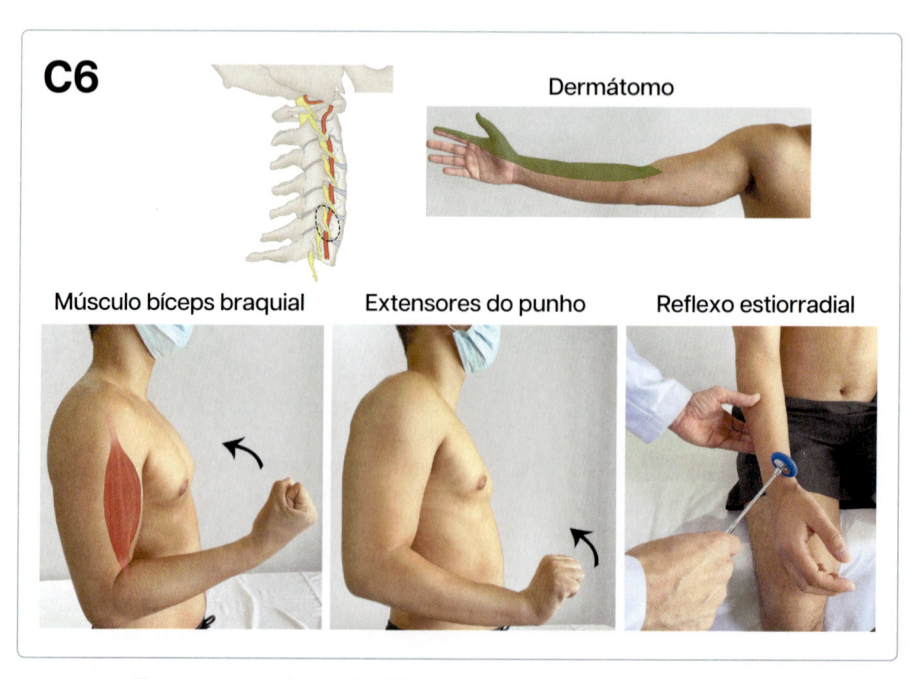

FIGURA 14   Exame neurológico de C6.

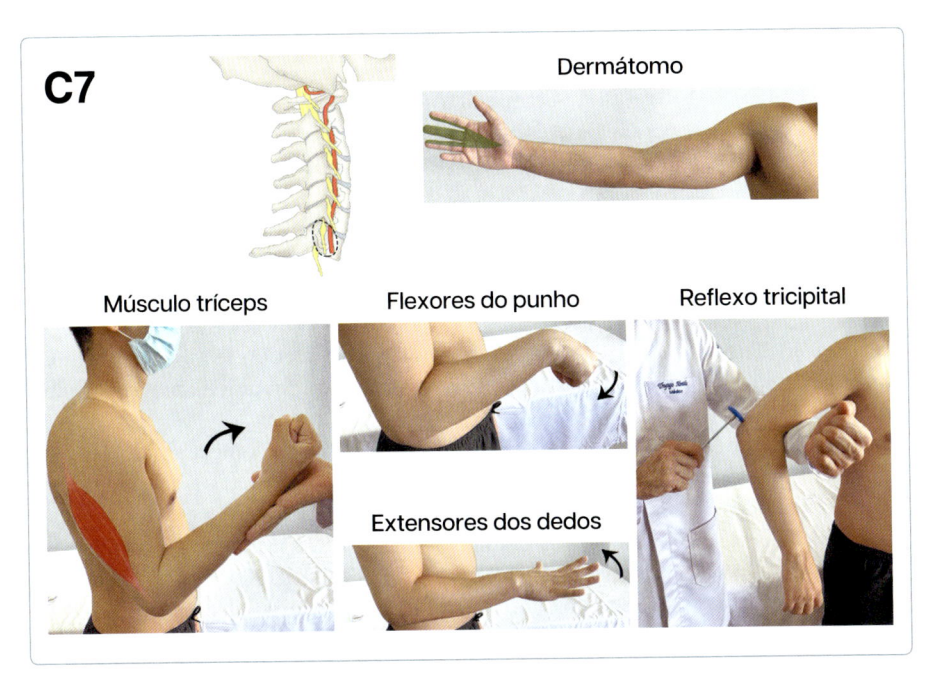

FIGURA 15 Exame neurológico de C7.

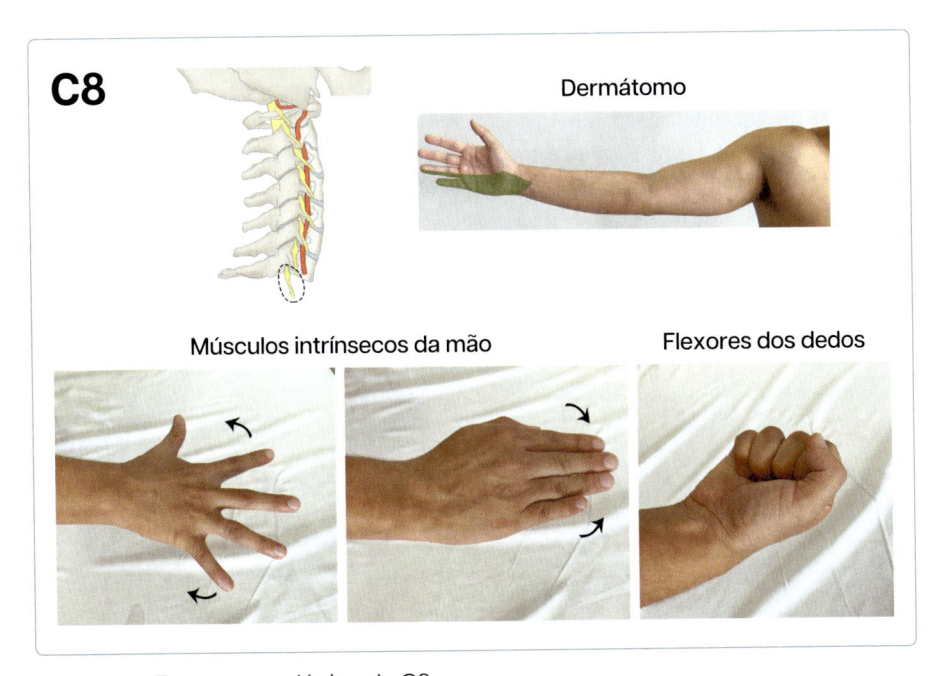

FIGURA 16 Exame neurológico de C8.

BIBLIOGRAFIA

Canale ST, Azar FM, Beaty JH, Campbell WC. Campbell's operative orthopaedics. Philadelphia: Elsevier; 2017. p. 1610-1640.

Caridi JM, Pumberger M, Hughes AP. Cervical radiculopathy: a review. HSSJ. 2011; 7:(5)265-272.

Carvalho MA, Lanna C, Bertolo M, Ferreira G. Reumatologia: diagnóstico e tratamento. 5. ed. Rio de Janeiro: Guanabara Koogan; 2019. p. 222-235.

Cecin HA, Ximenes AC. Tratado brasileiro de reumatologia. São Paulo: Atheneu; 2015. p. 823-840.

Davidson RI, Dunn EJ, Metzmaker JN. The shoulder abduction test in the diagnosis of radicular pain in cervical extradural compressive monoradiculopathies. Spine. 1981;6:(5)441-446.

DiAngelo DJ, Robertson JT, Metcalf NH, McVay BJ, Davis RC. Biomechanical testing of an artificial cervical joint and an anterior cervical plate. J Spinal Disord Tech. 2003; 16:(4)314-323.

Fagan A, Moore R, Vernon Roberts B, Blumbergs P, Fraser R. The innervation of the intervertebral disc: a quantitative analysis. Spine (Phila Pa 1976). 2003;23(28):2570-2576.

Fauci AS, Langford, CA. Reumatologia de Harrison. 3. ed. Porto Alegre: AMGH; 2014. p. 168-178.

Firestein GS, Budd RC, Gabriel SE, McInnes IB, O'Dell JR Firestein & Kelley's textbook of rheumatology. 9. ed. Philadelphia: Elsevier; 2013. p. 625-638.

Hochberg MC. Reumatologia. 6. ed. Rio de Janeiro: Elsevier; 2016. p. 827-848.

Imboden JB, Hellmann DB, Stone JH. Current reumatologia: diagnóstico e tratamento. 3. ed. Porto Alegre: AMGH; 2014. p. 93-99.

Lawry GV. Exame musculoesquelético sistemático. Porto Alegre: AMGH; 2012. p. 195-236.

Takahashi N, Yabuki S, Aoki Y, Kikuchi S. Pathomechanisms of nerve root injury caused by disc herniation: an experimental study of mechanical compression and chemical irritation. Spine (Phila Pa 1976). 2003;28(5):435-441.

Thompson JC, Netter FH. Netter's concise orthopaedic anatomy. 2. ed. Philadelphia: Elsevier; 2010. p. 30-73.

3

Exame físico da coluna torácica

INTRODUÇÃO

A coluna torácica é a parte da coluna vertebral entre a coluna cervical (pescoço) e a coluna lombar; é também o segmento em que o canal vertebral é mais estreito. Possui menor mobilidade e sofre menos traumatismos em relação aos demais segmentos. É constituída por 12 vértebras (T1-T12), que servem como ponto de fixação para as costelas (Figura 1).

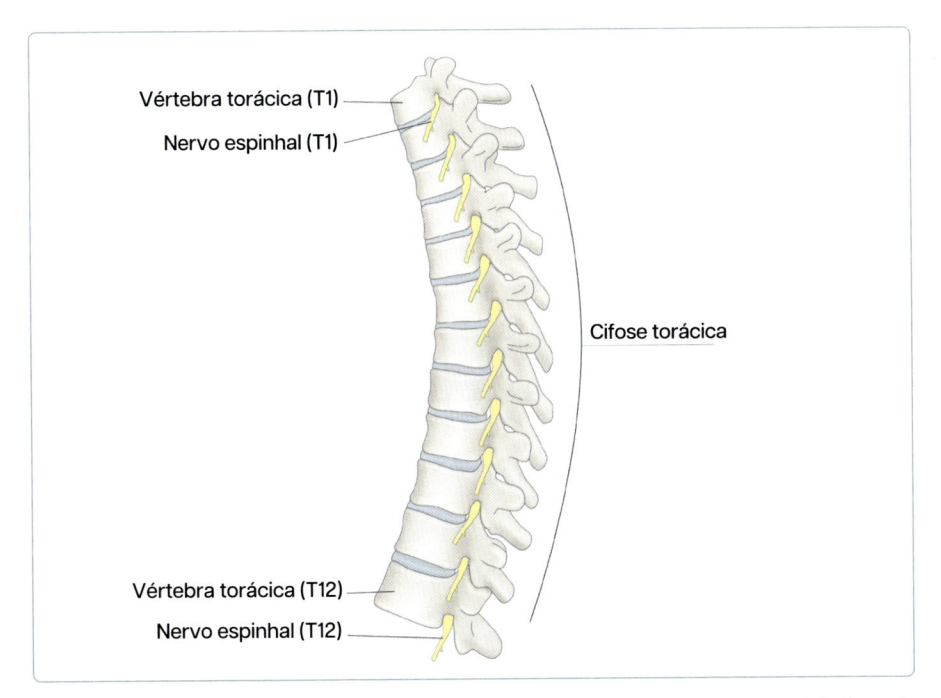

FIGURA 1 Coluna torácica: vértebras, processos espinhosos, nervos espinhais e cifose torácica.

INSPEÇÃO ESTÁTICA

- Durante a entrada no consultório avaliar a marcha e a retirada da roupa.
- Alterações cutâneas, cicatrizes cirúrgicas.
- Curvaturas: o normal é a cifose fisiológica. Avaliar presença de escoliose.
- Simetrias, tumorações, espasmos musculares.
- Deformidades.

Triângulo de Talhe (ângulo toracolombar)

Triângulo de Talhe é um teste de inspeção que permite identificar a presença de escoliose.

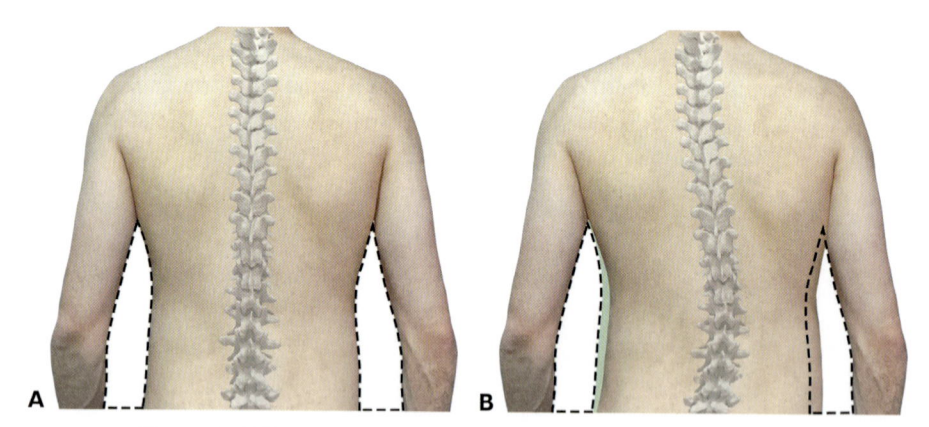

FIGURA 2 Teste do Triângulo de Talhe. A: paciente sem escoliose, apresentando simetria entre os Triângulos de Talhe. B: paciente com escoliose, apresentando assimetria entre os Triângulos de Talhe.

Realização do teste
1. Paciente em ortostase, em posição anatômica, com dorso visível e de costas para o examinador.
2. O Triângulo de Talhe é definido como um triângulo imaginário que se delineia entre a porção lateral do tronco e a parte interna do membro superior do paciente.
3. O examinador compara os Triângulos de Talhe de ambos os lados.

Interpretação
A comparação entre os dois espaços, o direito e o esquerdo, pode demonstrar, por meio de sua assimetria, a presença de escoliose, com a concavidade da curva aumentando o triângulo de um lado e a convexidade diminuindo do outro.

INSPEÇÃO DINÂMICA

Avaliação da amplitude de movimento

- 45° a 75° de flexão, 30° a 45° de extensão, 30° a 45° de inclinação lateral e 30° de rotação lateral.
- A amplitude de movimento da coluna torácica é avaliada juntamente com a coluna lombar.

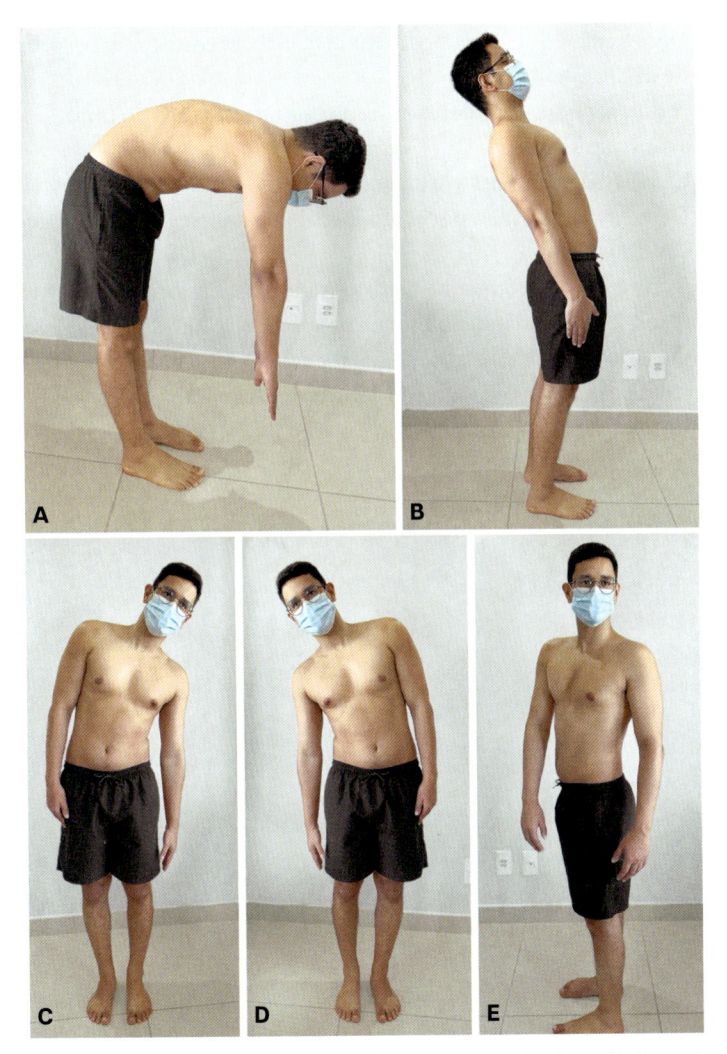

FIGURA 3   A: flexão (45° a 75°). B: extensão (30° a 45°.) C: inclinação lateral esquerda ou flexão lateral esquerda (30° a 45°). D: inclinação lateral direita ou flexão lateral direita (30° a 45°). E: rotação lateral (30°).

PALPAÇÃO

- Digitopressão dos processos espinhosos.
- Musculatura paravertebral: contraturas, espasmos.
- Articulações costocondrais:
  - Costocondrite:
    - Deve ser pesquisada por meio da palpação direta das articulações costocondrais.
    - Causa relativa de dor esternal anterior recorrente, relativamente frequente.
    - Decorrente do acometimento das articulações costocondrais, principalmente, da 2ª à 5ª.
    - A dor, geralmente, é desencadeada por movimentos do tórax.
  - Síndrome de Tietze:
    - Quadro semelhante à costocondrite, porém de menor incidência.
    - Deve ser pesquisada por meio da palpação direta das articulações costocondrais.
    - Decorrente do acometimento das articulações costocondrais, na maioria dos casos, 2ª e 3ª unilateral ou uma única articulação.
    - Quando mais de uma articulação for acometida, geralmente, elas serão consecutivas ou paralelas ao lado contralateral do tórax.
    - Dor em repouso e/ou à movimentação do tórax, além de edema local, são as queixas mais comuns.

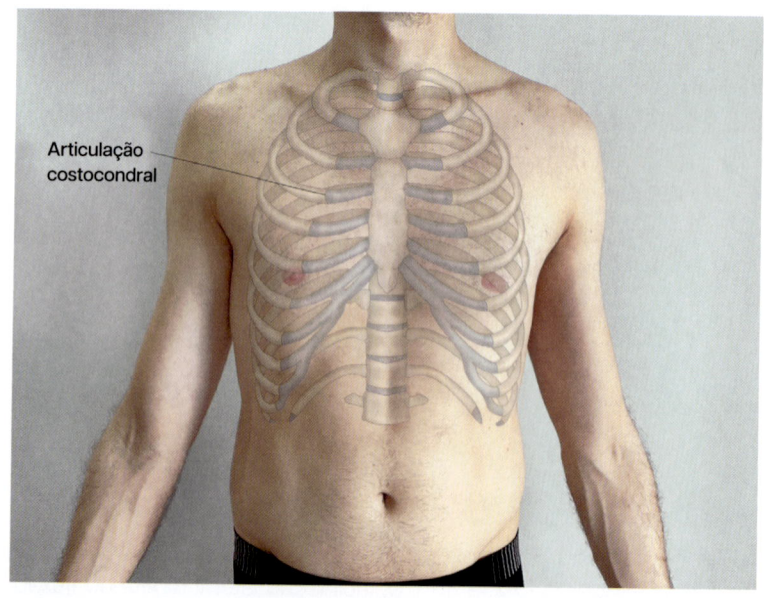

FIGURA 4 Tórax, evidenciando as articulações costocondrais.

- Entesites

A êntese é o local de fixação de um tendão, ligamento, articulação, cápsula ou fáscia ao osso e, na coluna torácica, a entesite pode ser avaliada, principalmente, durante a palpação dos processos espinhosos. A pesquisa de entesite é realizada pela palpação direta no ponto de inserção, com força aplicada equivalente a 4 kg/cm², e é uma característica clínica importante e prevalente das espondiloartrites.

MANOBRAS

Medida da expansibilidade torácica

Usada para avaliar mobilidade da coluna torácica. É determinada pela diferença entre a inspiração e a expiração máximas, mensurada por meio de uma fita métrica não distensível ao redor do tórax.

Realização da manobra

1. Com o paciente em ortostase, o examinador circunda o tórax do paciente com uma fita métrica, no 4º espaço intercostal (geralmente coincide com a linha intermamilar).

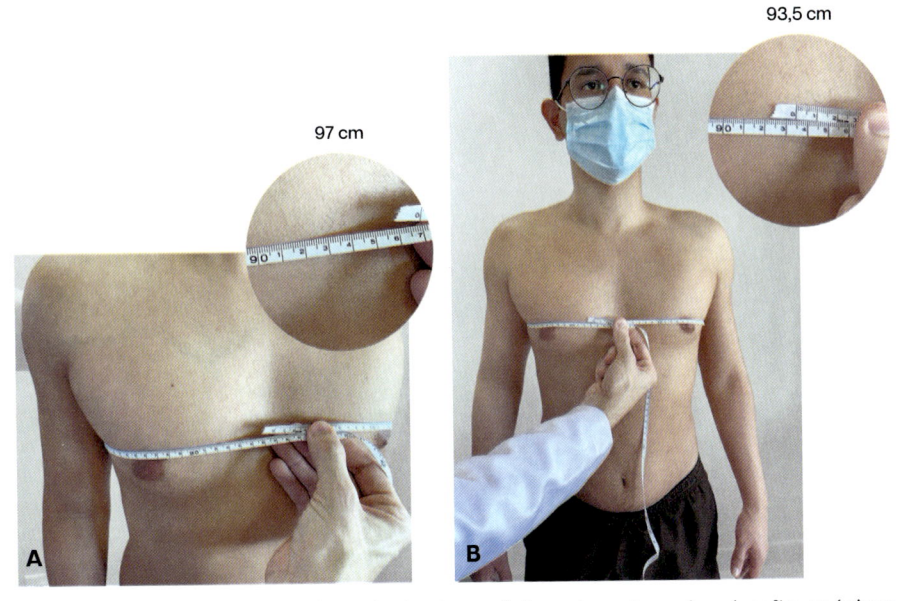

FIGURA 5 A: aferição da circunferência torácica durante a inspiração máxima. B: aferição da circunferência torácica durante a expiração máxima

2. O examinador solicita que o paciente inspire o máximo possível e, nesse momento, colhe a medida da circunferência torácica.
3. O examinador solicita que o paciente expire o máximo possível e, nesse momento, colhe a medida da circunferência torácica.
4. O examinador subtrai uma medida da outra (inspiração-expiração), obtendo, assim, o valor da expansibilidade torácica.

Interpretação

Se o valor da medida da expansibilidade torácica for menor que 2,5 cm, significa que está alterada, sugerindo restrição da expansibilidade. O valor da normalidade varia na literatura, porém é frequente considerar valores entre 4 e 7 cm.

Manobra para rastreio de discinesia escapular (escápula alada)

A discinesia escapular ou escápula alada é causa de alterações nos movimentos normais da escápula que, geralmente, ocorre por lesão do nervo torácico longo (que se origina do ramo anterior de C5 a C7) e inerva o músculo serrátil anterior, ou por lesão do nervo espinhal acessório (11º nervo craniano), que inerva o músculo trapézio.

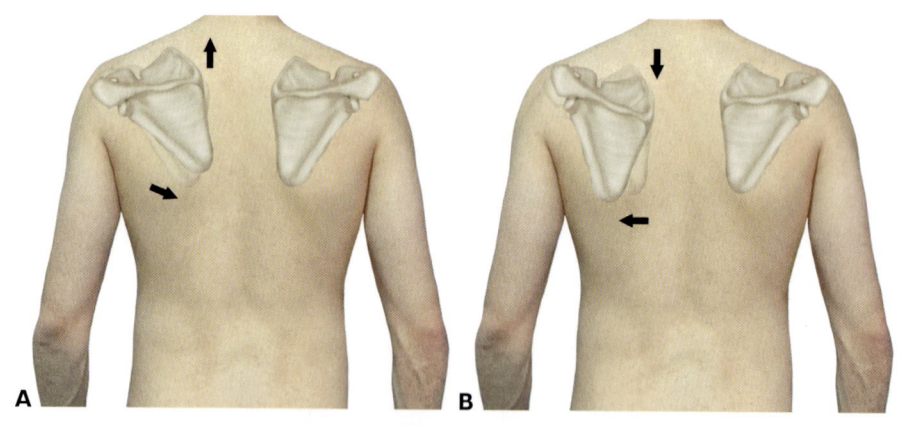

FIGURA 6 Avaliação de discinesia escapular (escápula alada). A: lesão do nervo torácico longo. B: lesão do nervo acessório.

Realização do teste

1. Com o paciente em ortostase, o examinador solicita que apoie as duas mãos na parede, como se fosse realizar um exercício de flexão contrarresistência na parede. O examinador, posicionado atrás do paciente, avalia as alterações na movimentação da escápula.

Interpretação

Se a escápula se desloca para cima e o ângulo inferior para medialmente, sugere lesão do nervo torácico longo. Caso a escápula desvie para baixo e o ângulo inferior para lateral, sugere lesão do nervo espinhal acessório.

Manobra de Adams (Teste da inclinação anterior)

Manobra usada para rastreio de escoliose.

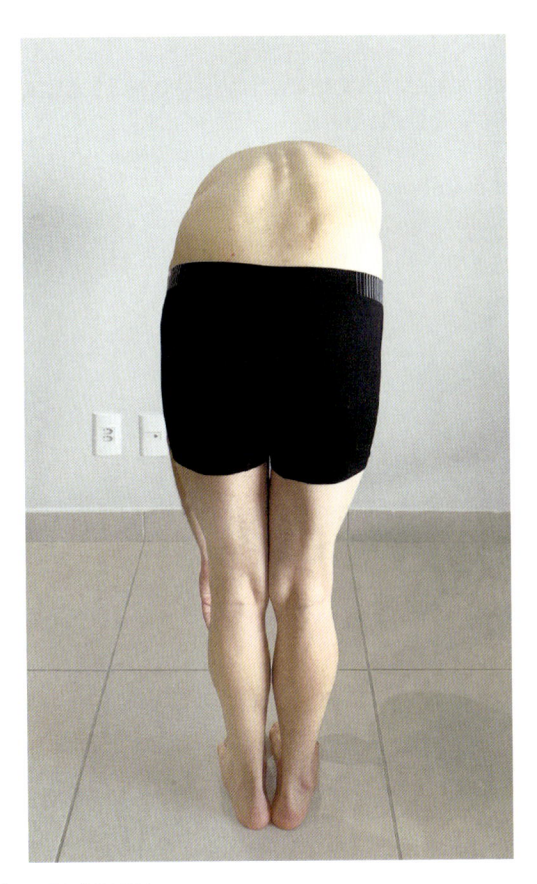

FIGURA 7   Manobra de Adams.

Realização da manobra

1. Com o paciente posicionado em ortostase, o examinador palpa os processos espinhosos vertebrais com intuito de identificar algum desvio da linha média.
2. Em seguida, ainda com o paciente em ortostase, solicita-se que realize uma flexão do tronco para frente, sem dobrar os joelhos e com os pés unidos.
3. O examinador, posicionado por trás do paciente, avalia se há persistência da assimetria dorsal percebida durante a palpação.

Interpretação

Se a assimetria presente na avaliação prévia do paciente em ortostase não for evidenciada durante a flexão do tronco para frente, significa que a escoliose é funcional; porém se a assimetria for evidenciada durante a flexão do tronco para frente, significa que a escoliose é estrutural.

EXAME NEUROLÓGICO

Pontos torácicos de referência para vértebras torácicas e relação com os dermátomos sensitivos

- T4 → altura dos mamilos.
- T7 → apófise xifoide.
- T10 → cicatriz umbilical.
- T12 → púbis.

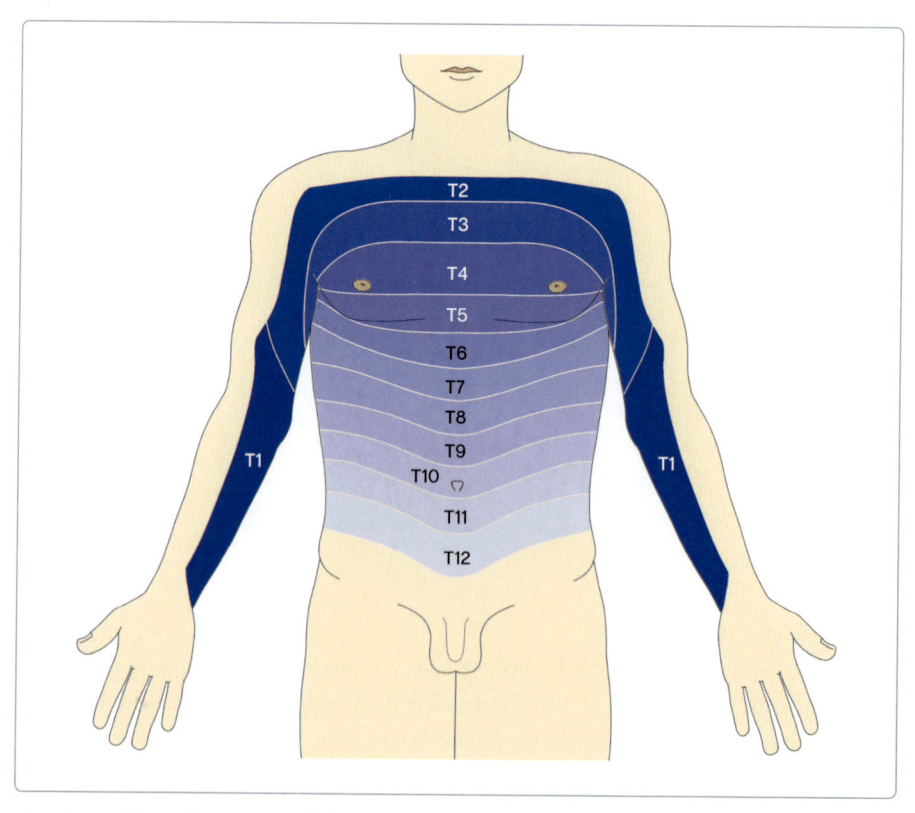

FIGURA 8 Dermátomos torácicos e pontos de referência.

BIBLIOGRAFIA

Canale ST, Azar FM, Beaty JH. Campbell's operative orthopaedics. 13th ed. Philadelphia: Elsevier; 2017. p. 1645-1718.

Carvalho MAP, Lanna CD, Bertolo MB, Ferreira GA. Reumatologia: diagnóstico e tratamento. 5. ed. Rio de Janeiro: Guanabara Koogan; 2019. p. 222-235.

Cecin HA, Ximenes AC (org.). Tratado brasileiro de reumatologia. São Paulo: Atheneu; 2015. p. 807-822.

Firestein GS, Budd RC, Gabriel SE, McInnes IB, O'Dell JR. Firestein & Kelley's textbook of rheumatology. 9th ed. Philadelphia: Elsevier; 2013. p. 625-638.

Hadjipavlou AG, Tzermiadianos MN, Bogduk N, Zindrick MR. The pathophysiology of disc degeneration: a critical review. J Bone Joint Surg. 2008;90(10):1261-1270.

Lawry GV. Exame musculoesquelético sistemático (LANGE). Porto Alegre: AMGH; 2012.

Imboden JB, Hellmann DB, Stone JH. CURRENT reumatologia: diagnóstico e tratamento. 3. ed. Porto Alegre: AMGH; 2014.

Thompson JC, Netter FH. Netter's concise orthopaedic anatomy. 2nd ed. Philadelphia: Elsevier; 2010. p. 30-73.

4

Exame físico da coluna lombar

INTRODUÇÃO

A coluna lombar é um segmento que possui ampla mobilidade, suporta grande carga mecânica, e é parte da coluna vertebral que sofre com o maior número de afecções dolorosas. A coluna lombar é composta por cinco vértebras, dispostas em lordose fisiológica quando vistas em perfil.

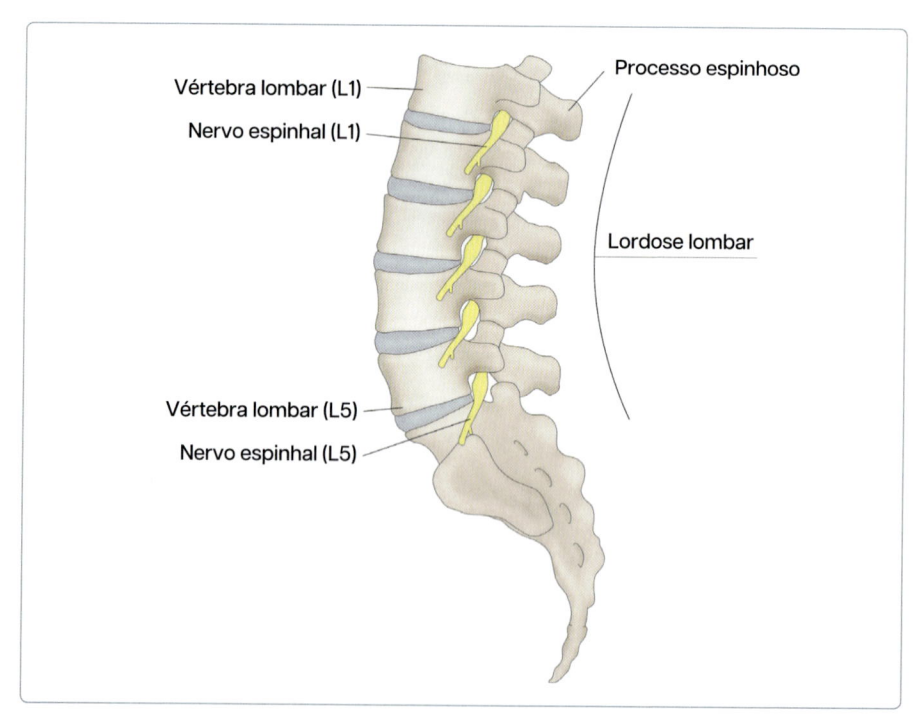

FIGURA 1 Coluna lombar: vértebras, processos espinhosos, nervos espinhais e lordose lombar.

INSPEÇÃO

- Durante a entrada no consultório: avaliar a marcha e a retirada da roupa.
- Alterações cutâneas, cicatrizes, cirurgias ou traumas prévios.
- Curvaturas: avaliar a lordose fisiológica, se há alterações como acentuação ou retificação.
- Simetrias: desnível dos ombros, das cristas ilíacas e pregas glúteas.
- Pontos de referência anatômicos: identificar o processo espinhoso de L4 ou transição L4-L5, usando como base a altura das cristas ilíacas.

PALPAÇÃO

- Digitopressão dos processos espinhosos (após identificação de L4-L5 na altura das cristas ilíacas; ou identificação de L2-L3 na altura da margem inferior do último arco costal).
- Avaliar musculatura glútea e paravertebral em busca de hipertonias.
- Palpar processos espinhosos, para localizar dor ou mobilidade excessiva (dor pode ter muitos significados etiológicos: fratura, infecção, neoplasia, neuropatia, entre outros).
- Palpar o nervo ciático no ponto médio entre o trocânter maior e a tuberosidade isquiática, com o paciente em decúbito lateral e com a articulação coxofemoral fletida a 90°.

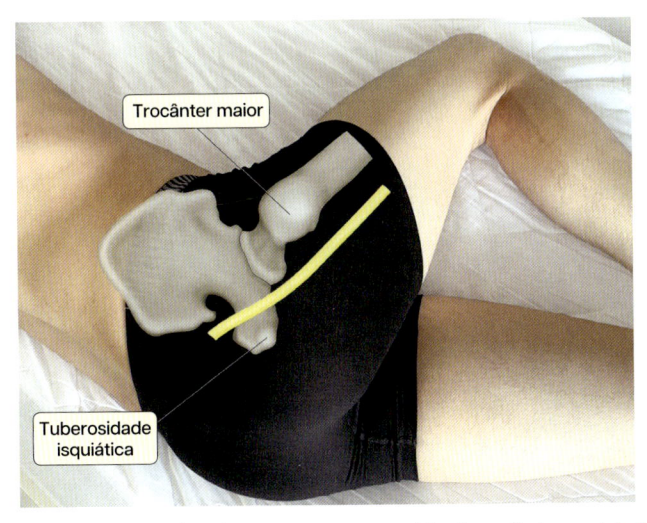

FIGURA 2 Imagem evidenciando os reparos anatômicos (tuberosidade isquiática e trocânter maior), usados para definir o local de palpação do nervo ciático (em amarelo).

MOBILIDADE

- Flexão (40° a 60°).
- Extensão (20° a 35°).
- Flexão lateral, inclinação lateral ou lateralização (15° a 20°).
- Rotação (3° a 18°).

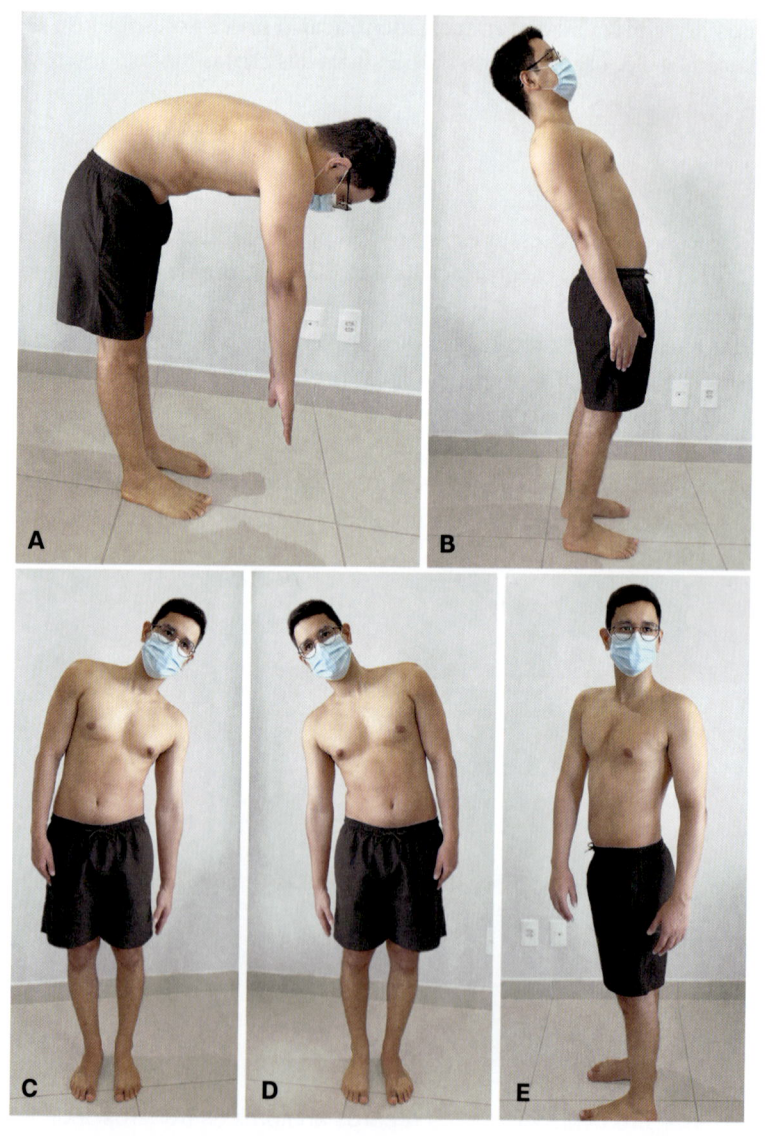

FIGURA 3 A: flexão. B: extensão. C: inclinação lateral esquerda ou flexão lateral esquerda. D: inclinação lateral direita ou flexão lateral direita. E: rotação lateral.

MANOBRAS

Teste de Schober modificado

Teste usado para avaliação da diminuição da mobilidade da coluna lombar.

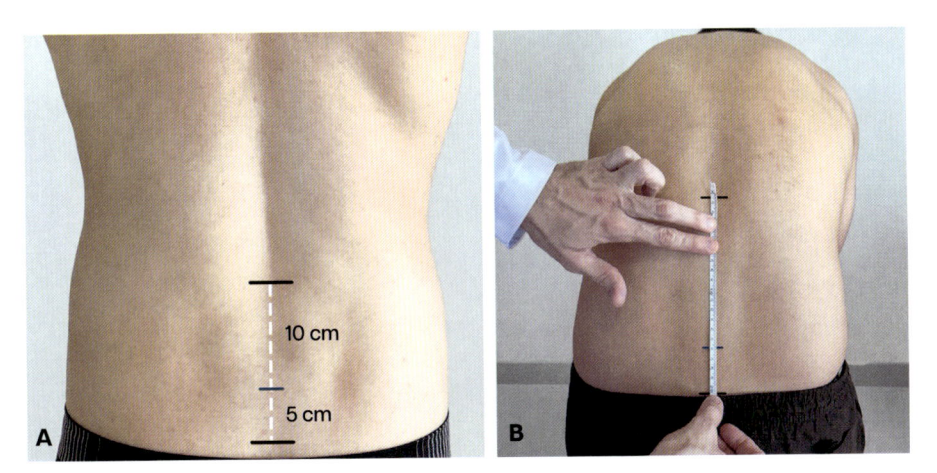

FIGURA 4 A e B ilustram como o Teste de Schober modificado é realizado.

Realização do teste

1. Com o paciente em ortostase, o examinador faz duas marcações na coluna, a partir de um ponto inicial demarcado na transição entre a coluna lombar e a sacral (altura de L5-S1), tendo como referência anatômica as espinhas ilíacas posterossuperiores ou na região das covinhas de Vênus. A primeira marca, 10 cm acima, e a segunda, 5 cm abaixo do ponto inicial, usando uma fita métrica.
2. Solicitar ao paciente que faça uma flexão lombar anterior máxima, com os pés unidos e sem flexionar os joelhos. Nesse momento, deve ser realizada a medida entre as duas marcas (10 cm e 5 cm).

Interpretação

Ao medir o valor final entre as duas marcações, durante a flexão lombar anterior, deve-se subtrair 15 e, assim, obtém-se o resultado final. Se o resultado final for menor que 5 cm, na faixa etária entre 15 a 34 anos, ou menor que 4 cm, entre 35 a 65 anos, considera-se o teste como positivo, ou seja, o paciente possui redução na mobilidade da coluna lombossacra.

Sinal de Lasègue (Manobra da elevação da perna em extensão)

Manobra realizada para avaliação de radiculopatia lombossacra.

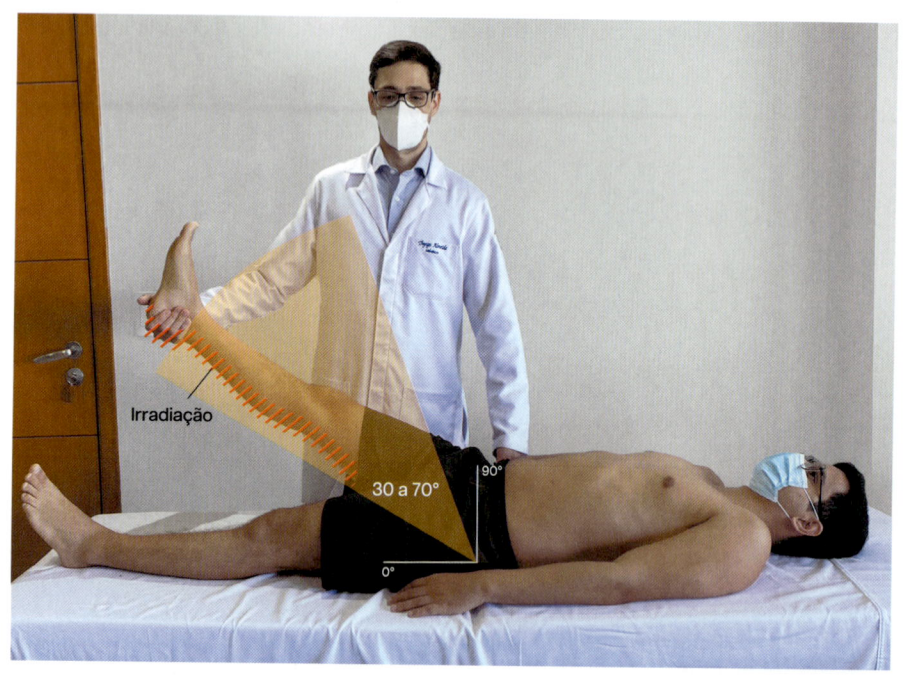

FIGURA 5 Sinal de Lasègue.

Realização da manobra

1. Com o paciente em decúbito dorsal, uma das mãos do examinador fica posicionada no calcanhar do membro examinado do paciente e a outra mão no quadril ipsilateral (avaliação do membro doloroso).
2. O examinador realiza elevação passiva do membro do paciente (flexão na altura do quadril), permanecendo com o joelho estendido.
3. Avaliar se, entre o ângulo de 30° a 70° de flexão do quadril, o paciente refere reprodução da dor lombar com irradiação além do joelho no membro examinado.

Interpretação

Durante a manobra, ocorre aumento da tensão sobre as raízes nervosas L5 e S1. Se o paciente referir que a manobra reproduziu a dor na região lombar (quando o membro está entre 30° a 70°), com irradiação em dermátomos sensitivos referente a essas raízes se estendendo da região lombar até o pé (no membro doloroso que está sendo realizada a manobra), é caracterizado como sinal positivo.

Sinal de Lasègue cruzado (Manobra da elevação da perna em extensão)

Manobra realizada para avaliação de radiculopatia lombossacra.

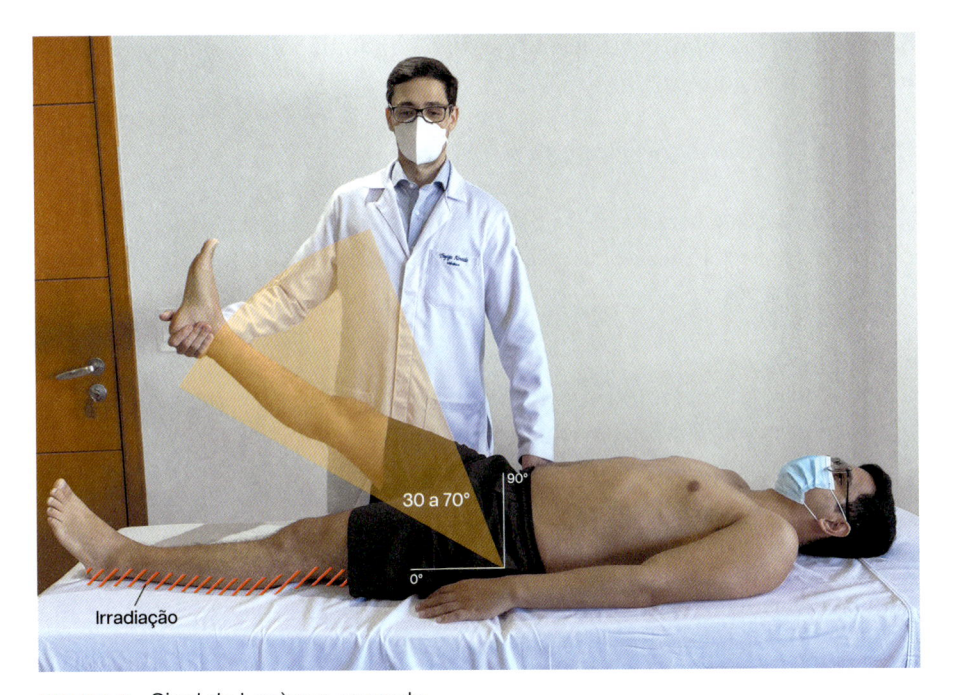

FIGURA 6 Sinal de Lasègue cruzado.

Realização da manobra
1. Com o paciente em decúbito dorsal, uma das mãos do examinador fica posicionada no calcanhar do paciente e a outra mão no quadril ipsilateral (manobra realizada no membro não doloroso).
2. O examinador realiza elevação passiva do membro do paciente (flexão na altura do quadril), permanecendo com o joelho estendido.
3. Avaliar se o paciente, durante a elevação do membro, refere reprodução da dor lombar com irradiação além do joelho do membro contralateral ao membro examinado.

Interpretação
Durante a manobra, ocorre um aumento da tensão sobre as raízes nervosas L5 e S1. Se o paciente referir que a manobra reproduziu a dor na região lombar, com irradiação em dermátomos sensitivos se estendendo da região lombar até o pé, no membro contralateral ao membro examinado, é caracterizado como sinal positivo.

Essa manobra segue os mesmos passos de execução descritos durante a elevação passiva da perna estendida (manobra para pesquisa do Sinal de Laségue), tendo diferenças no local de avaliação da dor e qual o membro a ser avaliado. Ou seja, enquanto o Sinal de Lasègue é positivo quando a dor ciática é reproduzida no membro doloroso em que se realiza a elevação, no Sinal de Lasègue cruzado, a dor ocorre no membro contralateral à elevação (porque a manobra é realizada no membro não doloroso).

Sinal de Bragard (dorsiflexão do tornozelo)

Manobra usada para avaliação de radiculopatia lombossacra. Realizada no paciente que apresenta Sinal de Lasègue positivo, aplicada com o intuito de sensibilizar o teste de Lasègue.

Realização da manobra

1. Quando o paciente apresentar dor durante a manobra para pesquisa do Sinal de Lasègue, o examinador interrompe o movimento de flexão passiva, diminui a flexão do quadril em cerca de 5° (ou até desaparecimento da dor) e realiza uma flexão dorsal do pé ipsilateral.

Interpretação

É possível obter quatro resultados com essa avaliação:

1. Se houver dor entre 30° a 70°: há suspeita de irritação intradural do nervo ciático, geralmente, por lesão discal. Provável radiculopatia nas raízes de L5 ou S1. Teste positivo para o Sinal de Bragard.
2. Se houver dor entre 0° a 30°: há suspeita de que o processo irritativo do nervo ciático seja extradural.
3. Se houver dor na parte posterior da coxa (muscular): há suspeita de contratura, encurtamento muscular.
4. Se houver dor somente na panturrilha: há suspeita de contratura muscular ou tromboflebite.

O Sinal de Bragard é considerado positivo quando a dor evidenciada pelo Sinal de Lasègue aumenta durante a flexão dorsal passiva do pé ipsilateral.

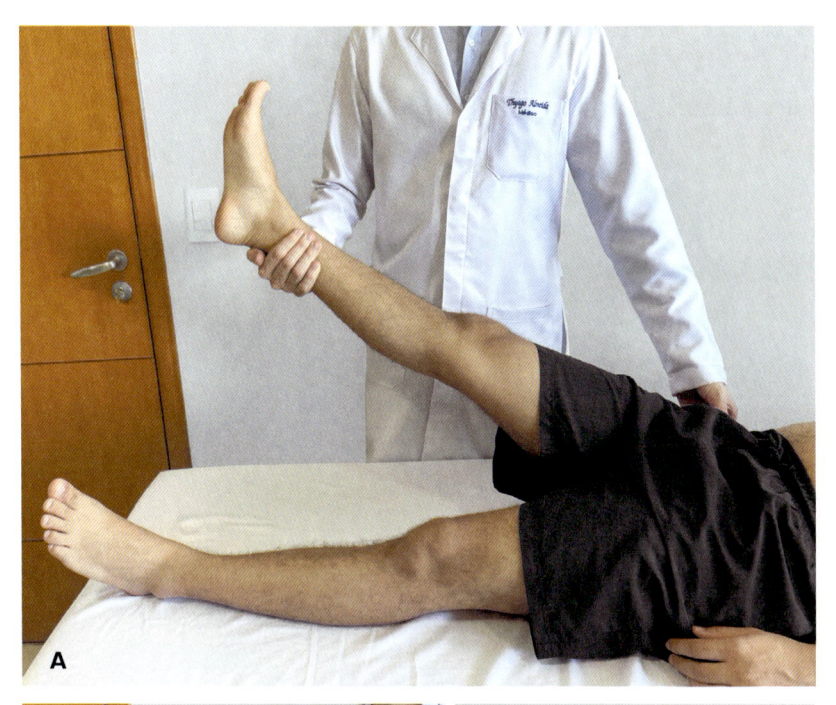

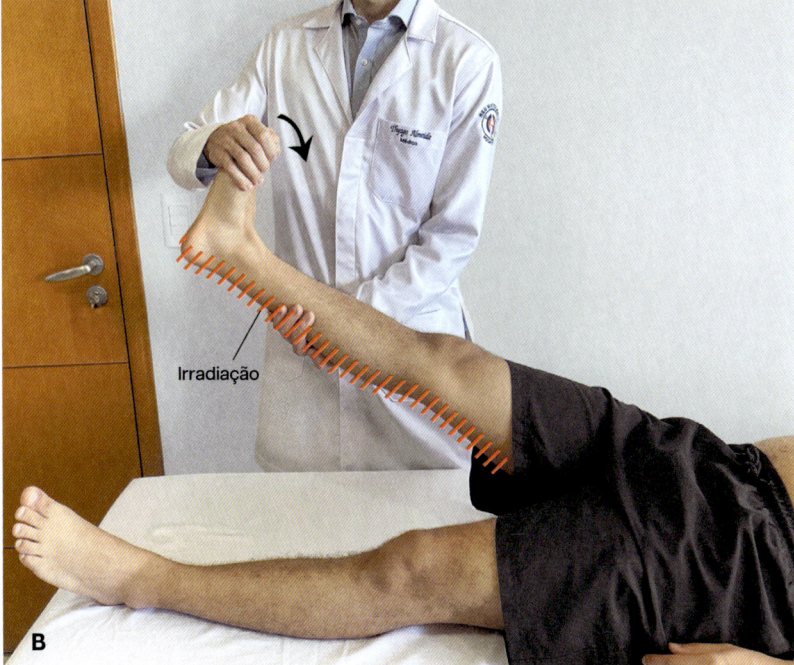

FIGURA 7 A: manobra realizada para pesquisa do Sinal de Lasègue. B: é evidencia-do o Sinal de Bragard.

Sinal de Neri

Sinal indicativo de radiculopatia lombossacra.

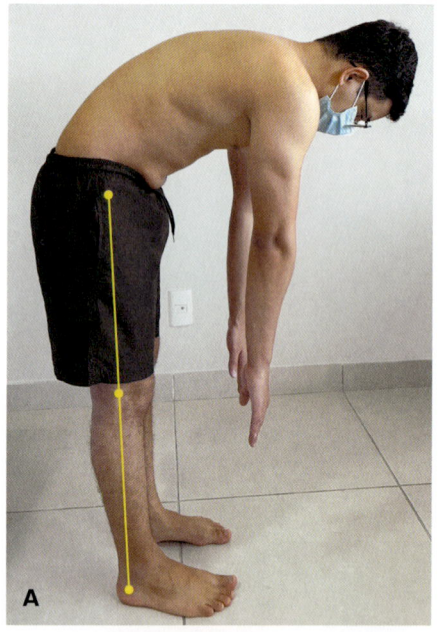

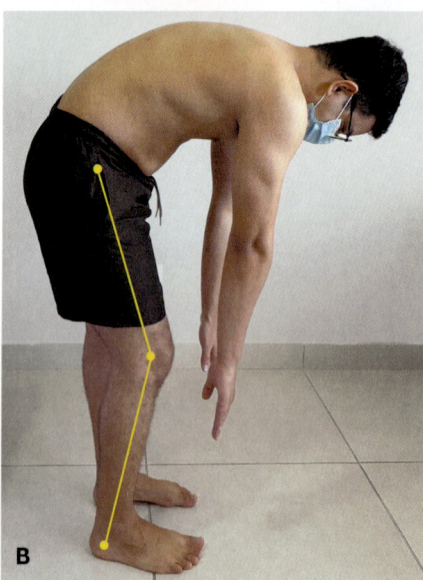

FIGURA 8 A: paciente realizando flexão anterior do tronco. B: flexão do joelho em decorrência do surgimento de ciatalgia.

Realização da manobra

1. O paciente em ortostase deve realizar o movimento de flexão anterior do tronco, com os membros inferiores lado a lado e joelhos estendidos.

Interpretação

Se o paciente fletir um dos joelhos, em decorrência da reprodução da dor lombar, com irradiação para a perna em que o joelho fletiu, há suspeita de compressão radicular L5 ou S1, representando positividade da manobra.

Manobra de Valsalva

Usada na avaliação de radiculopatia lombossacra.

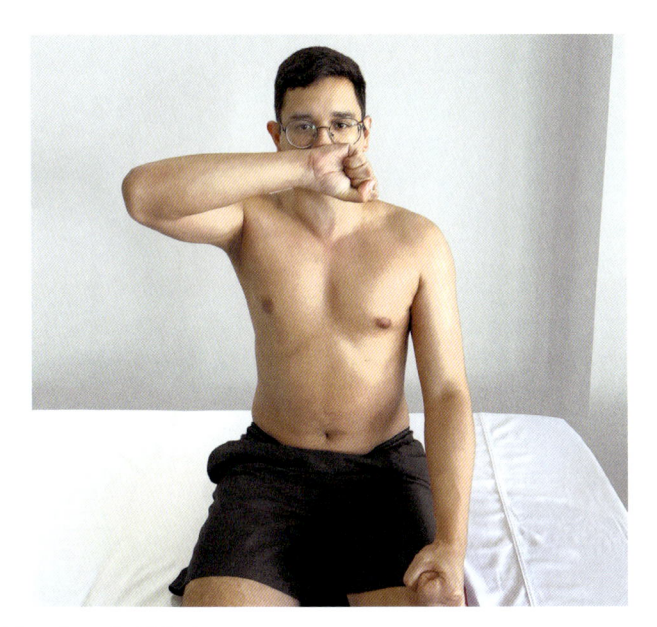

FIGURA 9   Manobra de Valsalva.

Realização da manobra

1. Com o paciente em ortostase ou sentado, o examinador lhe solicita que prenda a respiração e faça força como se fosse evacuar ou tossir. Essa força também pode ser realizada solicitando ao paciente para soprar contra o punho cerrado, concentrando o esforço no abdome (Figura 9).

Interpretação

Essa manobra aumenta a pressão intratecal, que poderá causar dor, se o canal medular estiver ocupado por alguma lesão (hérnia discal, tumoração).

Manobra de Bechterew

Usada para avaliação de radiculopatia lombossacra.

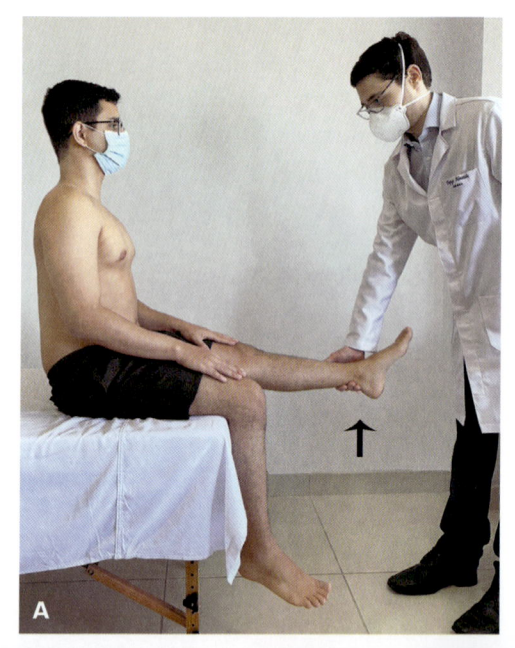

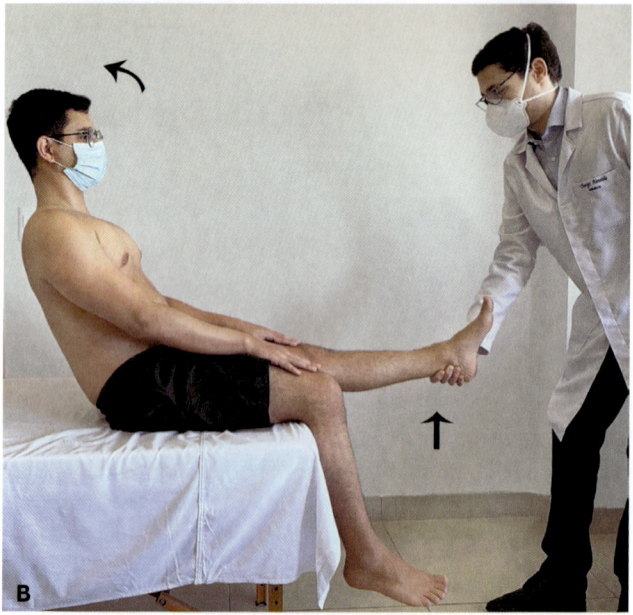

FIGURA 10 A: manobra negativa. B: manobra positiva.

Realização da manobra

1. Com o paciente sentado na maca examinadora, com as pernas posicionadas para fora da maca, é solicitado que se posicione com o membro inferior fletido à 90° do tronco e o joelho fletido à 90°.
2. Em seguida, o examinador realiza extensão passiva do joelho flexionado até o ponto em que ocorra reprodução dos sintomas (lombociatalgia).

Interpretação

Se, ao estender o joelho do membro fletido, o paciente diminuir a flexão do quadril ou estender a coluna lombar na tentativa de aliviar os sintomas, o teste é positivo e sugere radiculopatia lombossacra.

EXAME NEUROLÓGICO

TABELA 1 Pontos-chave do exame neurológico da coluna lombar.

Raiz	Reflexos	Sensibilidade	Motor	Exame físico
L4	Patelar (Figura 11)	Face lateral alta da coxa, face anterior da coxa (joelho), face medial da perna	Extensão da perna	Agachar e levantar Avaliar dorsiflexão do pé
L5	Não há (Figura 12)	Face posterolateral da coxa e anterior da perna Parte medial da face anterior do pé	Extensão do hálux e do pé (dorsiflexão)	Avaliar extensão do hálux contra resistência Dificuldade de caminhar sobre os calcanhares
S1	Aquileu (Figura 13)	Face posterior da coxa e posterolateral da perna Face lateral e plantar do pé	Flexão plantar e eversão do pé	Dificuldade para fletir o pé contrarresistência Dificuldade para andar sobre os antepés

Fonte: adaptada de Bogduk N.; Canale ST, Azar FM, Beaty JH; Firestein GS et al.; Lawry GV; Thompson JC, Netter FH.

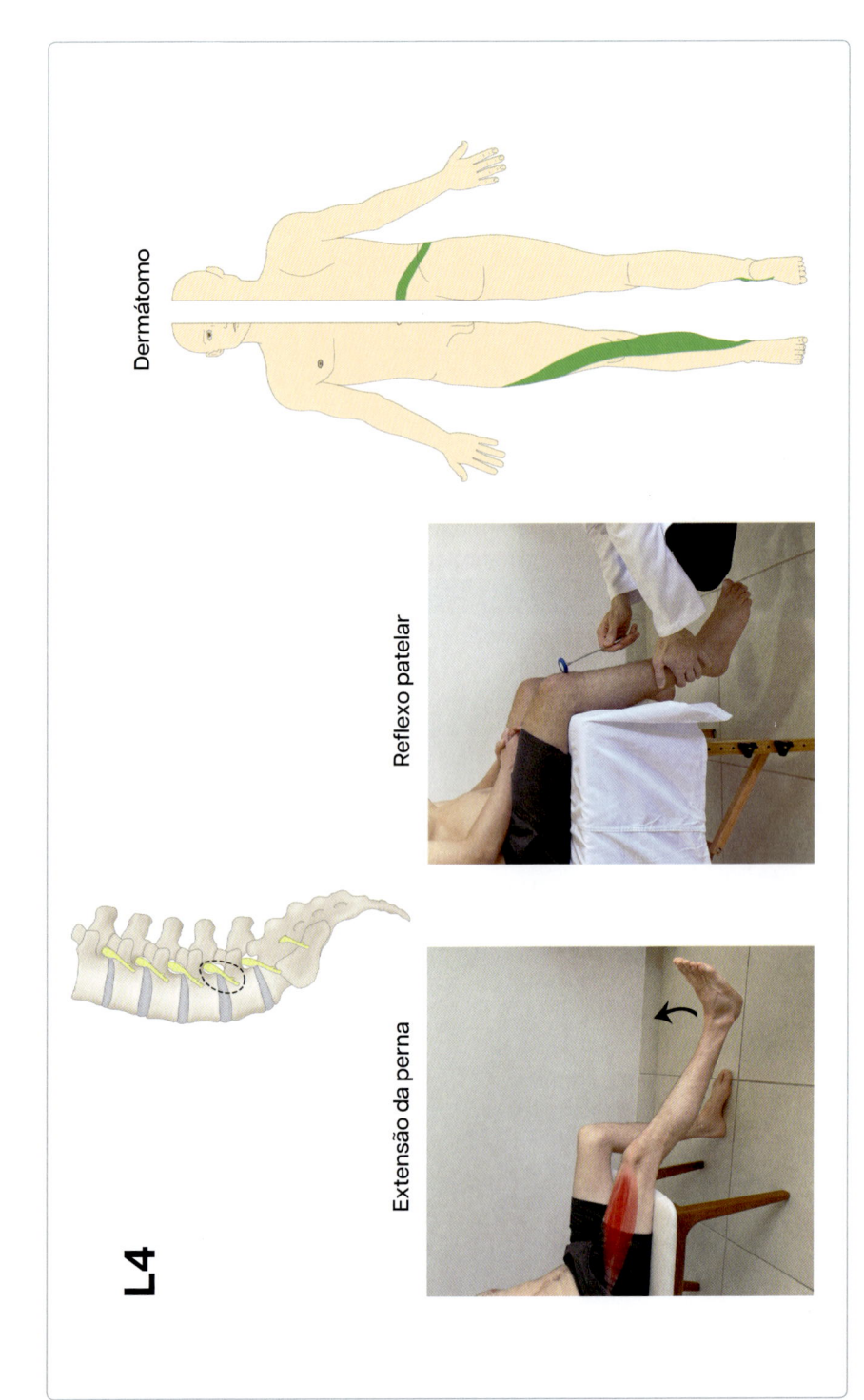

FIGURA 11   Avaliação neurológica da raiz L4.

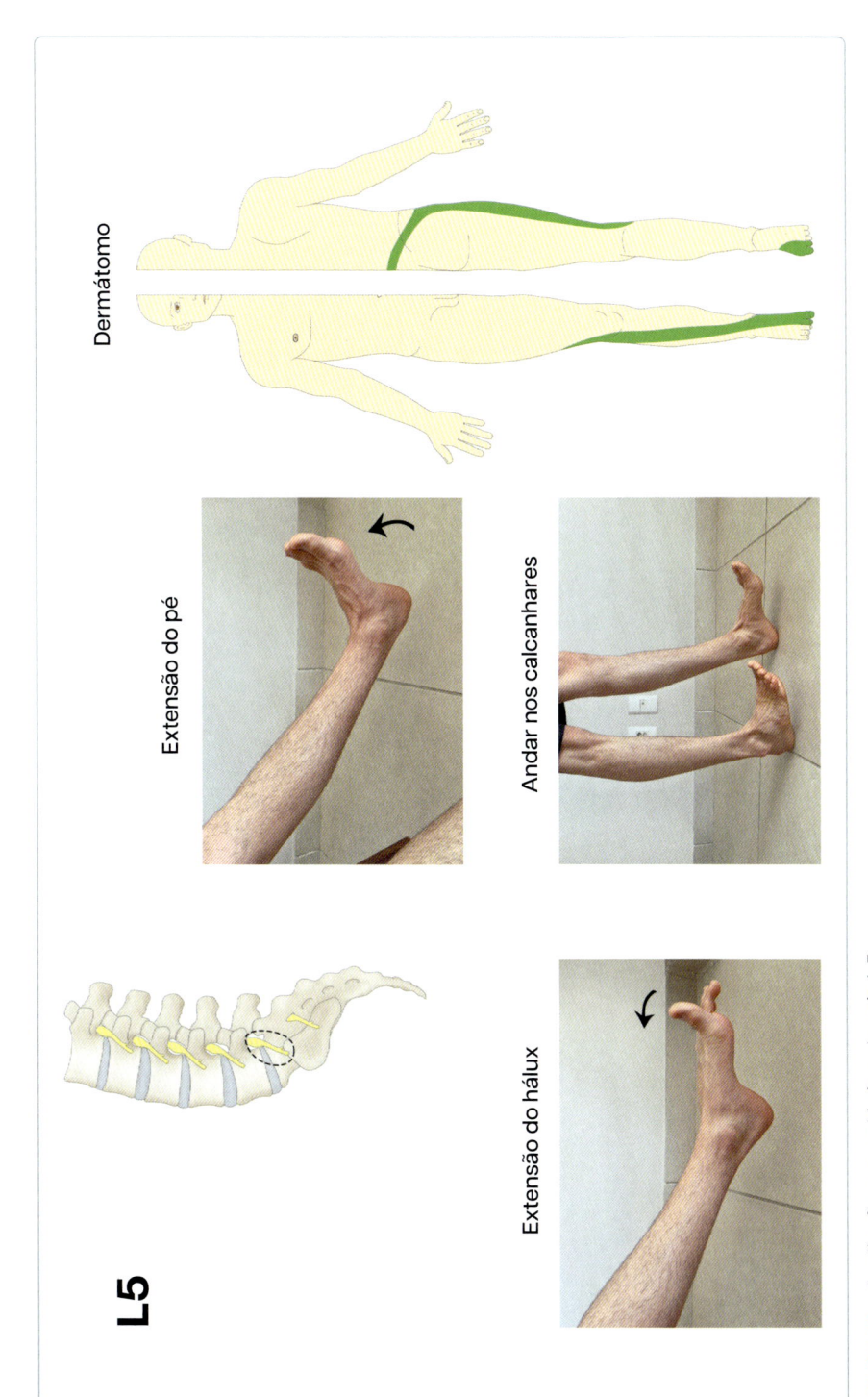

FIGURA 12 Avaliação neurológica da raiz L5.

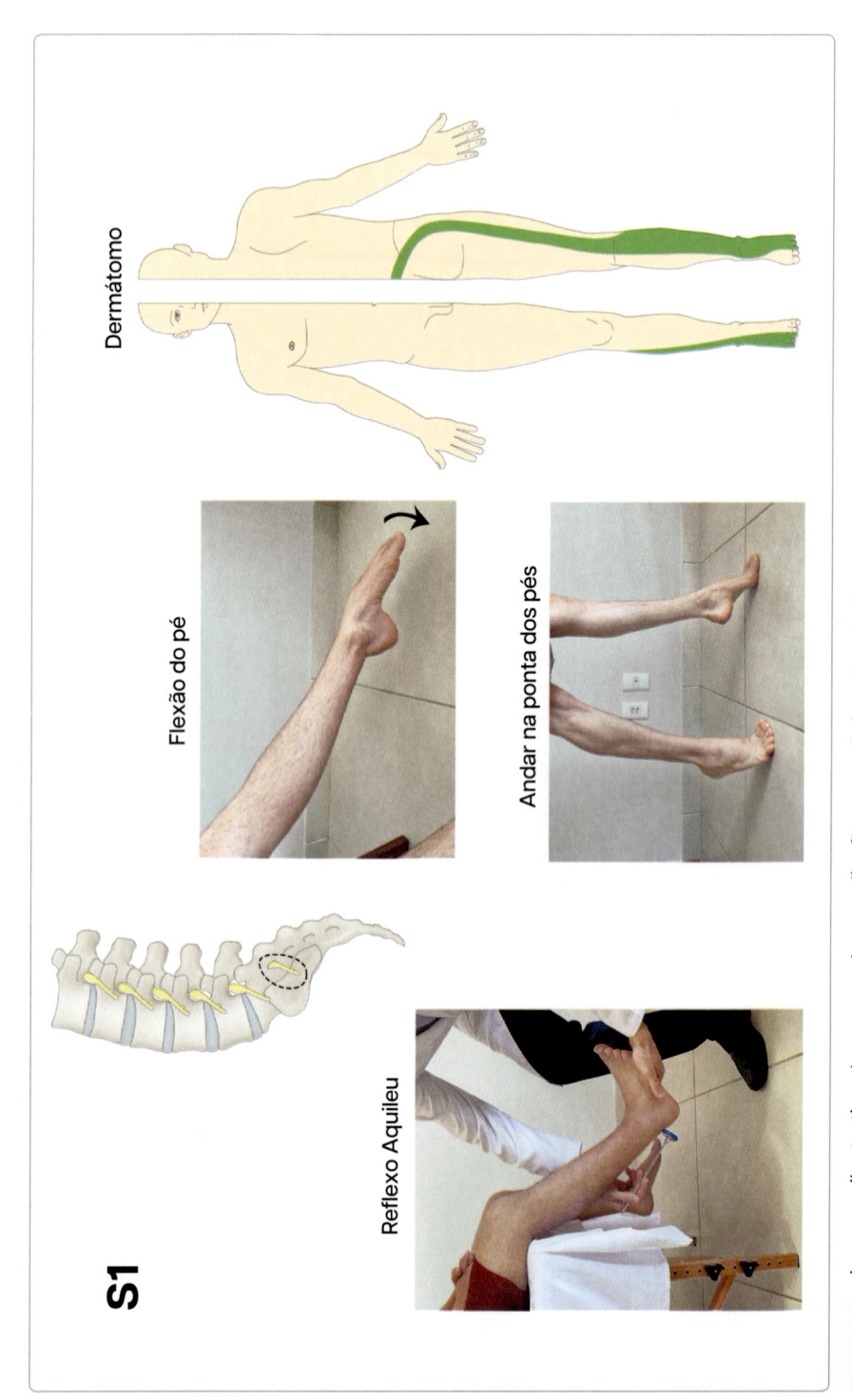

FIGURA 13   Imagem ilustrativa descrevendo a avaliação neurológica da raiz S1.

BIBLIOGRAFIA

Bogduk N. The innervation of the lumbar spine. Spine. (Phila Pa 1976) 1983;8:(3) 286-293.

Canale ST, Azar FM, Beaty JH. Campbell's operative orthopaedics. 13th ed Philadelphia: Elsevier; 2017. p. 1645-1718.

Carvalho MAP, Lanna CCD, Bertolo MB, Ferreira GA. Reumatologia: diagnóstico e tratamento. 5. ed. Rio de Janeiro: Guanabara Koogan; 2019. p. 222-235.

Cecin HA, Ximenes AC (org.). Tratado brasileiro de reumatologia. São Paulo: Atheneu; 2015. p. 715-750.

Cribb GL, Jaffray DC, Cassar-Pullicino VN. Observations on the natural history of massive lumbar disc herniation. J Bone Joint Surg. 2007;89(6):782-784.

Firestein GS, Budd RC, Gabriel SE, McInnes IB, O'Dell JR. Firestein & Kelley's textbook of rheumatology. Philadelphia: Saunders; 2013. p. 665-682.

Hestbaek L, Leboeuf-Yde C, Kyvik KO, Manniche C. The course of low back pain from adolescence to adulthood: eight-year follow-up of 9600 twins. Spine. 2006; 31(4): 468-472.

Hochberg MC, Silman AJ, Smolen JS, Weinblatt ME, Weisman MH. Reumatologia. 6. ed. Rio de Janeiro: Elsevier; 2016. p. 849-884.

Imboden JB, Hellmann DB, Stone JH. Current reumatologia: diagnóstico e tratamento. 3 ed. Porto Alegre: AMGH; 2014. p. 100-110.

Kido T, Okuyama K, Chiga M, Sasaki H, Seki N, Kamo K, et al. Clinical diagnosis of upper lumbar disc herniation: pain and/or numbness distribution are more useful for appropriate level diagnosis. J Orthop Sci. 2016;21(4):419-424.

Lawry GV. Exame musculoesquelético sistemático. Porto Alegre: AMGH; 2012. p. 237-290.

Thompson JC, Netter FH. Netter's concise orthopaedic anatomy. Philadelphia: Elsevier; 2010. p. 30-73.

van der Windt DA, Simons E, Riphagen II, Ammendolia C, Verhagen AP, Laslett M, et al. Physical examination for lumbar radiculopathy due to disc herniation in patients with low-back pain. Cochrane Database Syst Rev. 2010;(2):CD007431.

Yu Y, Liu W, Song D, Jia L. Diagnosis of discogenic low back pain in patients with probable symptoms but negative discography. Arch Orthop Trauma Surg. 2012; 132(5):627-632.

Zhong W, Driscoll SJ, Wu M, Wang S, Liu Z, Cha TD, et al. In vivo morphological features of human lumbar discs. Medicine (Baltimore). 2014;93(28):e333.

5

Exame físico da coluna sacrococcígea e quadril

INTRODUÇÃO

O sacro é um osso triangular, formado pela fusão das cinco vértebras sacrais e, em sua extremidade distal, encontra-se o cóccix, composto pela fusão de quatro vértebras (osso remanescente da cauda do embrião). O sacro estabelece uma conexão entre a coluna vertebral e a pelve, através das articulações sacroilíacas. É o segmento da coluna vertebral com menor amplitude de movimentos.

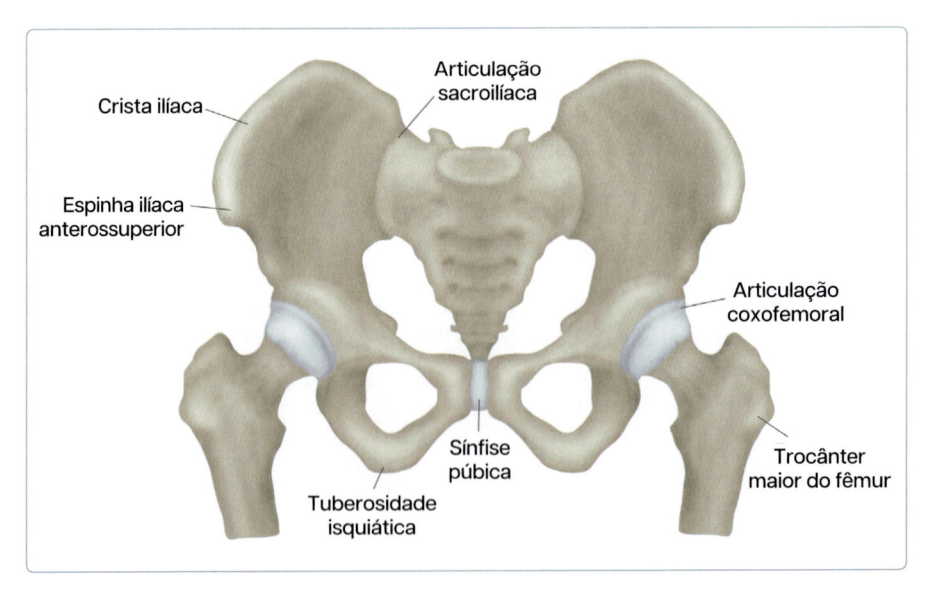

FIGURA 1 Visão anterior do quadril e coluna sacrococcígea.

O quadril possui três articulações: a sacroilíaca, a sínfise púbica e a coxo-femoral; esta última confere uma gama de movimentos, por exemplo, nossa locomoção. Por esse motivo, é sede frequente de lesões e alterações que comprometem sua função, desde patologias de origem congênita quanto adquiridas com a idade.

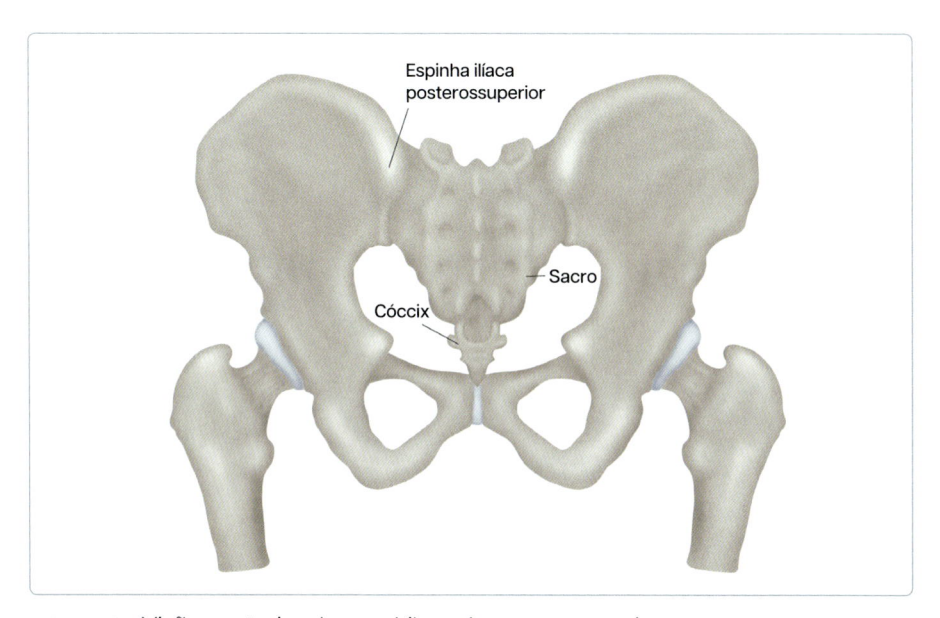

FIGURA 2   Visão posterior do quadril e coluna sacrococcígea.

INSPEÇÃO ESTÁTICA

Com o paciente em ortostase e despido, o examinador deve inspecionar a região do quadril em todos os ângulos (anterior, posterior e lateral), em busca de:

- Assimetrias entre as cristas ilíacas em relação ao plano horizontal.
- Atitude antálgica e desvios posturais.
- Postura: visão lateral: observar a discreta lordose fisiológica.
- Cicatrizes.
- Alterações na coloração da pele.
- Trofismo muscular.

INSPEÇÃO DINÂMICA

Inicia-se desde a entrada do paciente no consultório, observando sua marcha, até a avaliação da amplitude de movimentos, ativa e passiva.

Amplitude de movimentos do quadril

Avaliação ativa

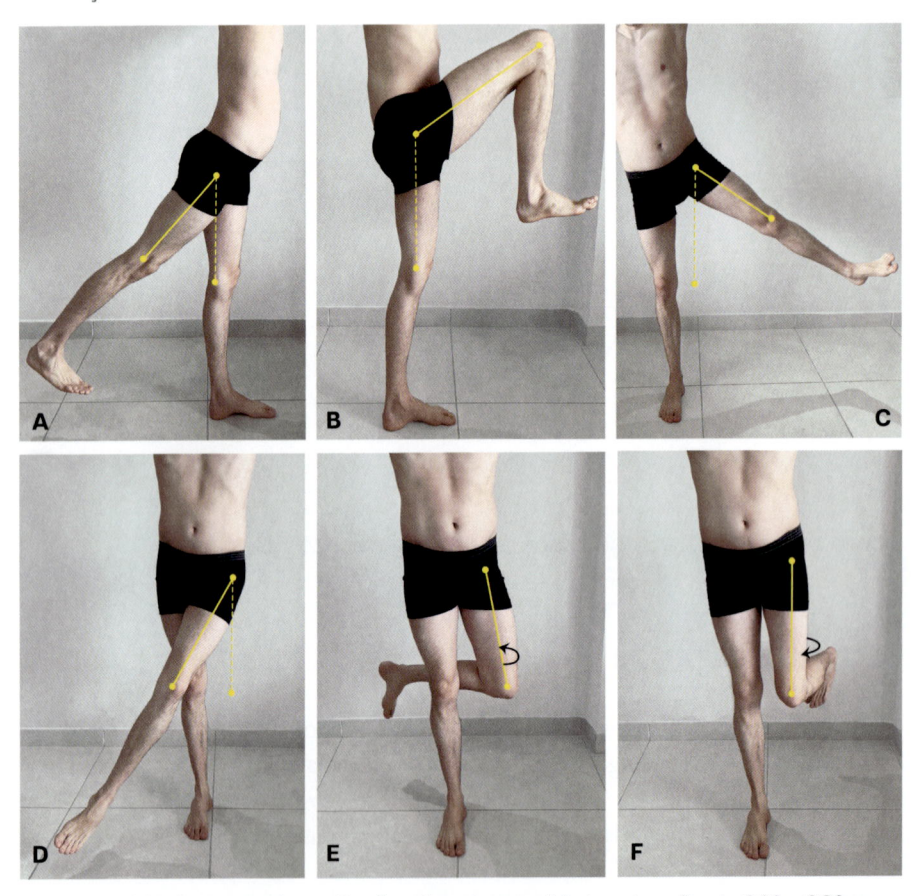

FIGURA 3 Movimentos da avaliação ativa do quadril. A: extensão de 20° a 30°, com o paciente em ortostase, solicitar que estenda o membro avaliado. B: flexão de 120° a 135°, com o paciente em ortostase, solicitar que aproxime o joelho do tórax. C: abdução de 45° a 50°, com o paciente em ortostase, solicitar que abduza as coxas com as pernas estendidas, uma de cada vez. D: adução de 30° a 45°, com o paciente em ortostase, solicitar que cruze as pernas, anteriormente, uma de cada vez. E: rotação externa de 50°, com o paciente em ortostase, solicitar que flexione o joelho e realize a rotação externa. F: rotação interna de 40°, com o paciente em ortostase, solicitar que flexione o joelho e realize a rotação interna.

Avaliação passiva

- Flexão de 120° (Figura 4).
- Extensão de 30° (Figura 5).
- Abdução de 50° (Figura 6).
- Adução de 30° (Figura 7).
- Rotação externa de 40° (Figura 8).
- Rotação interna de 50° (Figura 9).

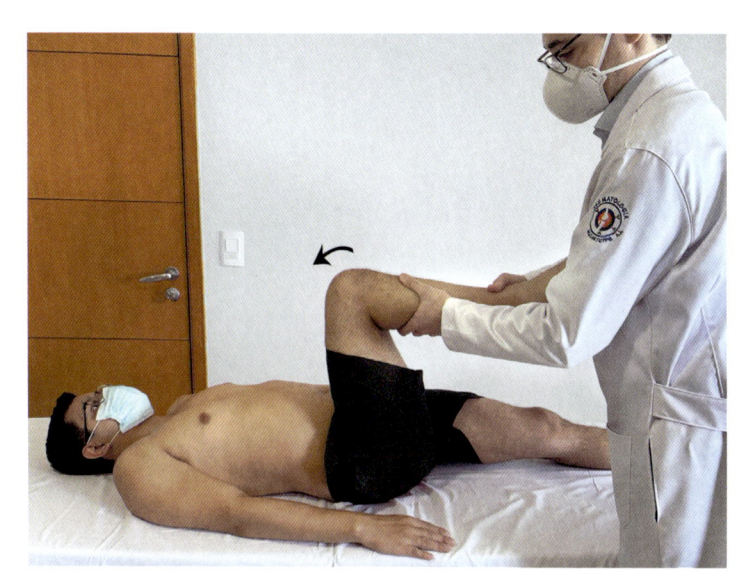

FIGURA 4 Flexão do quadril.

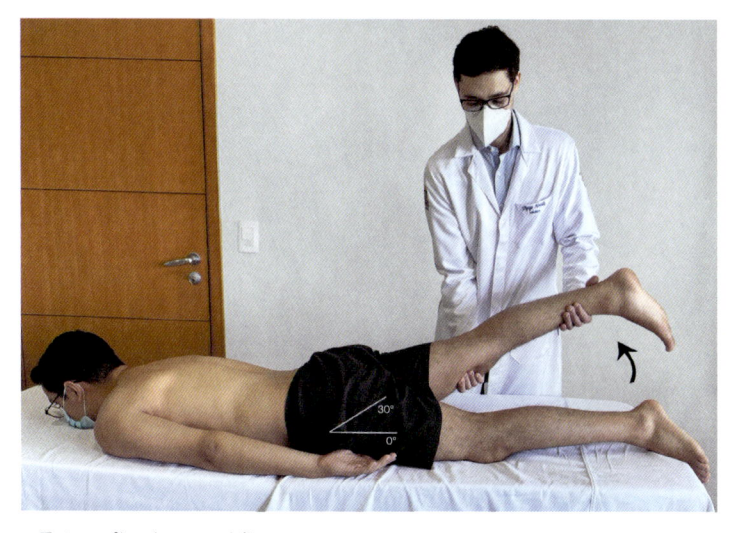

FIGURA 5 Extensão do quadril.

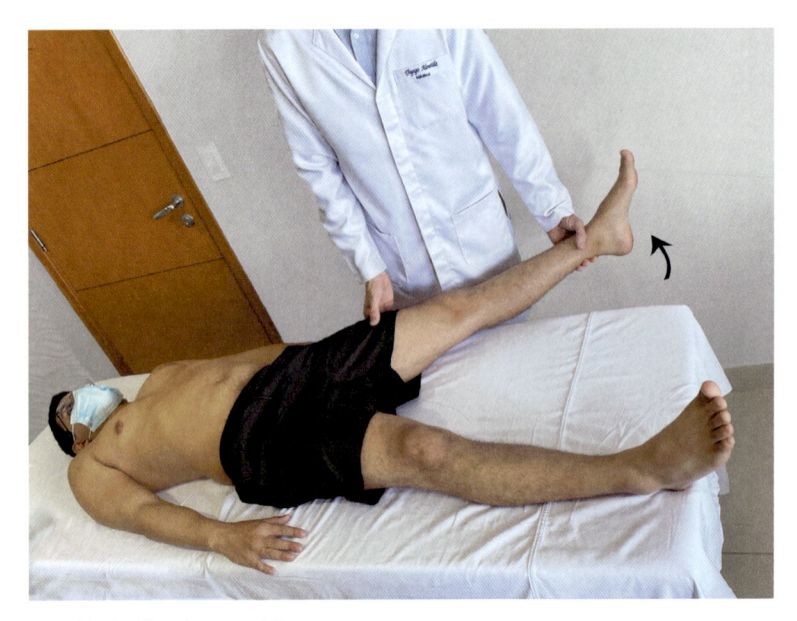

FIGURA 6 Abdução do quadril.

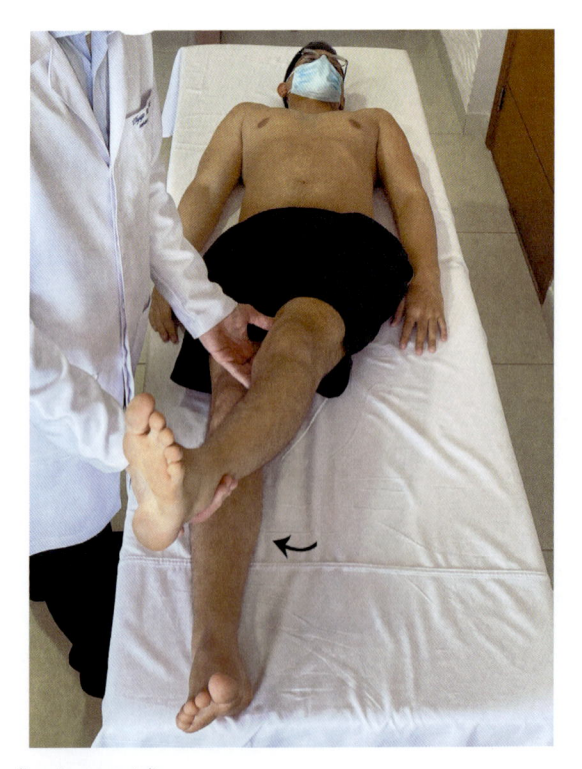

FIGURA 7 Adução do quadril.

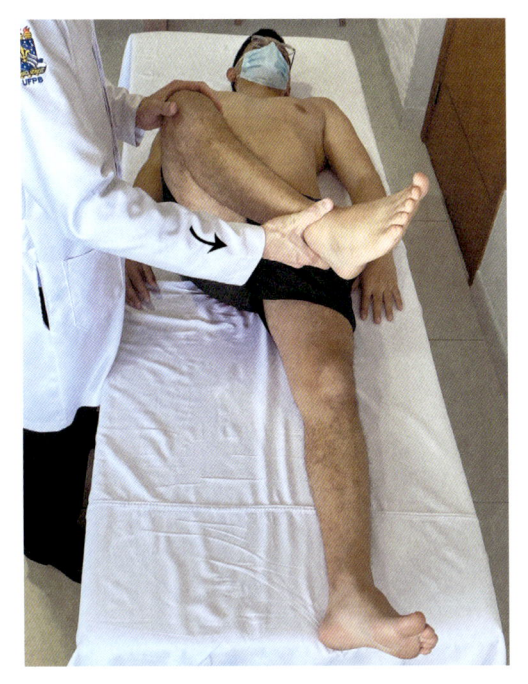

FIGURA 8 Rotação externa do quadril.

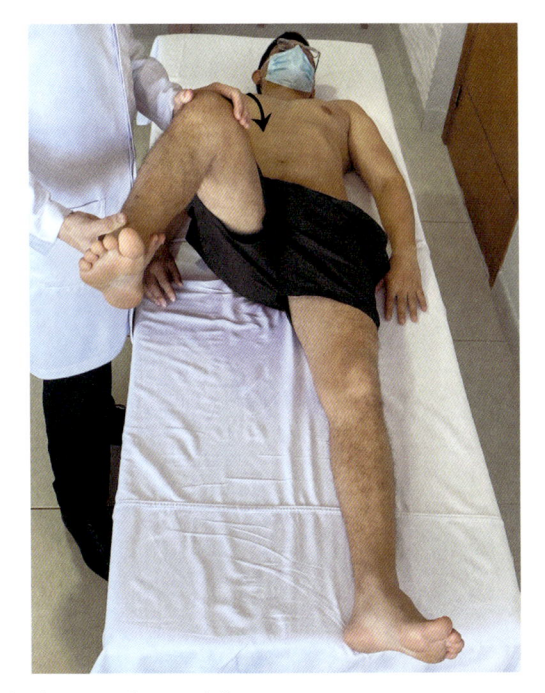

FIGURA 9 Rotação interna do quadril.

PALPAÇÃO ANTERIOR

Espinhas ilíacas anterossuperiores (EIAS)

- Com o paciente em ortostase, o examinador posiciona-se anteriormente na altura da cintura pélvica e inicia a palpação da crista ilíaca, com o polegar migrando anteriormente, deslizando sobre esse reparo anatômico, o final do arco ilíaco anterior corresponde à EIAS.

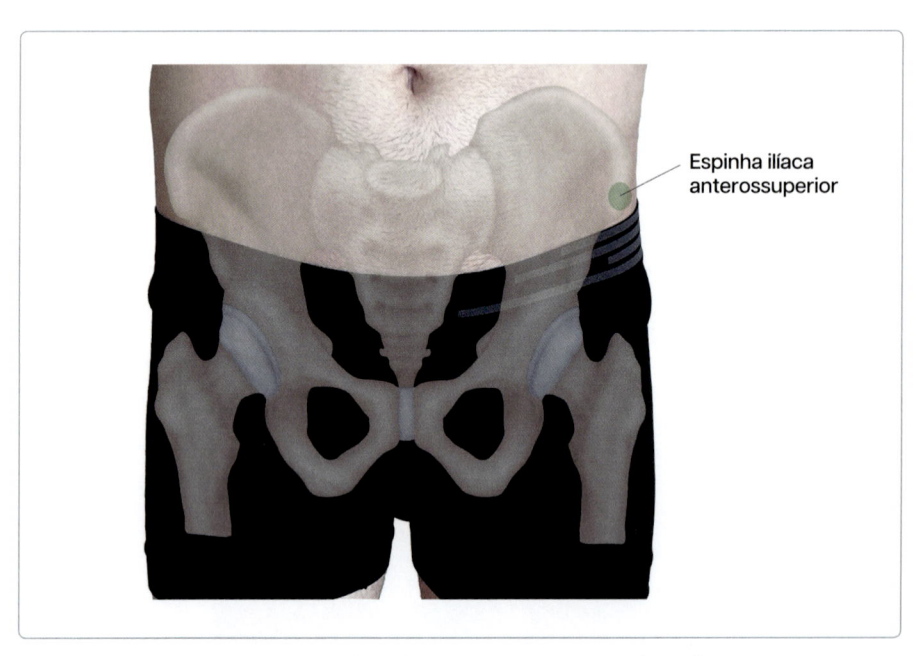

Espinha ilíaca anterossuperior

FIGURA 10 Identificação da espinha ilíaca anterossuperior (EIAS).

PALPAÇÃO LATERAL

Trocânter maior

- Com o paciente em ortostase, o examinador posiciona-se por trás e palpa inicialmente as espinhas ilíacas posterossuperiores (EIPS) com os polegares, fixando-os nesse reparo; em seguida, com os demais dedos direcionados para anterior, repousam sobre uma proeminência óssea na face lateral da coxa, o trocânter maior.

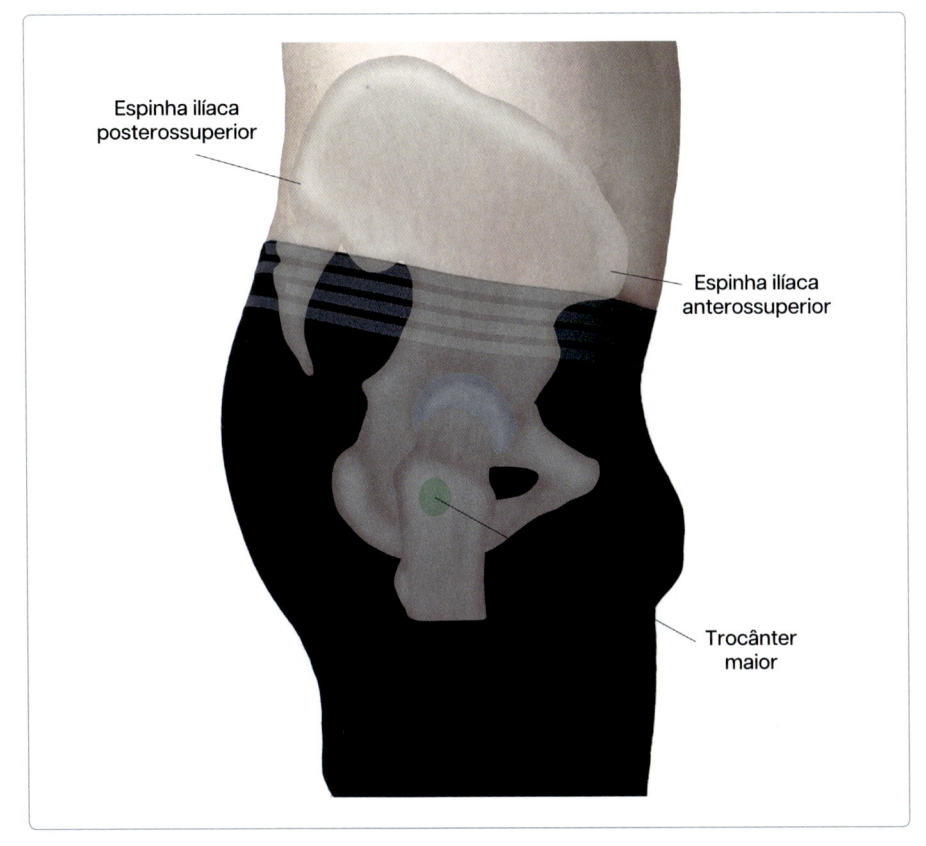

FIGURA 11   Identificação do trocânter maior.

PALPAÇÃO POSTERIOR

Espinhas ilíacas posterossuperiores (EIPS)

- Com o paciente em ortostase, o examinador posiciona-se por trás e palpa inicialmente os processos espinhosos lombares até encontrar um espaço que divide a coluna lombar da sacral, na altura do processo espinhoso de S2, paralelamente a esse espaço encontram-se as EIPS;
- Outro ponto de referência é localizar as covinhas de Vênus (depressões simétricas bilaterais que correspondem às articulações sacroilíacas) que estão no nível de S2, logo, as EIPS estão sob elas.

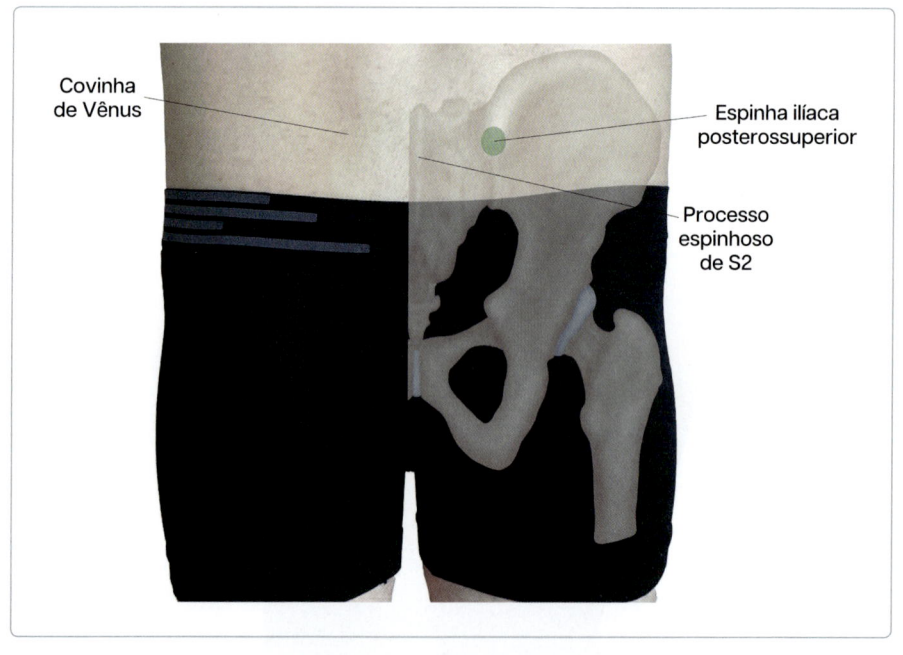

FIGURA 12   Identificação da espinha ilíaca posterossuperior (EIPS).

Tuberosidade isquiática

- Paciente em decúbito lateral, articulação coxofemoral flexionada à 90°, o examinador identifica a EIPS com o polegar, e o trocânter maior com os demais dedos, em seguida, desloca o polegar para baixo sem soltar o trocânter maior; a primeira proeminência óssea a ser palpada será a tuberosidade isquiática.

Nervo ciático

- Palpado no ponto médio entre o trocânter maior e a tuberosidade isquiática, com o paciente em decúbito lateral e com a articulação coxofemoral fletida a 90°.

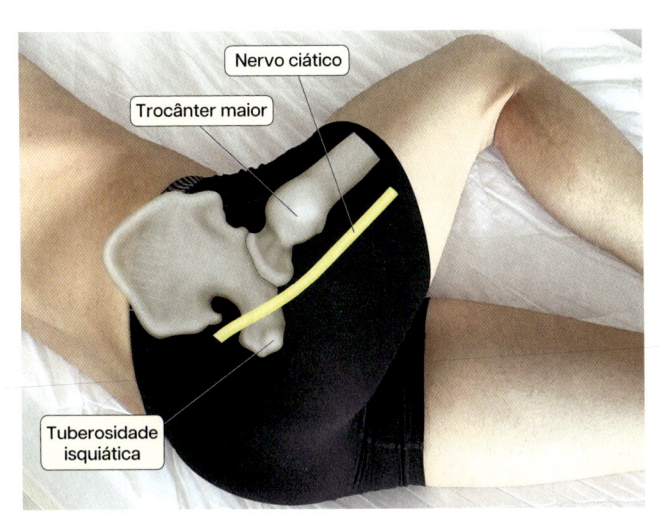

FIGURA 13   Identificação da tuberosidade isquiática e do nervo ciático.

Articulações sacroilíacas

- Com o paciente em decúbito lateral, o examinador posiciona-se por trás e palpa inicialmente a EIPS com o polegar. Traçando uma linha imaginária entre as EIPS, têm-se o nível de S2, que corresponde ao centro das articulações sacroilíacas.

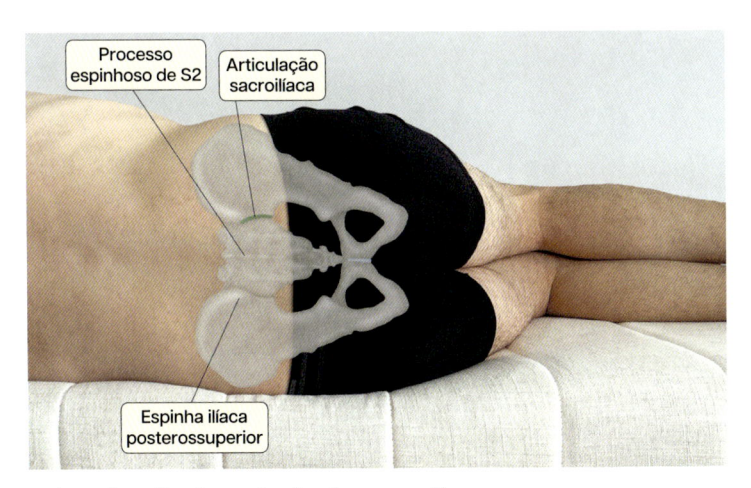

FIGURA 14   Localização das articulações sacroilíacas.

MANOBRAS/TESTES

Teste de Trendelenburg

Avalia a força do músculo glúteo médio (abdutor do quadril).

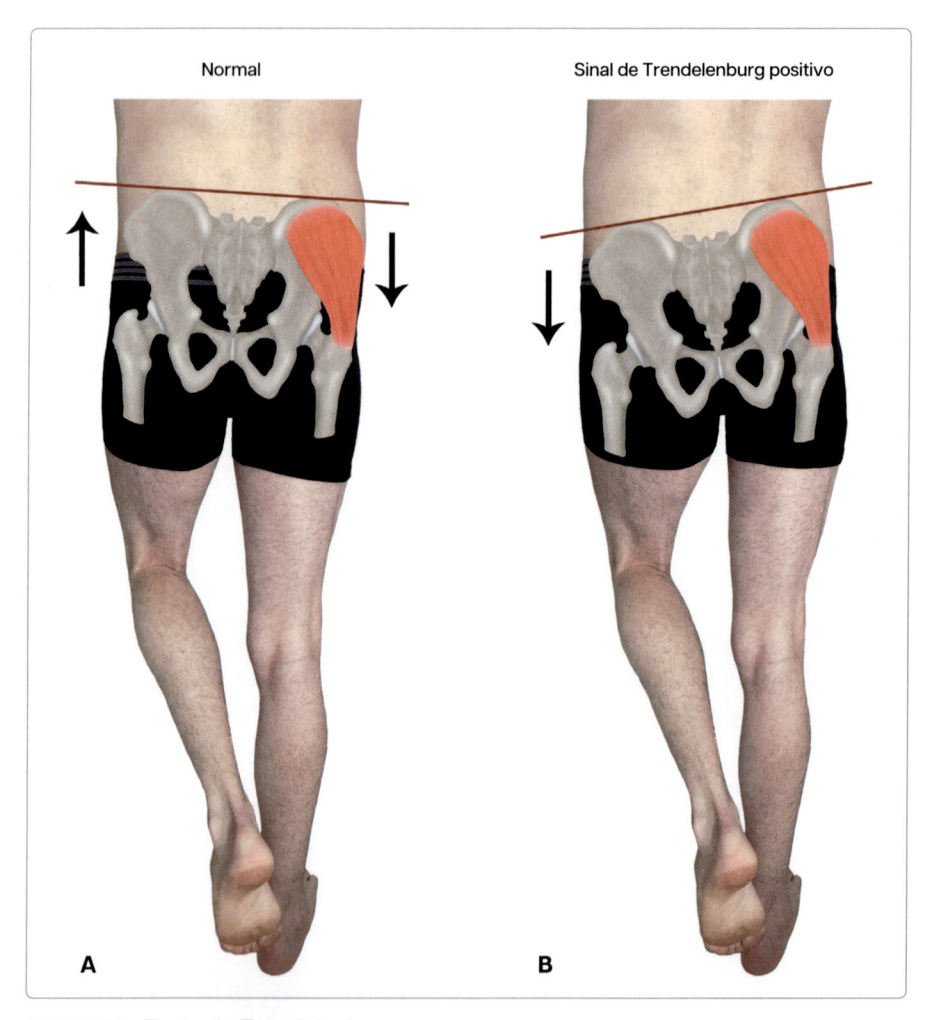

FIGURA 15   Teste de Trendelenburg.

Realização do teste
1. Com o paciente em ortostase, o examinador posiciona-se posteriormente e lhe solicita que eleve (flexão do quadril com joelho fletido) o membro inferior contralateral ao quadril que está sendo avaliado.
2. O examinador observa se ocorre desnivelamento das cristas ilíacas.

Interpretação

O teste é considerado positivo (Sinal de Trendelenburg positivo) quando ocorre desnivelamento no nível das cristas ilíacas, em que o lado que o membro é elevado desvia para baixo, por incompetência do músculo glúteo médio contralateral.

Se, ao elevar o membro, o quadril ipsilateral for desviado para cima e o contra-lateral para baixo, o teste é considerado negativo, e sugere competência do músculo glúteo médio ao elevar o membro contralateral.

Teste de Galeazzi

Usado para avaliar a diferença de comprimento entre os membros inferiores (discrepância de comprimento do fêmur).

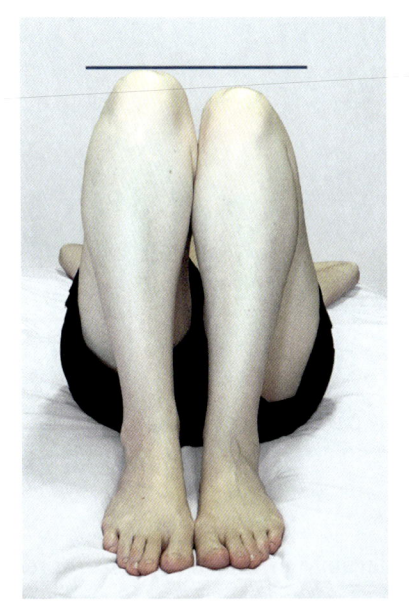

FIGURA 16 Teste de Galeazzi.

Realização do teste
1. Paciente em decúbito dorsal, realiza flexão dos quadris e joelhos, mantendo a face plantar dos pés em contato com a maca.
2. O examinador posiciona-se para comparar a altura entre os dois joelhos.

Interpretação

Se o membro, o qual se suspeita de encurtamento, apresentar menor altura comparativa entre os joelhos, após o posicionamento indicado, o teste é considerado positivo e sugere encurtamento femoral (o lado afetado será inferior ao lado normal).

Teste de Ely

Usado para avaliar encurtamento ou contratura muscular do componente retofemoral do quadríceps femoral.

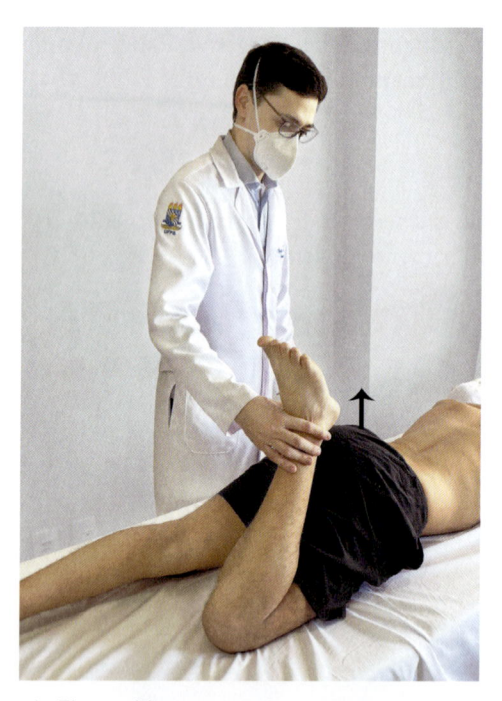

FIGURA 17   No Teste de Ely positivo, a seta de cor preta indica a elevação das nádegas em resposta ao movimento de flexão passiva do joelho.

Realização do teste

1. Com o paciente em decúbito ventral, o examinador realiza uma flexão passiva e progressiva do joelho ipsilateral ao quadril examinado, até 130°.

Interpretação

Se, durante o movimento de flexão do joelho, o paciente reagir com uma flexão do quadril (ou seja, elevar as nádegas do nível da maca), o teste é considerado positivo.

A elevação das nádegas ocorre como movimento compensatório à flexão incompleta ou dolorosa do joelho, em decorrência do encurtamento ou contratura do componente retofemoral do quadríceps femoral, que se estende do quadril até o joelho.

Teste de Ober

Usado para avaliar contratura na banda iliotibial (ITB).

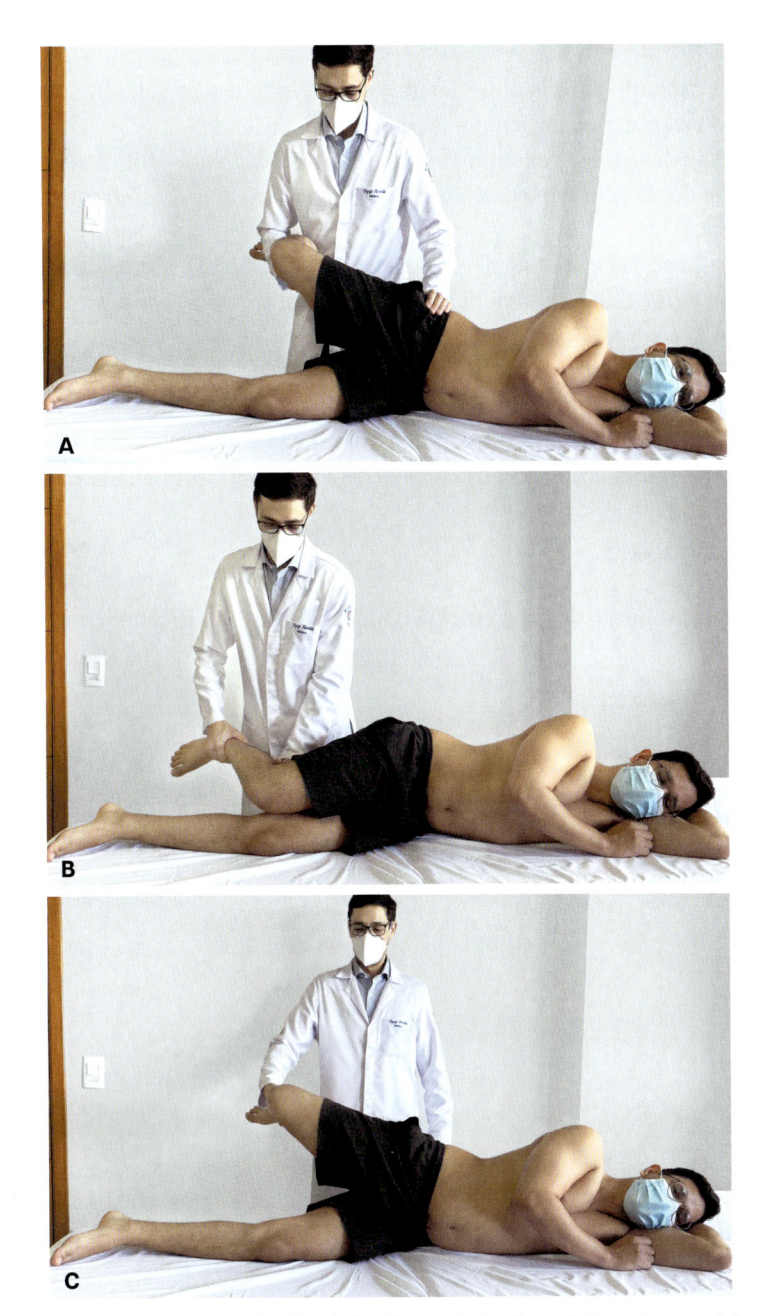

FIGURA 18 Teste de Ober. A: flexão do joelho e abdução máxima do quadril com extensão. B: obtenção da adução passiva do quadril, após posicionamento indicado na imagem A, Teste de Ober negativo. C: não obtenção (limitação) à adução passiva do quadril, após posicionamento indicado na imagem A, Teste de Ober positivo, sugerindo contratura da banda iliotibial.

Realização do teste

1. Com o paciente em decúbito lateral, com o lado a ser avaliado voltado para cima, o examinador posiciona-se por trás do paciente.
2. Com uma das mãos, o examinador realiza uma flexão do joelho à 90° e abdução máxima do quadril em extensão, enquanto a outra mão estabiliza o quadril do paciente.
3. Solicita-se ao paciente que deixe o membro, com quadril abduzido e estendido e joelho fletido, cair passivamente (aduzir passivamente) sobre a maca.

Interpretação

O teste é considerado positivo quando o paciente tem limitação de realizar adução do membro avaliado (dificuldade na adução passiva do membro, após posicionamento indicado). Essa limitação ocorre por contratura da banda iliotibial.

Teste de Thomas

Usado na avaliação de contratura dos músculos flexores do quadril e extensores do joelho.

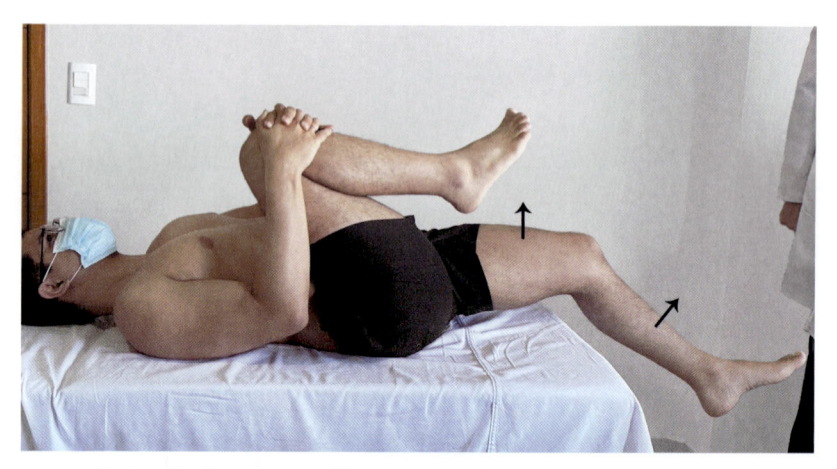

FIGURA 19 Teste de Thomas positivo para os dois grupamentos musculares avaliados (músculos flexores do quadril e extensores do joelho). As setas indicam a elevação da coxa (por contratura dos músculos flexores do quadril) e afastamento da perna (por encurtamento dos músculos extensores do joelho).

Realização do teste

1. Com o paciente em decúbito dorsal, com os membros inferiores pendentes na maca, o examinador solicita que mantenha um membro pendente e realize flexão máxima do quadril e joelho contralateral.

2. O examinador deve avaliar os movimentos que ocorrem no membro que ficou pendente na maca, enquanto o paciente mantém a flexão do quadril e do joelho contralateral.

Interpretação

Se os músculos flexores do quadril estiverem tensos, com contratura ou encurtados, a coxa contralateral tende a se deslocar para cima (em direção ao teto), assim, o teste é considerado positivo para contratura dos músculos flexores do quadril. Caso a perna pendente se afaste da maca, o teste é positivo para contratura dos músculos extensores do joelho. Vale ressaltar que o teste pode ser positivo para os dois grupamentos musculares, ao mesmo tempo.

Teste de PACE

Usado para avaliar presença de Síndrome do Piriforme (compressão do nervo ciático pelo músculo piriforme).

O objetivo dessa manobra é fazer o paciente realizar uma abdução com rotação externa do quadril contrarresistência, podendo ser executada de várias maneiras.

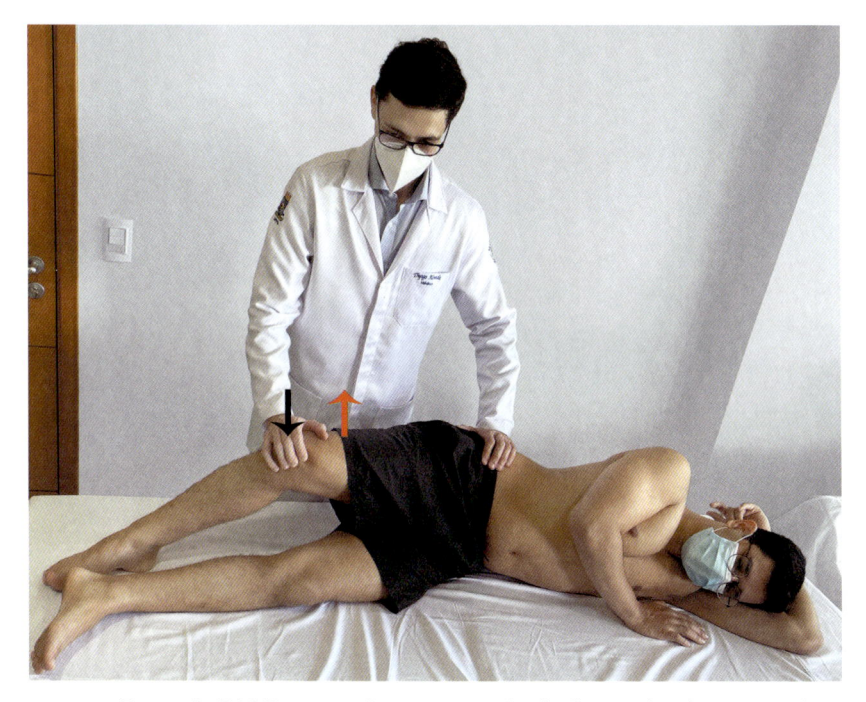

FIGURA 20   Teste de PACE: a seta de cor vermelha indica a direção do movimento de abdução com rotação externa do quadril, sem retirar o pé da maca, e a seta de cor preta, indica o sentido da força aplicada pelo examinador.

Realização do teste

1. Com o paciente em decúbito lateral, com o lado a ser examinado voltado para cima. O examinador posiciona-se por trás do paciente.
2. É solicitado que realize o movimento de abdução do quadril sem tirar o pé da maca; esse movimento favorece a realização da rotação externa durante a abdução. Enquanto isso, o examinador apoia uma das mãos na região glútea, estabilizando o quadril, e a outra mão na face lateral do joelho, onde aplica uma força contrarresistência.

Interpretação

A abdução com rotação externa do quadril contrarresistência gera uma contração do músculo piriforme, que pode desencadear ciatalgia ou dor em região glútea profunda, sugerindo Síndrome do piriforme.

Teste de Bonnet

Usado para avaliar presença de Síndrome do Piriforme.

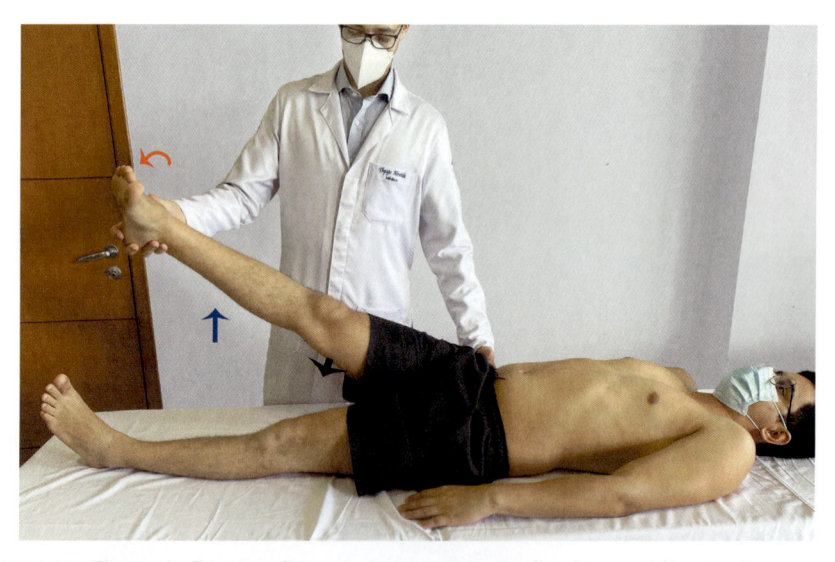

FIGURA 21   Teste de Bonnet. Seta de cor preta: adução do quadril; seta de cor azul: flexão do quadril; seta de cor vermelha: rotação interna do quadril.

Realização do teste

1. Paciente em decúbito dorsal, o examinador posiciona-se no lado a ser avaliado.
2. O examinador, com uma das mãos na coxa e a outra mão no tornozelo do membro a ser avaliado, realiza adução passiva do quadril com o joelho estendido, seguida de flexão do quadril à 45° e, na sequência, rotação interna do quadril.

Interpretação

Se o paciente relatar ciatalgia ou dor na região glútea profunda, há suspeita de Síndrome do Músculo Piriforme, sendo o teste considerado positivo.

Teste de Freiberg

Usado para avaliar presença de Síndrome do Piriforme.

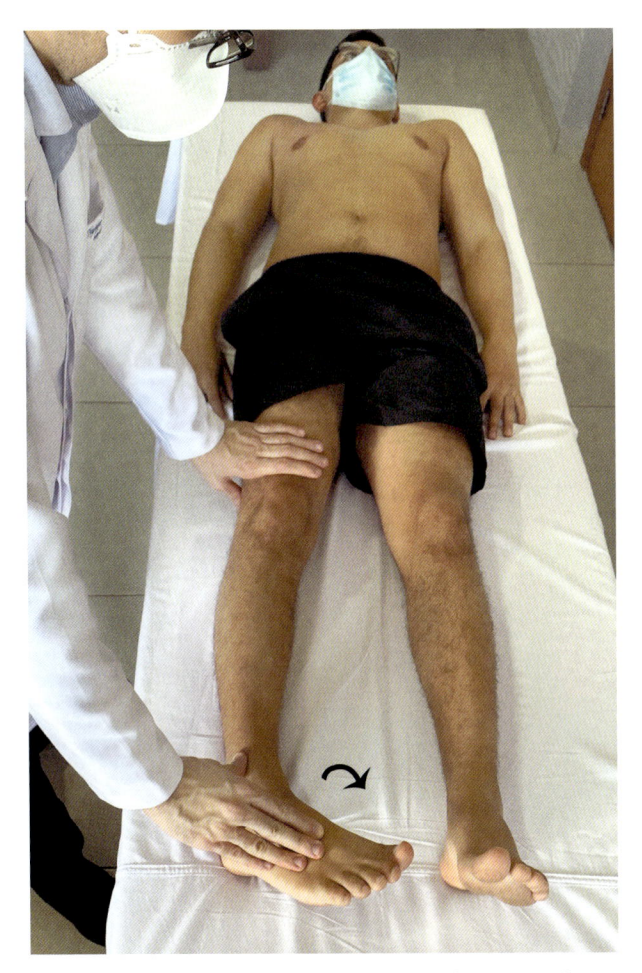

FIGURA 22 Teste de Freiberg. Seta de cor preta: indica o movimento de rotação interna no membro.

Realização do teste

1. Com o paciente em decúbito dorsal, o examinador posiciona-se no lado a ser avaliado.

2. Com uma das mãos no joelho e a outra no tornozelo do membro avaliado, o examinador aplica um movimento passivo de rotação interna no quadril (rodando internamente todo o membro avaliado).

Interpretação

Se, durante a rotação interna do quadril, o paciente referir ciatalgia ou dor na região glútea, o sinal de Freiberg é positivo, ou seja, o teste é positivo, sugerindo Síndrome do Piriforme.

Teste de FAIR

O Teste de FAIR (F: flexão; A: adução; IR: rotação interna do quadril) também é usado para avaliar presença de Síndrome do Piriforme.

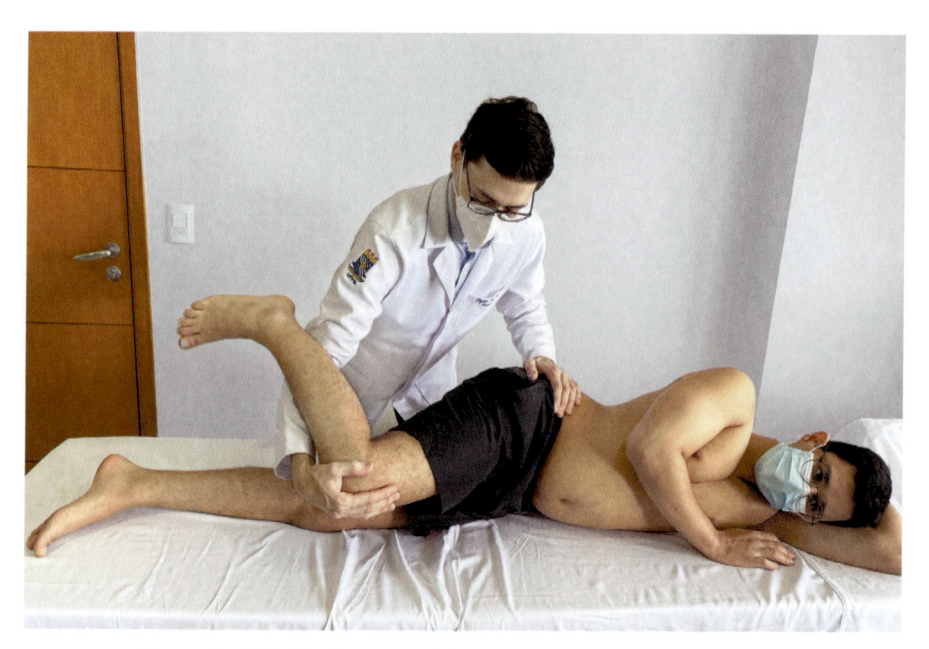

FIGURA 23 Teste de FAIR. Paciente posicionado no momento final da manobra (joelho fletido entre 60° a 90°, com o quadril fletido, aduzido e em rotação interna).

Realização do teste

1. Paciente em decúbito lateral, com o lado a ser examinado voltado para cima, o examinador posiciona-se por trás.
2. Com uma das mãos estabilizando o quadril e a outra mão segurando o joelho, o examinador flete o joelho entre 60° a 90° e realiza os movimentos no quadril, de forma passiva e sequencial: flexão, adução e rotação interna.

Interpretação

Se, ao término da manobra, o paciente referir ciatalgia ou dor em região glútea, o teste é considerado positivo, sugerindo Síndrome do Piriforme.

Teste de Fadir

Usado para avaliar presença de impacto femoroacetabular.

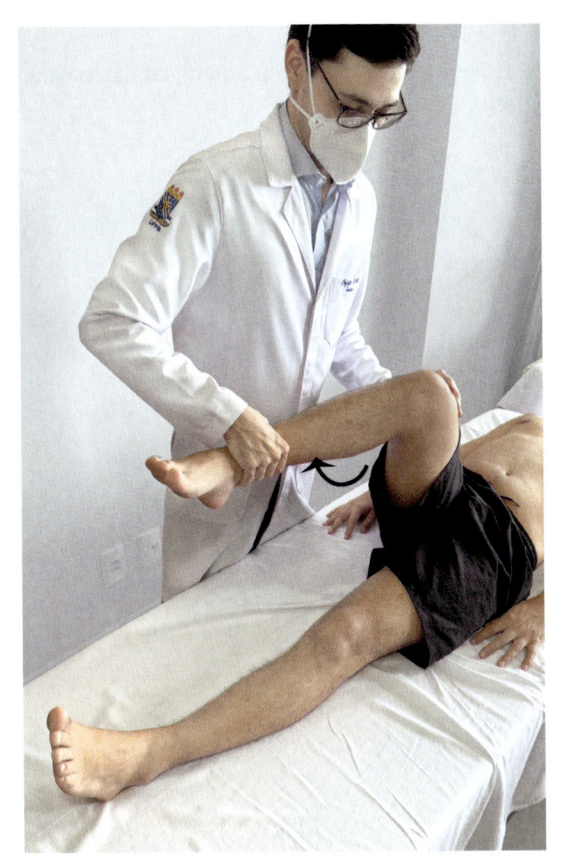

FIGURA 24 Teste de Fadir. A seta de cor preta indica o movimento de rotação interna, com o quadril fletido e aduzido.

Realização do teste

1. Com o paciente em decúbito dorsal, o examinador posiciona-se no lado a ser avaliado.
2. Com uma das mãos no tornozelo e a outra mão no joelho do membro avaliado, o examinador realiza flexão passiva do quadril e do joelho à 90°. Em seguida, executa adução e rotação interna do quadril.

Interpretação

Se o paciente referir dor no quadril ipsilateral no momento da manobra, o teste é considerado positivo, e sugere impacto femoroacetabular (independentemente da presença de estalido durante a manobra).

Observação: esse teste também pode ser positivo nos quadros de tendinite do músculo iliopsoas.

Teste de Patrick (FABERE: flexão, abdução e rotação externa do quadril)

Usado como ferramenta na propedêutica para avaliar acometimento das articulações sacroilíacas e/ou coxofemorais.

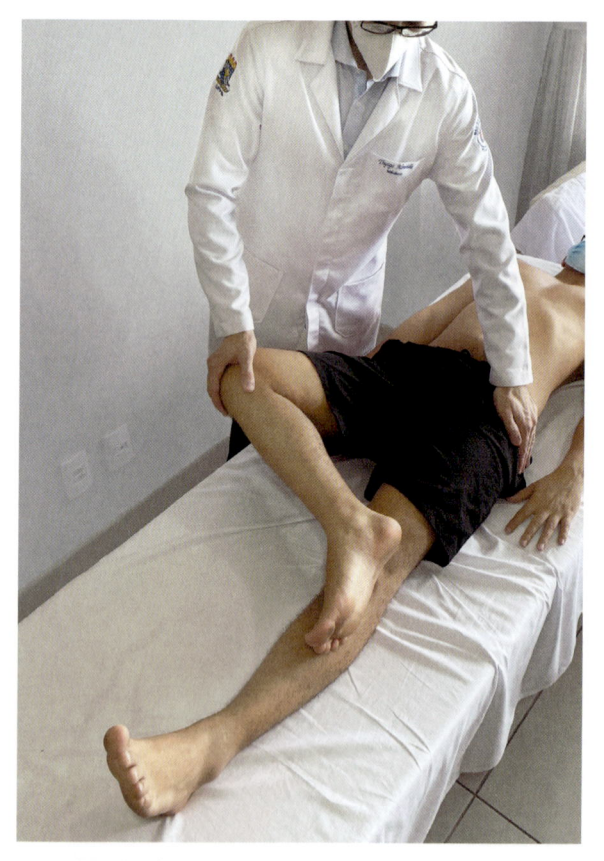

FIGURA 25 Teste de Patrick (FABERE).

Realização do teste

1. Com o paciente em decúbito dorsal, o examinador posiciona-se ao lado do membro em que realizará o teste.

2. Com uma das mãos estabilizando o quadril contralateral e a outra mão no joelho, o examinador realiza, de forma passiva, flexão do quadril com joelho fletido à 90°, seguida de abdução e rotação externa do quadril. Nesse momento, é aplicada uma pressão gradual no joelho, com objetivo de aumentar a rotação externa do quadril.

Interpretação

Referir dor em topografia de sacroilíacas ou nádega contralateral ao membro que foi aplicado o teste, sugere presença de processo patológico na articulação sacroilíaca. Dor inguinal, ipsilateral ao membro que foi aplicado o teste, é sugestivo de processo patológico na articulação coxofemoral ipsilateral. Portanto, o teste pode ser positivo, sugerindo alteração na articulação sacroilíaca e/ou coxofemoral ipsilateral à manobra.

Teste de Volkmann

Usado para avaliação do acometimento patológico das articulações sacroilíacas.

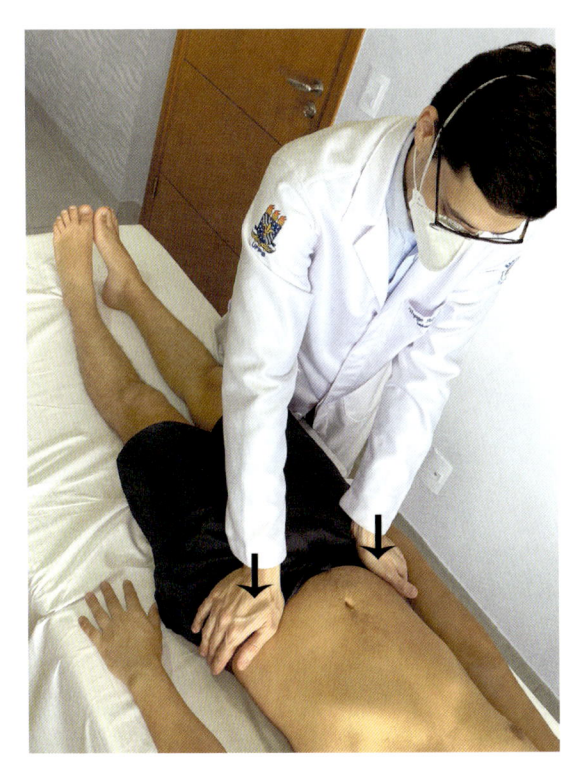

FIGURA 26 Teste de Volkmann. As setas de cor preta indicam o sentido da força, para baixo e para as laterais, aplicada sobre as espinhas ilíacas anterossuperiores.

Realização do teste

1. Com o paciente em decúbito dorsal, com os membros inferiores em posição neutra, o examinador posiciona-se ao seu lado, na altura da cintura pélvica.
2. O examinador apoia as mãos sobre as espinhas ilíacas anterossuperiores e aplica uma força direcionada para baixo e para as laterais (movimento de "abertura" da pelve).

Interpretação

A força aplicada pelo examinador tende a mobilizar as articulações sacroilíacas. Se, durante o teste, o paciente referir dor em topografia de sacroilíacas, o teste é considerado positivo e sugere processo patológico articular.

Teste de Lewin

Usado para avaliação do acometimento patológico das articulações sacroilíacas.

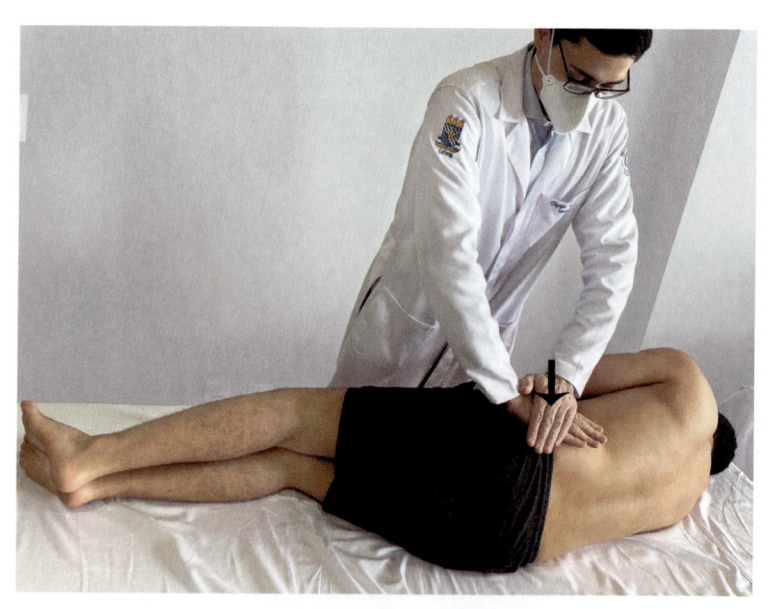

FIGURA 27 Teste de Lewin. A seta de cor preta indica o sentido da força aplicada pelo examinador sobre a crista ilíaca do paciente.

Realização do teste

Com o paciente em decúbito lateral, com o lado afetado voltado para cima e membros inferiores com leve flexão do quadril e joelhos. O examinador apoia uma mão sobre a outra e aplica uma força direcionada para baixo, no nível do osso ilíaco (crista ilíaca).

Interpretação

A força aplicada pelo examinador tende a mobilizar as articulações sacroilíacas. Se, durante o teste, o paciente referir dor em topografia de sacroilíacas, o teste é considerado positivo e sugere processo patológico articular.

Teste de Gaenslen

Usado para avaliação do acometimento patológico das articulações sacroilíacas.

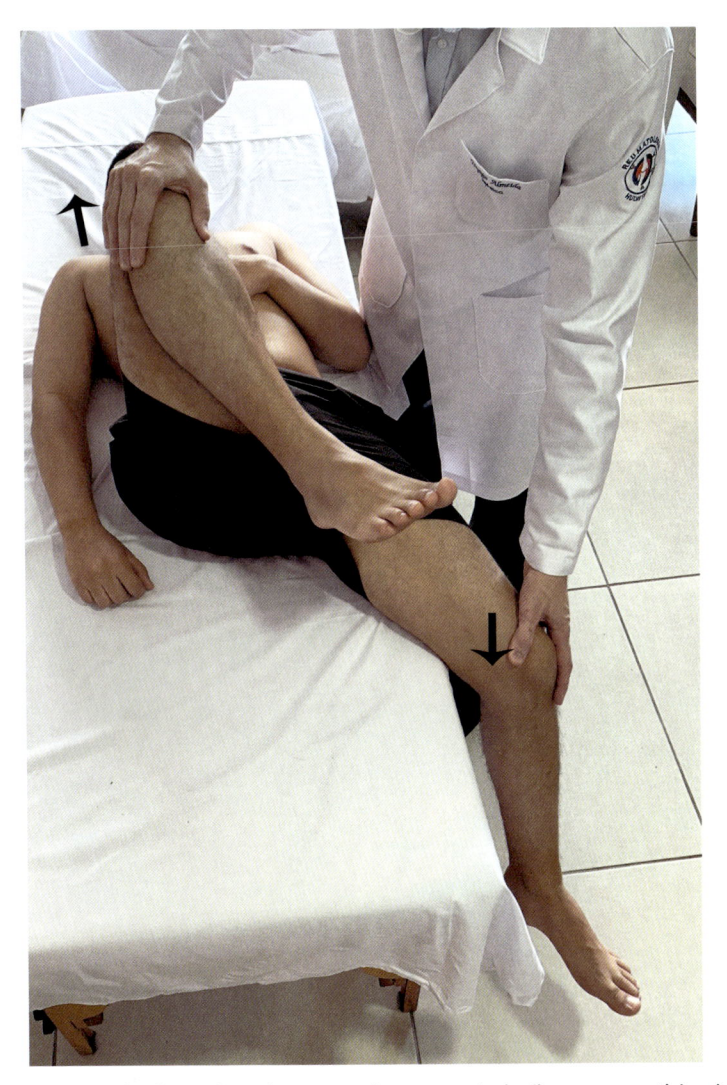

FIGURA 28 Teste de Gaenslen. As setas de cor preta indicam o sentido do auxílio que o examinador faz ao movimento de flexão e hiperextensão do quadril.

Realização do teste

1. Com o paciente em decúbito dorsal, com o membro inferior ipsilateral à dor lombar, pendente na maca. O examinador posiciona-se ao lado do membro pendente.
2. Ambos os joelhos devem estar fletidos. O examinador posiciona uma das mãos no joelho pendente e a outra no joelho contralateral.
3. O paciente deve realizar um movimento de hiperextensão do quadril com o joelho fletido (no lado do membro pendente) e, ao mesmo tempo, realizar flexão máxima do quadril contralateral, também com o joelho fletido, sendo auxiliado pelo examinador nos dois movimentos.

Interpretação

Essa manobra causa estresse mecânico em ambas articulações sacroilíacas. Se o paciente referir dor em topografia de sacroilíaca, ipsilateral ao quadril em hiperextensão, o teste é positivo e sugere processo patológico na articulação sacroilíaca.

Teste de Mennel

Usado para avaliar artropatia sacroilíaca, por meio da mobilização dessas articulações.

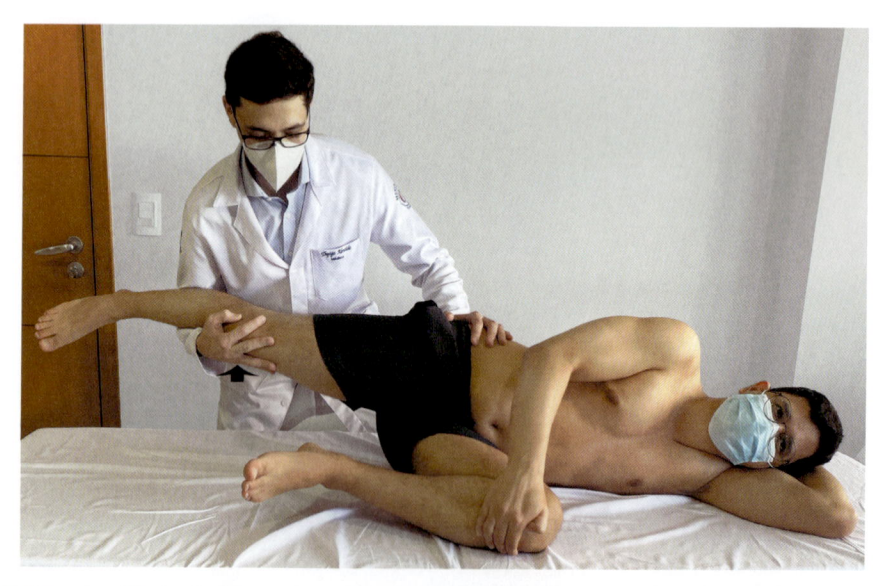

FIGURA 29 Teste de Mennel: a seta de cor preta indica o sentido do movimento de hiperextensão do quadril.

Realização do teste

1. Com o paciente em decúbito lateral, o examinador posiciona-se por trás.

2. O paciente realiza uma flexão máxima do quadril que está em contato com a maca, com o joelho flexionado, e mantém essa posição com ajuda de suas mãos no joelho.
3. No membro voltado para cima, que se encontra em posição neutra, o examinador apoia uma das mãos no quadril e a outra no joelho, e realiza uma tração no sentido posterior (hiperextensão do quadril com joelho ipsilateral estendido).

Interpretação

Se o paciente referir dor na topografia da articulação sacroilíaca, ipsilateral ao membro hiperestendido, o teste é considerado positivo e sugere processo patológico na articulação sacroilíaca.

EXAME NEUROLÓGICO DO QUADRIL

Avaliação motora

Teste de flexão do quadril (principal músculo é o iliopsoas)

- Com o paciente em decúbito dorsal, o examinador solicita que realize uma flexão do quadril com o joelho estendido (levantamento da perna estendida), nesse momento, aplica uma resistência contra o movimento.
- Avalia o nervo femoral (raízes L2, L3 e L4).

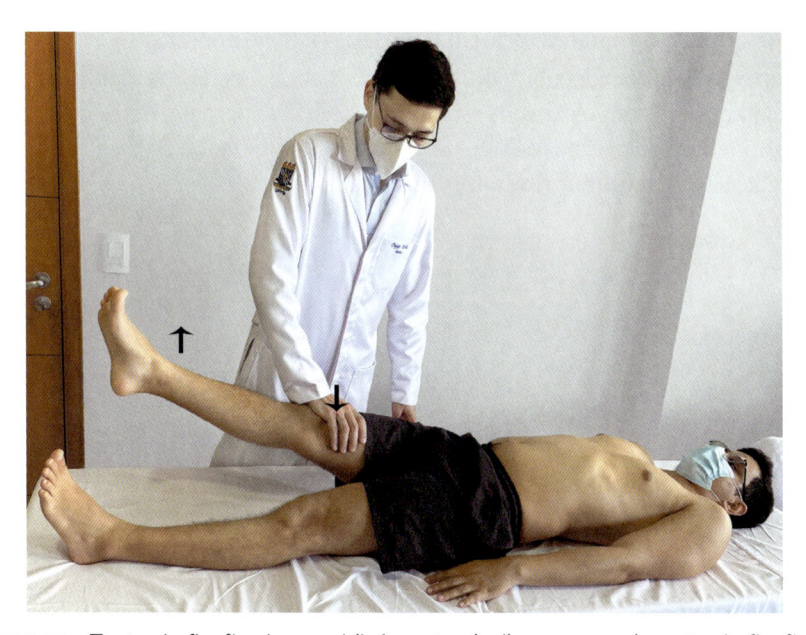

FIGURA 30   Teste de flexão do quadril. As setas indicam o movimento de flexão do quadril com a perna estendida, realizado pelo paciente, e a força contrarresistência, aplicada pelo examinador.

Teste de extensão do quadril (músculo glúteo máximo)

- Com o paciente em decúbito dorsal, o examinador solicita que apoie a perna estendida sobre a mão do examinador e realize uma força para baixo, enquanto o examinador faz uma força no sentido contrário (para cima).
- Avalia o nervo glúteo inferior (raízes L5, S1 e S2).

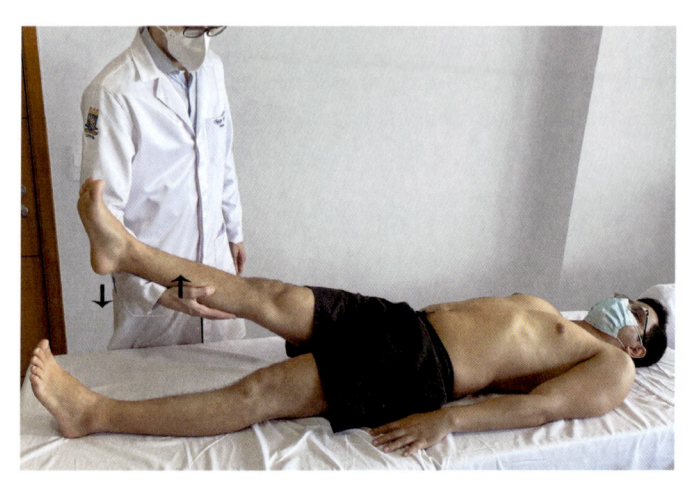

FIGURA 31 Teste de extensão do quadril.

Teste de adução do quadril (principal músculo é o adutor longo)

- Com o paciente em decúbito dorsal, o examinador solicita que realize uma adução do quadril com os joelhos estendidos (fechar as pernas), nesse momento, o examinador aplica uma resistência contra o movimento.
- Avalia o nervo obturatório (raízes L2, L3 e L4).

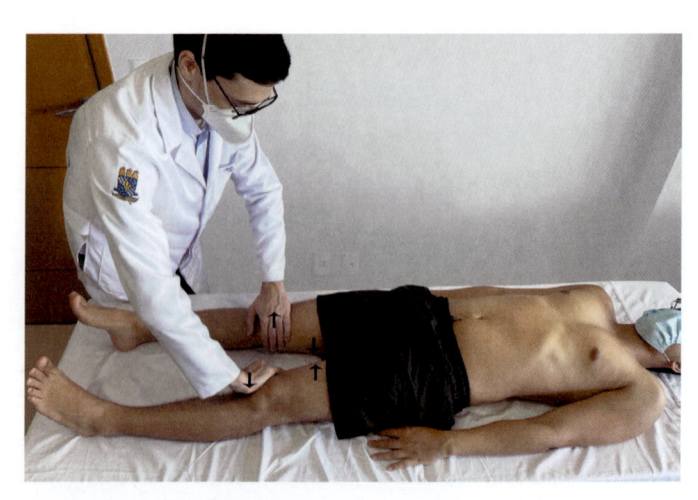

FIGURA 32 Teste de adução do quadril.

Teste de abdução do quadril (músculos glúteo máximo e mínimo em conjunto)

- Com o paciente em decúbito dorsal, o examinador solicita que realize uma abdução do quadril com o joelho estendido (abrir as pernas), nesse momento, aplica uma resistência contra o movimento.
- Avalia os nervos glúteo superior e inferior (raízes L4, L5, S1 e S2).

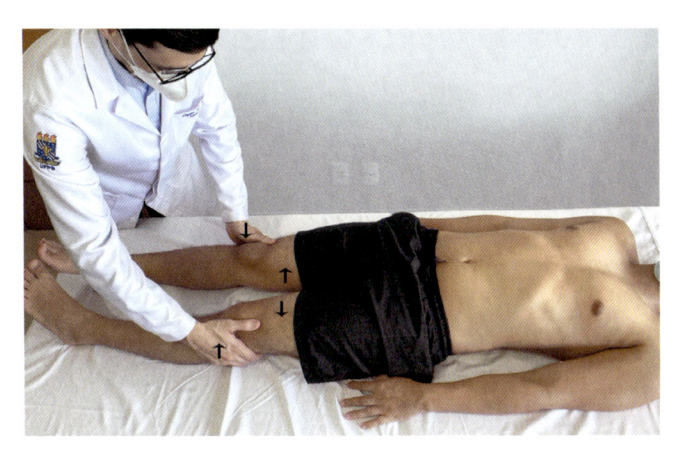

FIGURA 33   Teste de abdução do quadril.

Teste de avaliação do quadríceps femoral

- Com o paciente em decúbito dorsal, em leve flexão do quadril e joelho, o examinador apoia uma das mãos sob o joelho e a outra mão na face anterior da perna, logo após, solicita ao paciente que realize um movimento de extensão do joelho (como um chute) contrarresistência.
- Avalia o nervo femoral (raízes L2, L3 e L4).

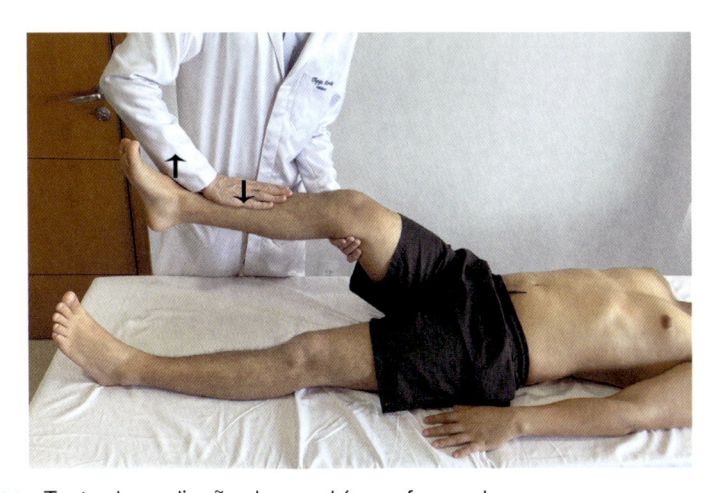

FIGURA 34   Teste de avaliação do quadríceps femoral.

AVALIAÇÃO SENSITIVA

A avaliação deve ser baseada na orientação da distribuição dos dermátomos sensitivos, conforme ilustrado na Figura 35.

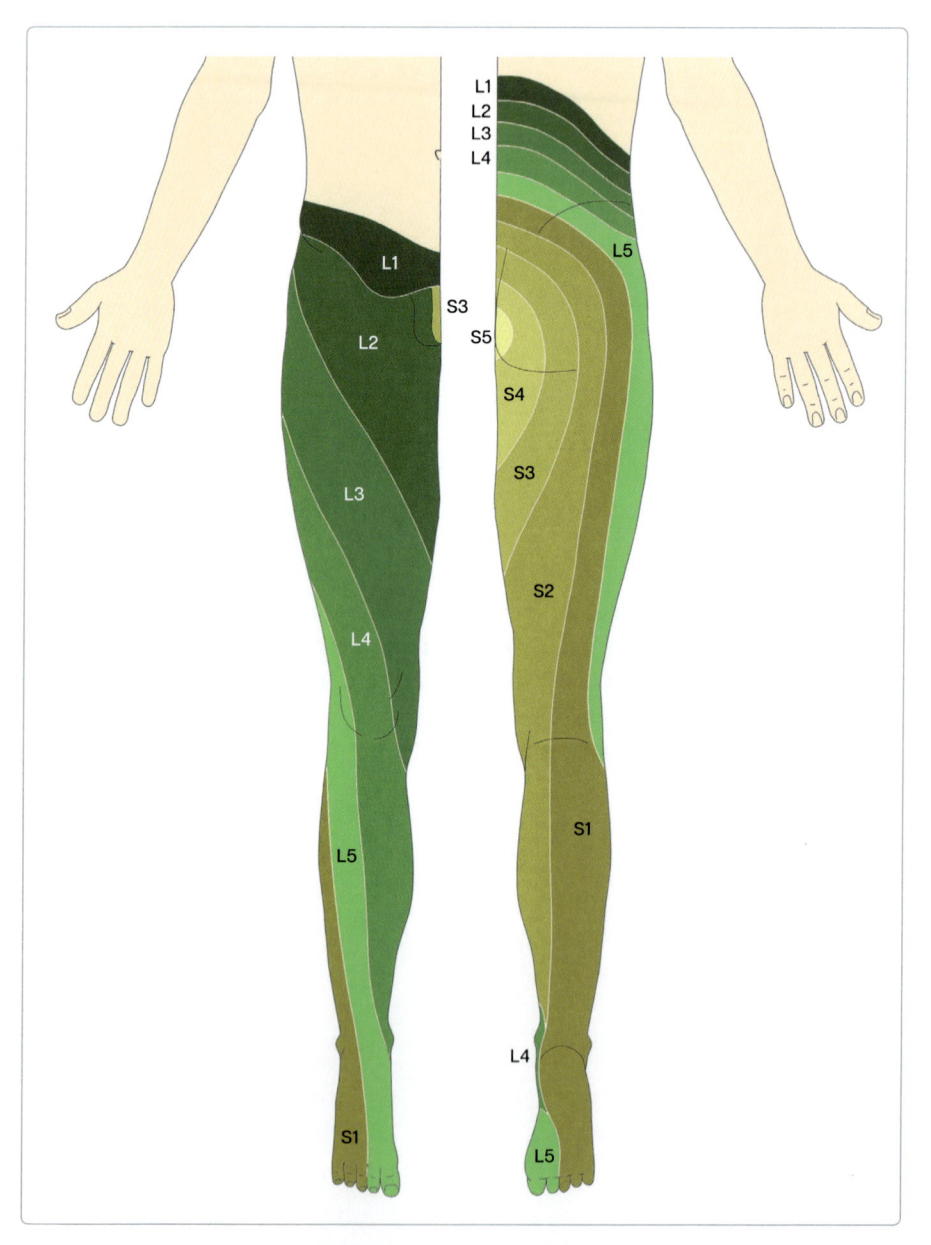

FIGURA 35   Dermátomos sensitivos dos membros inferiores. Visão anterior e posterior, respectivamente.

BIBLIOGRAFIA

Canale ST, Azar FM, Beaty JH. Campbell's operative orthopaedics. 13th ed. Philadelphia: Elsevier; 2017. p. 345-389.

Carvalho MAP, Lanna CCD, Bertolo MB, Ferreira GA. Reumatologia: diagnóstico e tratamento. 5. ed. Rio de Janeiro: Guanabara Koogan; 2019. p. 300-348.

Cecin HA, Ximenes AC (Org.). Tratado brasileiro de reumatologia. São Paulo: Atheneu; 2015. p. 329-355.

Dreyfuss P, Michaelsen M, Pauza K, McLarty J, Bogduk N. The value of history and physical examination in diagnosing sacroiliac joint pain. Spine (Phila Pa 1976). 1996; 21(22):2594-2602.

Fauci AS, Langford CA. Reumatologia de Harrison. 3. ed. Porto Alegre: AMGH; 2014. p. 174-175.

Firestein GS, Budd RC, Gabriel SE, McInnes IB, O'Dell JR. Firestein & Kelley's textbook of rheumatology. Philadelphia: Elsevier; 2013. p. 683-699.

Hochberg MC, Silman AJ, Smolen JS, Weinblatt ME, Weisman MH. Reumatologia. 6. ed. Rio de Janeiro: Elsevier; 2016. p. 946-963.

Imboden JB, Hellmann DB, Stone JH. Current reumatologia: diagnóstico e tratamento. 3. ed. Porto Alegre: AMGH, 2014. p. 110-111.

Lawry GV. Exame musculoesquelético sistemático. Porto Alegre: AMGH; 2012. p. 237-290.

Lirette LS, Chaiban G, Tolba R, Eissa H. Coccydynia: an overview of the anatomy, etiology, and treatment of coccyx pain. Oschsner J. 2014;14(1):84-87.

Thompson JC, Netter FH. Netter's concise orthopaedic anatomy. Philadelphia: Elsevier; 2010. p. 220-281.

6

Exame físico do ombro

INTRODUÇÃO

O ombro é a articulação com maior amplitude de movimento (ADM) do nosso corpo e é formado por quatro articulações (acromioclavicular, esternoclavicular, escapulotorácica e glenoumeral), sendo a última a de maior ADM. É responsável pela manutenção do equilíbrio corporal e interação com o meio. Sua estabilidade depende de uma complexa estrutura óssea, muscular e tendínea e, por esse motivo, é sítio de inúmeras lesões. O conhecimento anatômico e dinâmico de sua funcionalidade permite ao examinador aplicar testes específicos durante o exame físico direcionado, realizando a maioria dos diagnósticos de forma clínica.

INSPEÇÃO

- Movimentos dos membros superiores durante a marcha.
- Movimentos de retirada da roupa da parte superior do corpo para o exame físico.
- Avaliar presença de posição antálgica.
- Alterações na cor da pele: podem sugerir infecções, patologias, distúrbios neurovasculares.
- Cicatrizes: cirúrgicas e traumáticas.
- Assimetrias: atrofias musculares, contornos ósseos, derrame articular volumoso, fraturas, luxação e subluxação.

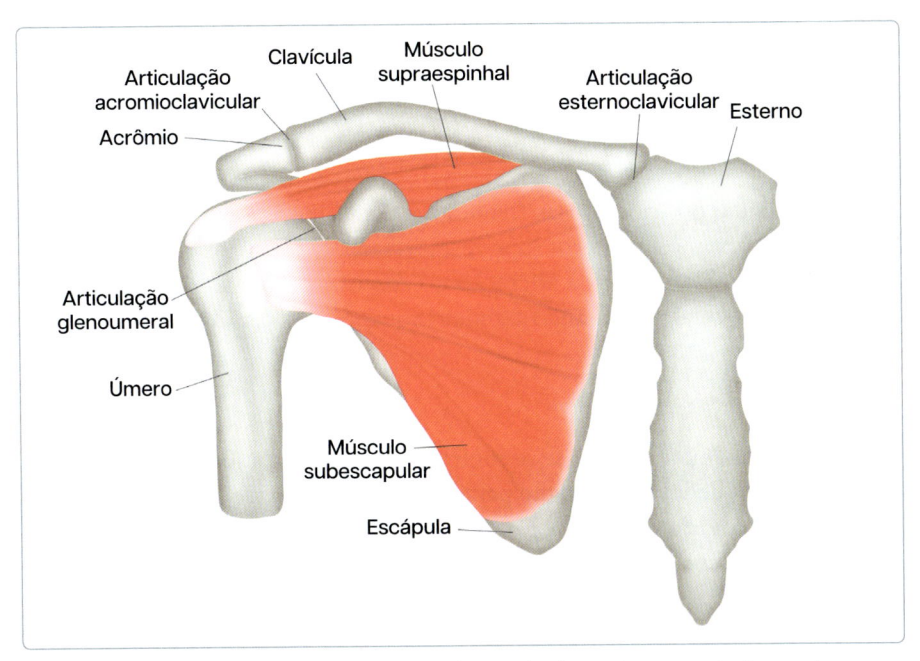

FIGURA 1 Estruturas anatômicas do ombro: relação entre as estruturas ósseas e músculos do ombro. Vista anterior.

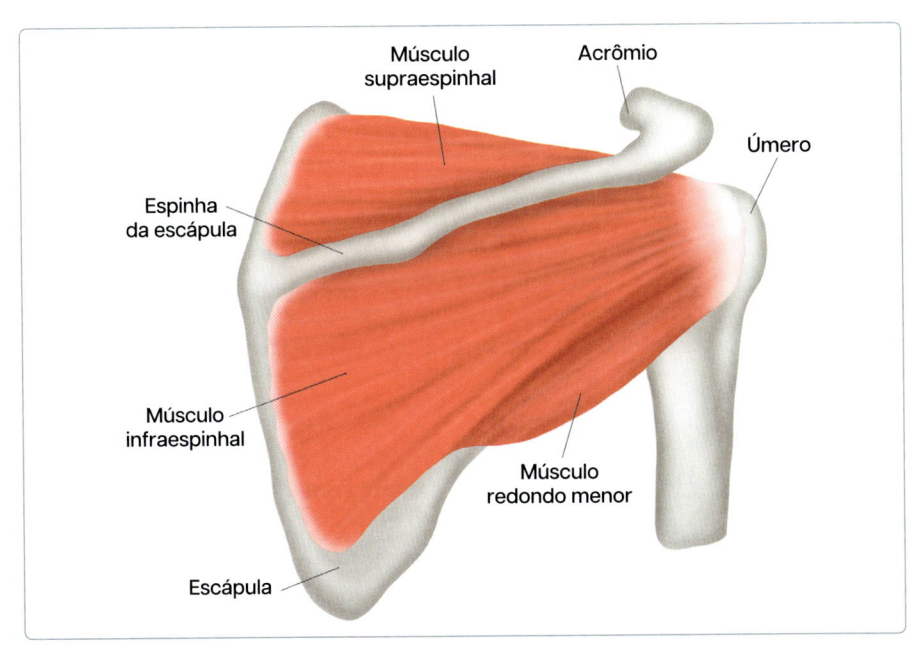

FIGURA 2 Estruturas anatômicas do ombro: relação entre as estruturas ósseas e músculos do ombro. Vista posterior.

VISÃO ANTERIOR

Luxação acromioclavicular

Avaliação
1. O examinador posiciona-se em frente ao paciente, que se encontra em ortostase ou sentado, com os membros superiores ao lado do tórax.
2. O examinador avalia se há alteração no contorno ósseo sobre a articulação acromioclavicular, procurando assimetria quando comparada com o lado contralateral.

Interpretação
Se houver assimetria, pode-se encontrar o Sinal de Tecla (quando o examinador usa um dos dedos e comprime para baixo a extremidade distal da clavícula, gerando uma sensação de tecla de piano ao toque), sugerindo, assim, o diagnóstico de luxação acromioclavicular.

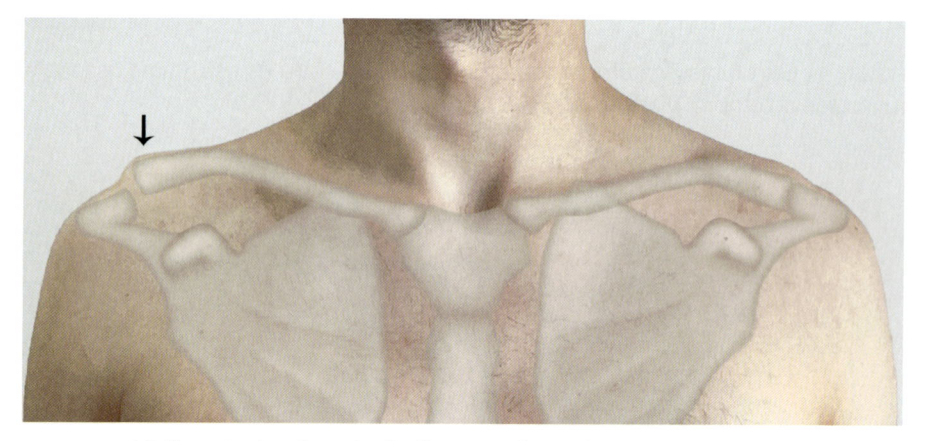

FIGURA 3   Visão anterior da articulação acromioclavicular. A seta indica a assimetria à inspeção, denotando uma luxação da articulação acromioclavicular à direita.

Fratura de clavícula

Avaliar o contorno ósseo da clavícula, sempre comparando com o lado contralateral.

Luxação esternoclavicular

Avaliar o contorno ósseo da clavícula próximo do esterno, local referente à articulação esternoclavicular. Aumento do volume pode sugerir luxação.

Sinal do "Popeye"

Deformidade visível na face anterior do braço causada pela ruptura do tendão da cabeça longa do bíceps com consequente retração muscular.

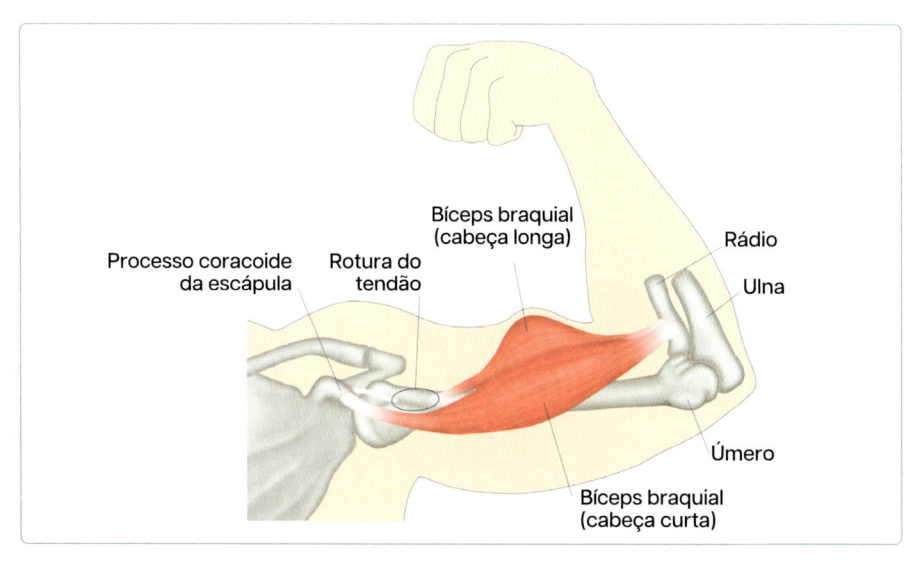

FIGURA 4 Sinal do "Popeye", deformidade formada pela ruptura total do tendão da cabeça longa do músculo bíceps braquial. Essa ruptura tendínea gera uma deformidade no ventre muscular do bíceps braquial, que pode ser melhor evidenciada solicitando ao paciente para contrair o músculo bíceps braquial.

VISÃO POSTERIOR

O examinador deve avaliar a simetria nos contornos ósseos, trofismo muscular e o posicionamento das escápulas.

Trofismo muscular

- Atrofia da parte superior do músculo trapézio pode sugerir paralisia do nervo acessório.
- Atrofia do músculo supraespinhal e/ou músculo infraespinhal pode sugerir ruptura tendínea ou paralisia do nervo supraescapular.

Posicionamento das escápulas (discinesia escapular)

São alterações nos movimentos normais da escápula que, geralmente, ocorrem por lesão do nervo torácico longo (que se origina do ramo anterior de C5 a

C7) e inerva o músculo serrátil anterior ou por lesão do nervo espinhal acessório (11º nervo craniano) que inerva o músculo trapézio.

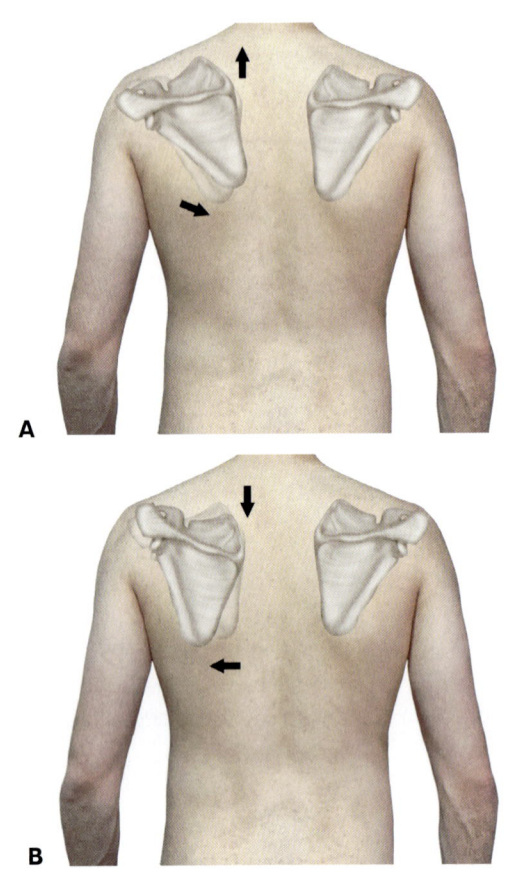

FIGURA 5   Avaliação de discinesia escapular. A: lesão do nervo torácico longo. B: lesão do nervo acessório.

Realização do teste

Com o paciente em ortostase, o examinador solicita que apoie as duas mãos contrarresistência sobre uma parede (como se fosse realizar um exercício de flexão na parede). O examinador, posicionado atrás do paciente, avalia as alterações na movimentação da escápula.

Interpretação

Se a escápula se desloca para cima e o ângulo inferior para medial, sugere lesão do nervo torácico longo. Se a escápula desviar para baixo e o ângulo inferior para lateral, sugere lesão do nervo espinhal acessório.

MOBILIDADE

Teste de Apley

É uma forma simples e rápida de avaliar os movimentos do ombro em conjunto: adução, rotação externa com abdução e rotação interna com adução.

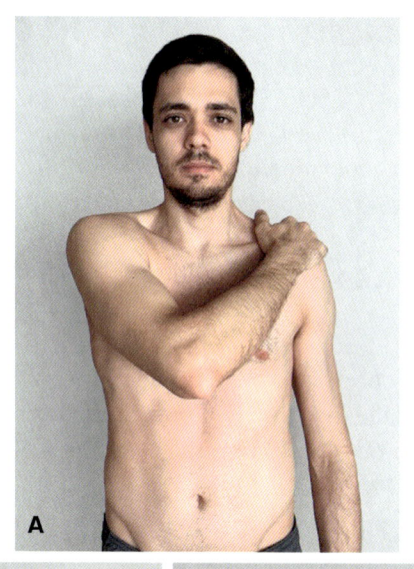

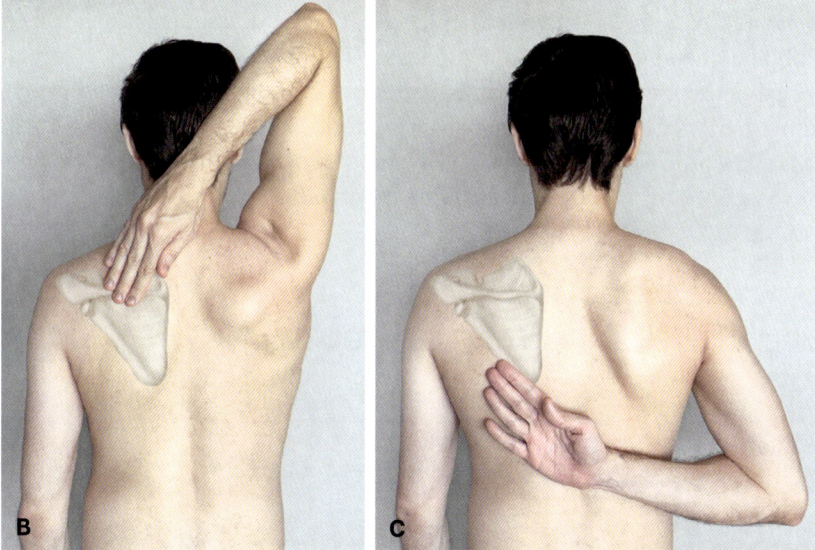

FIGURA 6   Teste de Apley. A: avaliação da adução. B: avaliação da rotação externa com abdução. C: avaliação da rotação interna com adução.

Adução

Realização do teste

Com o paciente em ortostase, o examinador posiciona-se em sua frente e solicita que toque com sua mão no ombro contralateral ao avaliado, passando seu braço pela região anterior do tórax.

Rotação externa com abdução

Realização do teste

Com o paciente em ortostase, o examinador posiciona-se por trás e solicita que ele toque com a mão o ângulo médio superior da escápula contralateral, passando a mão por trás da cabeça (rotação externa com abdução).

Rotação interna com adução

Realização do teste

Com o paciente em ortostase, o examinador posiciona-se por trás e solicita que ele toque com a mão o nível mais alto da escápula contralateral, passando o antebraço por trás do tórax (rotação interna com adução).

Interpretação

Caso o paciente apresente dor ou limitação ao teste, o exame físico deve ser direcionado para o respectivo movimento, em busca de causas frequentes, como tendinite do manguito rotador ou bursite subacromial.

O paciente com função normal, sem limitações ao teste, ao desempenhar os movimentos de abdução com rotação externa, consegue alcançar a escápula no nível do processo espinhoso de T4 e, ao realizar os movimentos de adução com rotação interna, consegue atingir a escápula no nível do processo espinhoso de T8.

AMPLITUDES DE MOVIMENTO DO OMBRO

- Flexão: 0 a 180°.
- Extensão: 0 a 60°.
- Abdução: 0 a 180°.
- Adução: 50 a 75°.
- Rotação interna: 0 a 90°.
- Rotação externa: 0 a 90°.

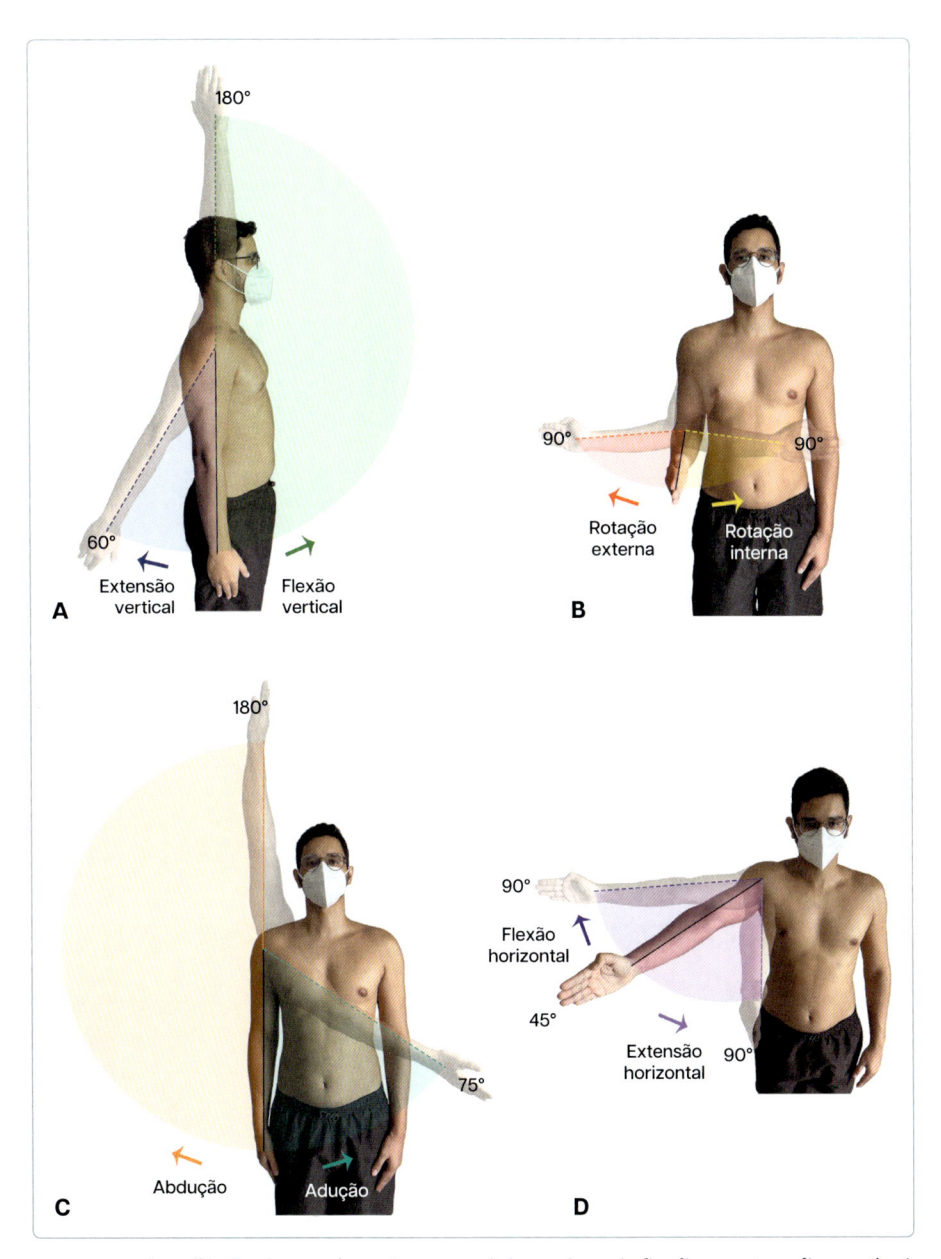

FIGURA 7 Amplitude de movimento normal do ombro. A: flexão e extensão vertical. B: rotação interna e externa. C: abdução e adução. D: flexão e extensão horizontal.

Teste do arco doloroso do ombro

Avaliação de dor ou limitação do movimento ativo durante abdução do ombro.

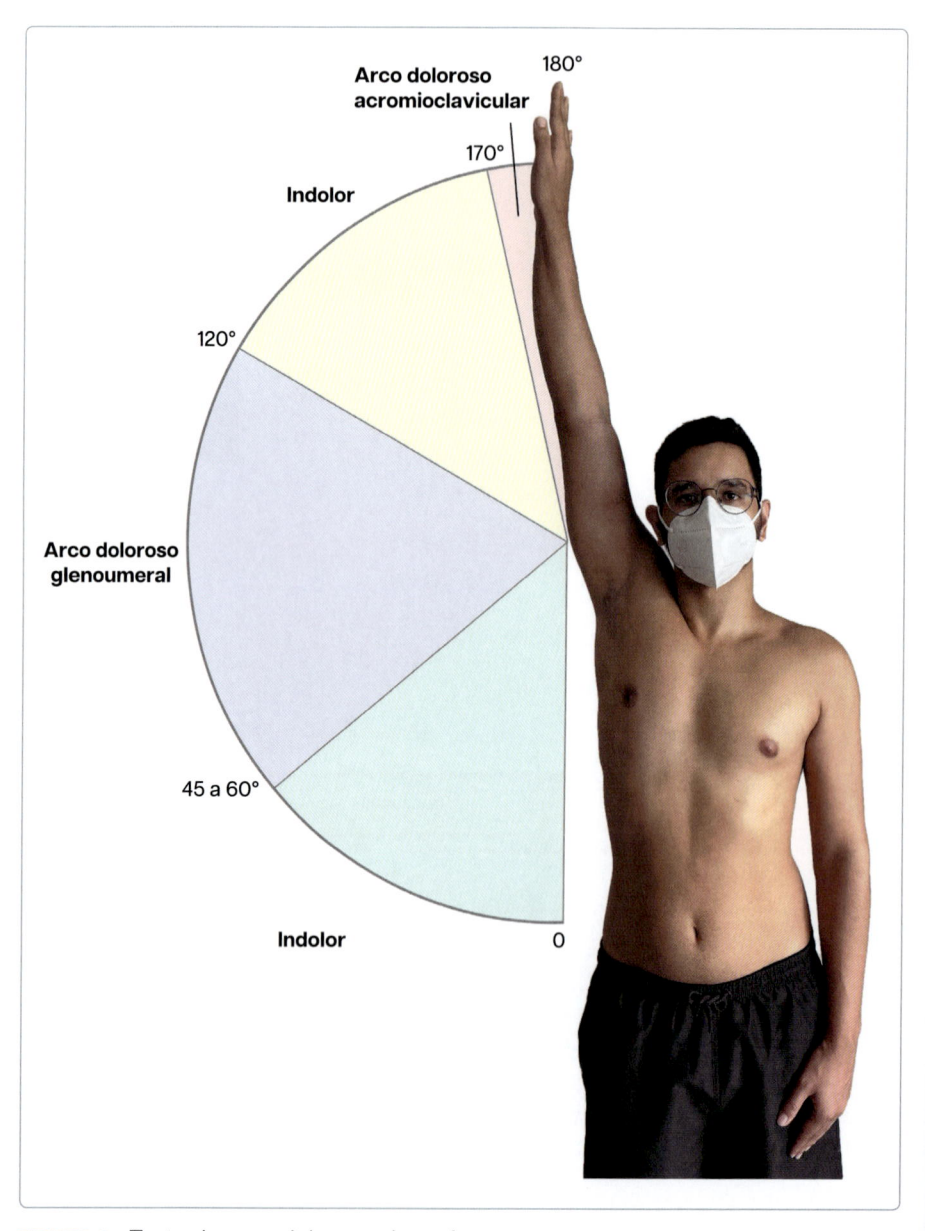

FIGURA 8 Teste do arco doloroso do ombro.

Realização do teste

Com o paciente em ortostase, o examinador posiciona-se em sua frente e solicita que realize uma abdução ativa do membro avaliado, de 0 a 180°.

Interpretação

Durante a realização do movimento, o examinador deve atentar para identificar a angulação do ombro no momento que surge a queixa de dor e/ou dificuldade em realizar o movimento. Com a angulação aferida, pode-se inferir que a dor e/ou limitação é decorrente de patologias que afetam a articulação glenoumeral (45 a 60° até 120°, por exemplo: tendinite de supraespinhal, bursite subacromial) ou articulação acromioclavicular (170 a 180°, por exemplo, osteoartrite acromio-clavicular).

PALPAÇÃO ANTERIOR

- Irregularidades nas superfícies musculoesqueléticas.
- Alterações na sensibilidade cutânea.
- Tumoração/aumento de volume articular.
- Aumento na temperatura local.
- Avaliação do trofismo muscular.
- Articulação acromioclavicular e esternoclavicular.
- Sulco bicipital e tendão da cabeça longa do músculo bíceps braquial.

PALPAÇÃO POSTERIOR

- Irregularidades nas superfícies musculoesqueléticas.
- Alterações na sensibilidade cutânea.
- Tumoração/aumento de volume articular.
- Aumento na temperatura local.
- Avaliação do trofismo muscular (músculo supraespinhal e infraespinhal).
- Ângulo superomedial e inferior da escápula.

MANOBRAS

Manobra de Neer (teste do impacto do ombro)

Avalia lesão do manguito rotador por meio do teste de impacto do ombro.

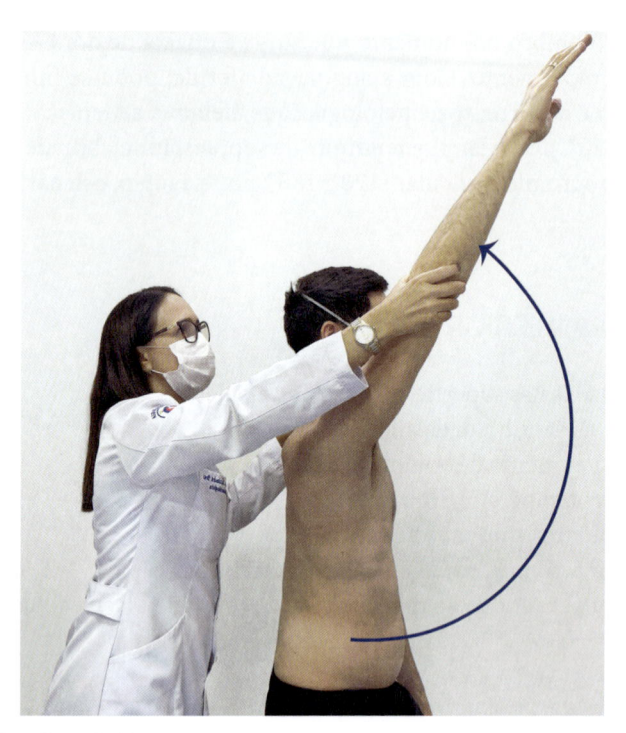

FIGURA 9   Manobra de Neer.

Realização da manobra
1. Com o paciente em ortostase, com o cotovelo estendido e o antebraço pronado, o examinador posiciona-se por trás, apoiando uma das mãos no ombro avaliado, estabilizando-o, enquanto a outra mão fica apoiada no antebraço ipsilateral.
2. O examinador realiza elevação anterior passiva do membro avaliado.

Interpretação
Ao realizar o movimento de elevação anterior passiva do membro com cotovelo estendido e antebraço pronado, ocorre o contato do tendão do manguito rotador com o acrômio e/ou *labrum* glenoidal. Se durante a manobra o paciente referir dor na topografia do manguito rotador, a manobra é considerada positiva, indicando que existe impacto entre o tendão do manguito rotador com estruturas circunvizinhas (acrômio e/ou *labrum* glenoidal).

Manobra de Hawkins-Kennedy (teste do impacto do ombro)

Avalia lesão do manguito rotador por meio do teste de impacto do ombro.

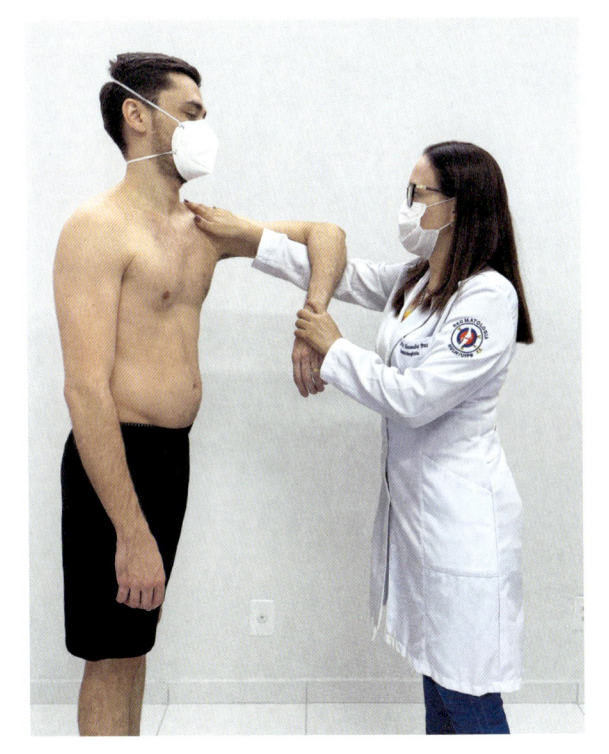

FIGURA 10 Manobra de Hawkins-Kennedy.

Realização da manobra

1. Com o paciente em ortostase ou sentado, o examinador posiciona-se em sua frente e realiza passivamente uma flexão de 90° no braço do lado avaliado.
2. Com uma das mãos, o examinador estabiliza a escápula ipsilateral, enquanto seu braço passa por baixo do membro superior do paciente. E sua outra mão é fixada no punho do paciente.
3. O examinador aplica um movimento de rotação interna forçada sobre o braço do paciente com o cotovelo fletido à 90°.

Interpretação

O movimento realizado durante a manobra pode causar dor na topografia do ombro como resultado do atrito e/ou pinçamento do tendão supraespinhal com o acrômio e o ligamento coracoacromial. Nesse caso, há indícios de que existe impacto entre o tendão do manguito rotador com tais estruturas.

Teste de Yocum (*cross arm test*) (teste do impacto do ombro)

Avalia lesão no manguito rotador por meio do teste de impacto do ombro.

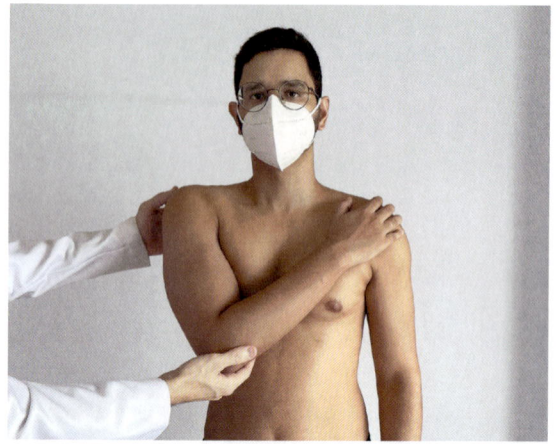

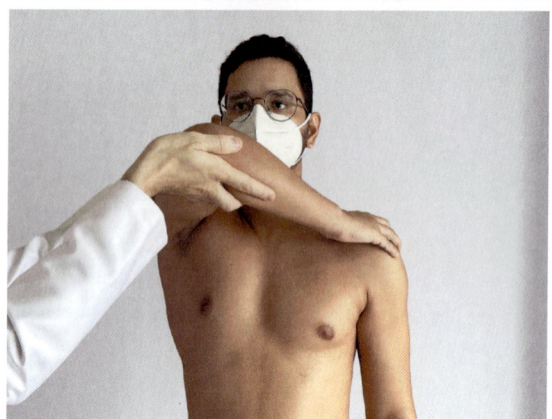

FIGURA 11.   Teste de Yocum (*cross arm test*).

Realização do teste
1. O examinador posiciona-se em frente ao paciente sentado ou em ortostase e solicita que posicione a mão do membro avaliado no ombro contralateral.
2. O examinador segura no cotovelo do membro avaliado e realiza o movimento de elevação passiva.

Interpretação
Ao realizar a elevação passiva do membro, pode ocorrer um impacto subacromial, em que o tendão supraespinhal toca a borda lateral do processo coracoide, reproduzindo dor na topografia do ombro, dessa forma, o teste é considerado positivo.

Teste de Jobe (teste da "lata vazia")

Avalia a função do tendão e músculo supraespinhal, principal responsável pela abdução do ombro.

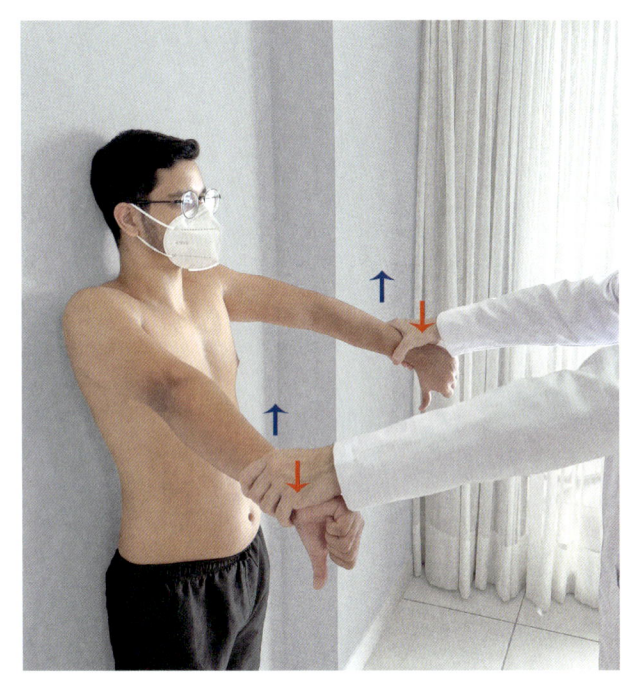

FIGURA 12   Teste de Jobe. As setas azuis representam o sentido da força realizada pelo paciente e as setas vermelhas indicam o sentido da força aplicada pelo examinador.

Realização da manobra
1. O examinador posiciona-se em frente ao paciente em ortostase, de preferência com dorso apoiado em uma parede, e solicita que realize uma abdução ativa até aproximadamente 45° de ambos os braços com os cotovelos estendidos, seguida de flexão horizontal dos braços em 30° graus.
2. Em seguida, solicita que o paciente aponte os polegares para baixo, coloca suas mãos no antebraço/punho e aplica uma força para baixo, enquanto o paciente faz força contrarresistência a esse movimento.

Interpretação

Esse teste avalia a funcionalidade do tendão e do músculo supraespinhal. Se durante a realização do teste o paciente referir fraqueza ou dor na topografia do ombro, o teste é considerado positivo, podendo indicar tendinite e/ou rotura do supraespinhal (dor e fraqueza sugerem ruptura tendínea, enquanto dor sem fraqueza sugere tendinite).

Teste de Patte

Avalia a função do tendão e do músculo infraespinhal, principal responsável pela rotação externa do ombro.

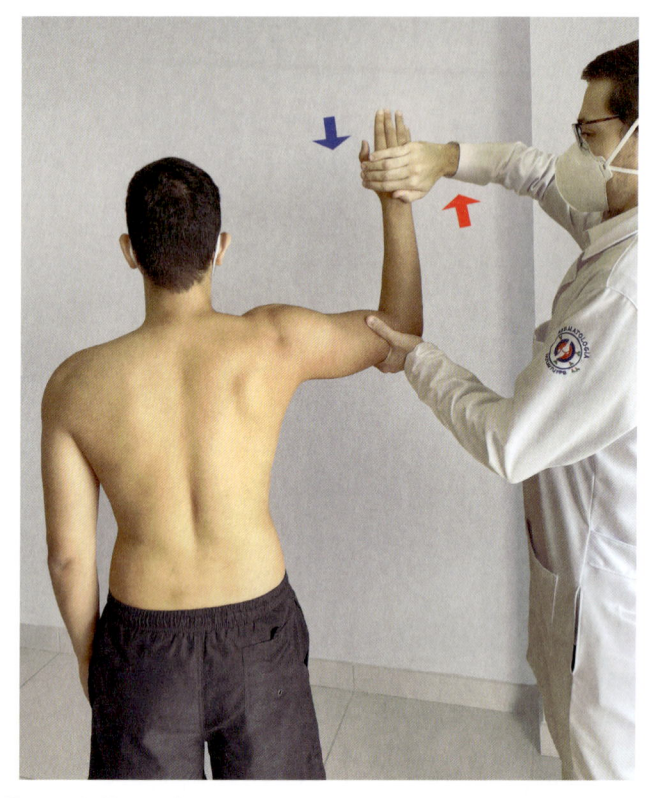

FIGURA 13   Teste de Patte. A seta azul representa o sentido da força realizada pelo paciente e a seta vermelha indica o sentido da força aplicada pelo examinador.

Realização do teste

1. O paciente em ortostase posiciona o membro superior ipsilateral ao ombro a ser avaliado, realizando uma abdução do ombro à 90° com cotovelo fletido à 90°. O examinador posiciona-se ao lado do membro a ser avaliado.
2. O examinador apoia uma das mãos no cotovelo do lado avaliado, estabilizando-o, e a outra mão na face dorsal da mão do paciente. Nesse momento, aplica uma força em rotação medial do braço, enquanto o paciente tenta manter a posição (aplicando uma força no sentido contrário à exercida pelo examinador).

Interpretação

Esse teste avalia a funcionalidade do tendão e do músculo infraespinhal. Se durante a realização do teste o paciente referir fraqueza ou dor na topografia do ombro, o teste é considerado positivo, podendo indicar tendinite e/ou rotura do infraespinhal (dor e fraqueza sugerem ruptura tendínea, enquanto dor sem fraqueza sugere tendinite).

Caso o paciente apresente uma queda do membro em rotação medial, não vencendo a gravidade, no momento em que se posiciona (posição descrita no primeiro passo) tem-se o "sinal do braço caindo" (*dropping arm sign*), sugerindo grave lesão no manguito rotador com principal acometimento do tendão infraespinhal.

Teste da rotação externa do braço

Avalia a função do tendão e do músculo infraespinhal, principal responsável pela rotação externa do ombro.

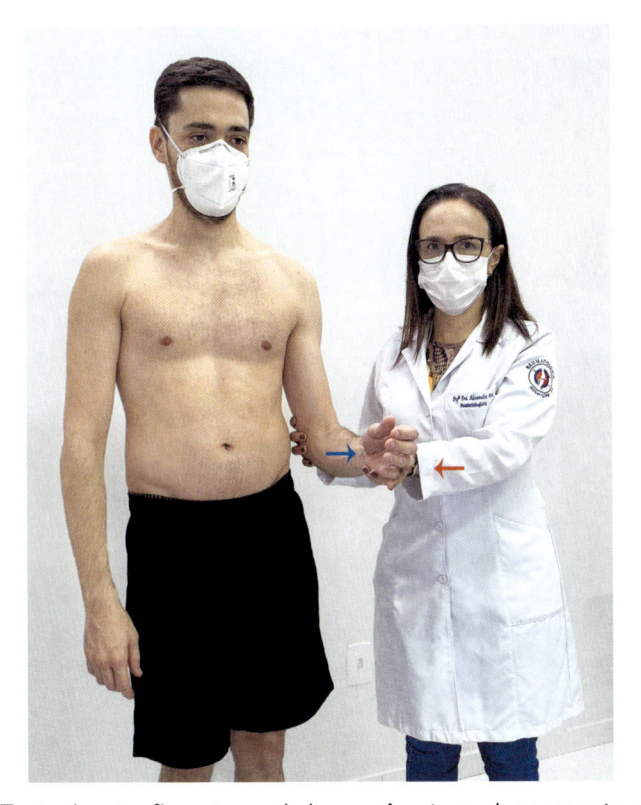

FIGURA 14 Teste da rotação externa do braço. A seta azul representa o sentido da força realizada pelo paciente e a seta vermelha indica o sentido da força aplicada pelo examinador.

Realização do teste

1. Com o paciente em ortostase, com o membro a ser avaliado ao lado do corpo, cotovelo fletido à 90° e face palmar voltada para medial.
2. O examinador posiciona-se ao lado do membro a ser avaliado, com uma das mãos estabiliza o cotovelo e a outra aplica uma força no dorso da mão do paciente, que faz movimento no sentido contrário (tenta vencer a resistência imposta pelo examinador).

Interpretação

Se o paciente referir dor no ombro durante o movimento realizado, significa que o teste é positivo e sugere-se tendinopatia do infraespinhal.

Teste de Gerber (*lift-off test*)

Avalia a função do tendão e do músculo subescapular principal responsável pela rotação interna do ombro.

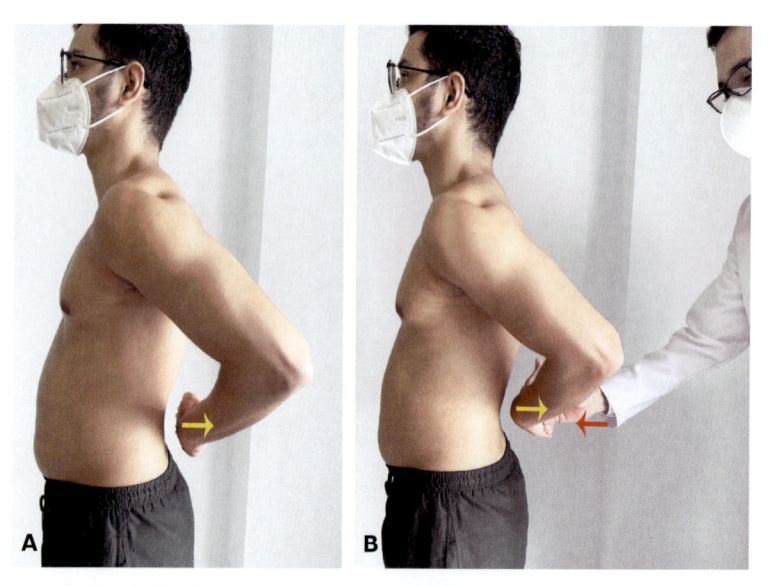

FIGURA 15　Teste de Gerber. A seta amarela representa o sentido da força realizada pelo paciente, e a seta vermelha indica o sentido da força aplicada pelo examinador.

Realização do teste

1. O examinador posiciona-se por trás do paciente em ortostase e solicita que toque sua região lombar (nível de L3) com o dorso de sua mão.
2. O examinador solicita que o paciente afaste sua mão do dorso (com esse movimento realiza uma rotação medial) (Figura 15A).

3. Caso o paciente consiga realizar o segundo passo, o examinador prossegue solicitando que afaste novamente a mão do dorso, porém, agora, contra uma resistência aplicada pela mão do examinador (Figura 15B).

Interpretação

Esse teste mede a funcionalidade do tendão e do músculo subescapular. É considerado positivo diante de qualquer um desses achados:

1. Paciente não consegue colocar a mão no dorso (por dor ou limitação).
2. Paciente não consegue afastar a mão do dorso ou sente dor durante esse movimento, mesmo sem resistência imposta pelo examinador.
3. Paciente não consegue vencer a resistência imposta pelo examinador ou apresenta dor durante esse movimento.

Um teste positivo pode indicar tendinite e/ou rotura do tendão subescapular (dor e fraqueza sugerem ruptura tendínea, enquanto dor sem fraqueza sugere tendinite).

Teste da pressão abdominal (*belly-press test*)

Avalia a função do tendão e do músculo subescapular, principal responsável pela rotação interna do ombro. Deve ser realizado no paciente que não consegue realizar o Teste de Gerber.

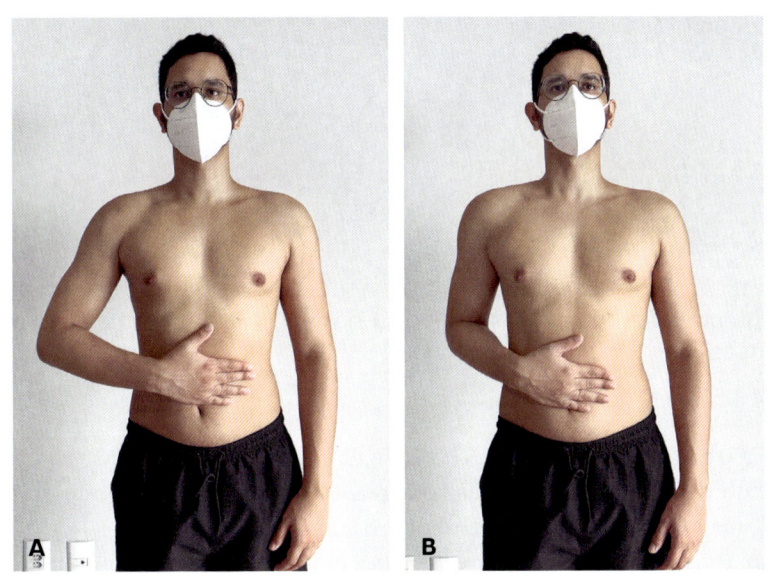

FIGURA 16   Teste da pressão abdominal positivo. A: paciente em posição inicial para a manobra. B: alteração característica de lesão do músculo/tendão subescapular.

Realização do teste

1. Com o paciente em ortostase, o examinador solicita que apoie a face palmar da mão sobre o abdome, mantendo o ombro em rotação externa, o cotovelo fletido à 90° e o punho em posição neutra.
2. O examinador solicita que o paciente aplique uma força com sua mão contra o abdome.

Interpretação

Se quando o paciente aplicar uma força contra seu abdome seu cotovelo se deslocar em direção posterior, significa que o teste é positivo, sugerindo lesão no tendão subescapular.

Teste de Speed (*palm-up test*)

Utilizado para avaliar o tendão da cabeça longa do bíceps.

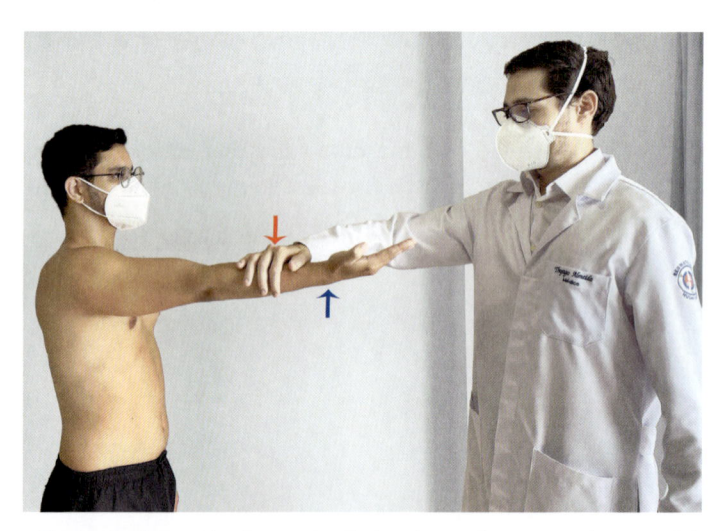

FIGURA 17 Teste de Speed (*palm-up test*). A seta azul representa o sentido da força realizada pelo paciente e a seta vermelha indica o sentido da força aplicada pelo examinador.

Realização do teste

1. Com o paciente em ortostase, o examinador posiciona-se ao lado e na frente do membro a ser avaliado e solicita que realize uma flexão anterior do ombro até 90°, mantendo o cotovelo estendido e o antebraço supinado.
2. Com uma das mãos, o examinador aplica uma força para baixo, na altura do antebraço/mão e palpa o tendão da cabeça longa do bíceps em seu sulco no úmero proximal, enquanto o paciente exerce uma força no sentido contrário (para cima).

Interpretação

Se durante o teste o paciente referir dor no ombro e/ou região proximal anterior do braço, que piora à palpação do tendão bicipital no seu sulco, o teste é considerado positivo e sugere tendinite do tendão da cabeça longa do bíceps, com ou sem impotência funcional do tendão.

Teste de Yergason

Utilizado para avaliar o tendão da cabeça longa do bíceps.

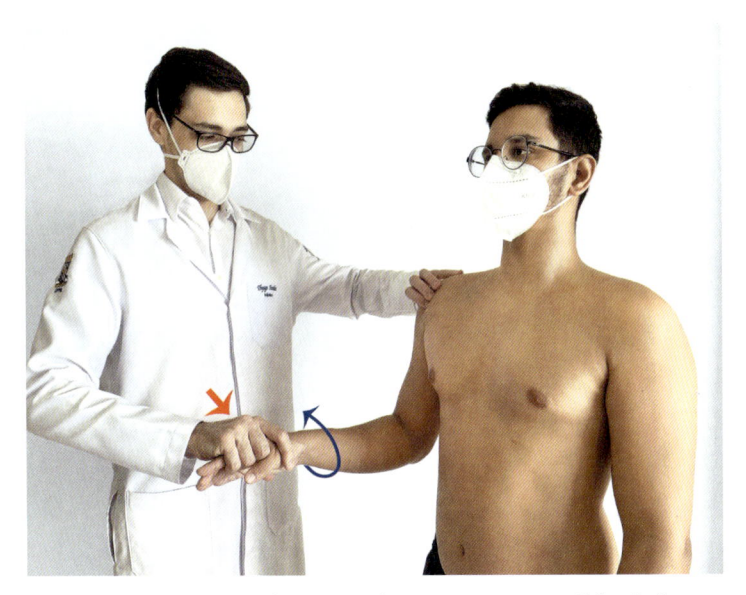

FIGURA 18   Teste de Yergason. A seta azul representa o sentido da força realizada pelo paciente e a seta vermelha indica o sentido da força aplicada pelo examinador.

Realização do teste

1. O paciente em ortostase ou sentado posiciona o membro avaliado ao lado do corpo, com o cotovelo fletido à 90° e o antebraço pronado.
2. O examinador posiciona-se ao lado do membro avaliado, com uma das mãos apoiada sobre o punho/antebraço, solicita ao paciente que realize um movimento de supinação do antebraço, enquanto realiza uma força no sentido contrário ao mesmo tempo que palpa o tendão da cabeça longa do bíceps no sulco bicipital.

Interpretação

Se durante o teste o paciente referir dor à palpação do tendão bicipital em seu sulco, o teste é considerado positivo e sugere tendinite do tendão da cabeça longa do bíceps, com ou sem impotência funcional do tendão.

Teste do gancho (*upper cut test*)

Utilizado para avaliar o tendão da cabeça longa do bíceps.

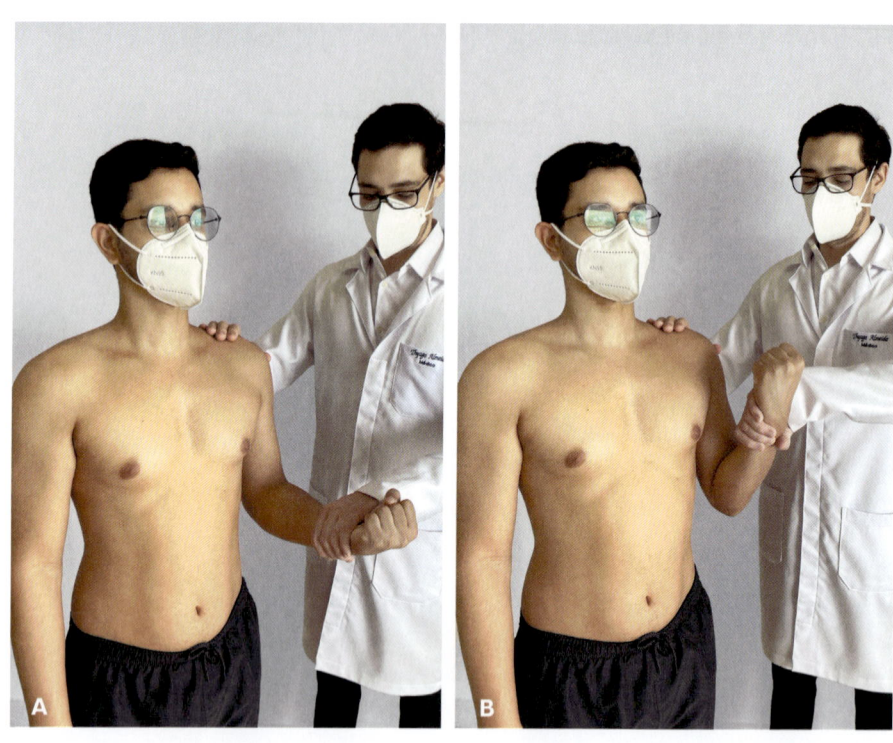

FIGURA 19 Teste do gancho. A: paciente em posição neutra. B: posição final após realizar o movimento de "gancho do boxeador" contrarresistência imposta pelo examinador.

Realização do teste
1. O examinador posiciona-se em frente ao paciente em ortostase e solicita-lhe que mantenha o braço ao lado do corpo, com o cotovelo flexionado 90° e antebraço supinado com o punho cerrado.
2. O examinador apoia uma das mãos sobre o punho do paciente para resistir ao movimento rápido de flexão do ombro (semelhante ao "gancho do boxeador").

Interpretação
Se o paciente referir dor ou estalido doloroso no ombro e/ou na face anterior do úmero proximal, o teste é considerado positivo e sugere tendinopatia do tendão da cabeça longa do bíceps.

Teste do braço cruzado (*cross chest test*)

Utilizado para avaliar a articulação acromioclavicular.

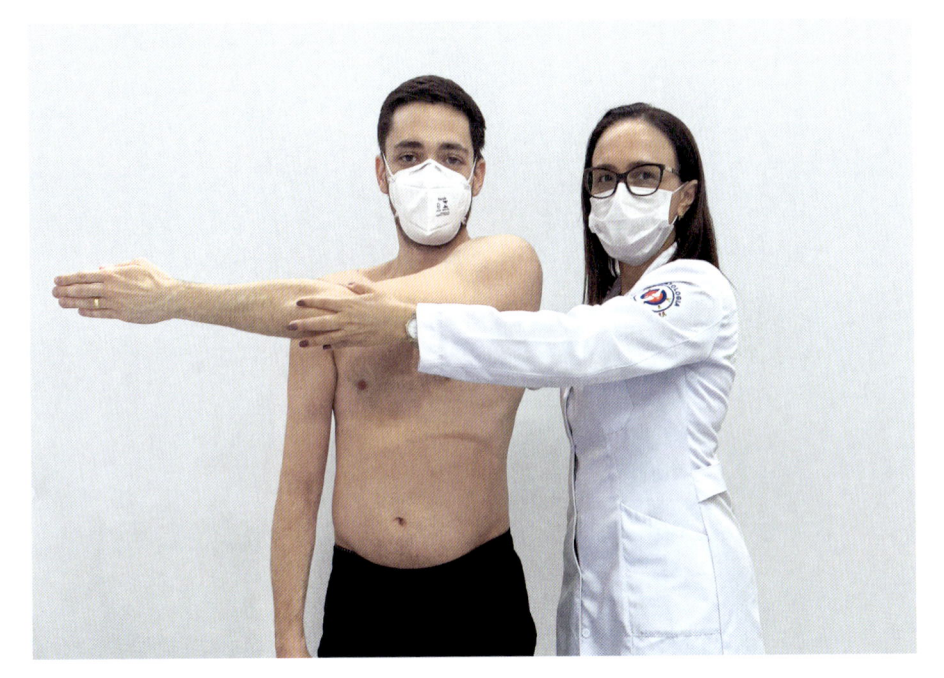

FIGURA 20 Teste do braço cruzado.

Realização do teste

1. Com o paciente em ortostase, o examinador posiciona-se ao lado do membro avaliado e levemente por trás, em seguida solicita-lhe que mantenha seu braço inicialmente em flexão anterior à 90° com cotovelo estendido.
2. A partir dessa posição, o paciente realiza uma adução horizontal máxima do braço. O examinador apoia uma das mãos no cotovelo do paciente e aplica uma força em direção ao movimento realizado (adução).

Interpretação

Se o paciente referir dor na topografia da articulação acromioclavicular, o teste é considerado positivo, sugerindo artropatia acromioclavicular (mais frequentemente osteoartrite).

Teste de Ross

Utilizado para avaliar síndrome do desfiladeiro torácico.

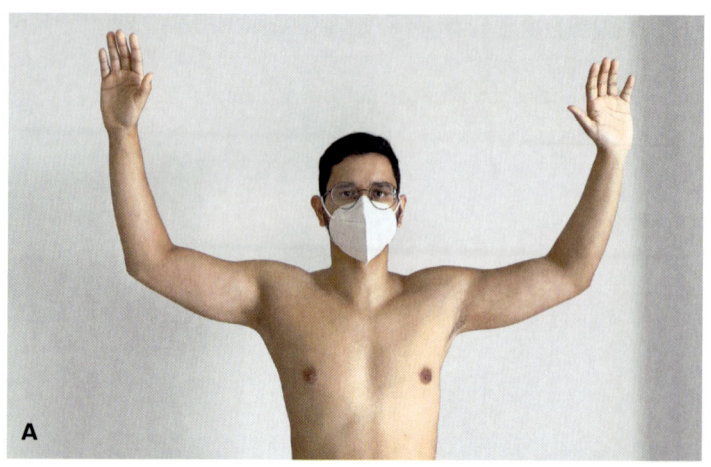

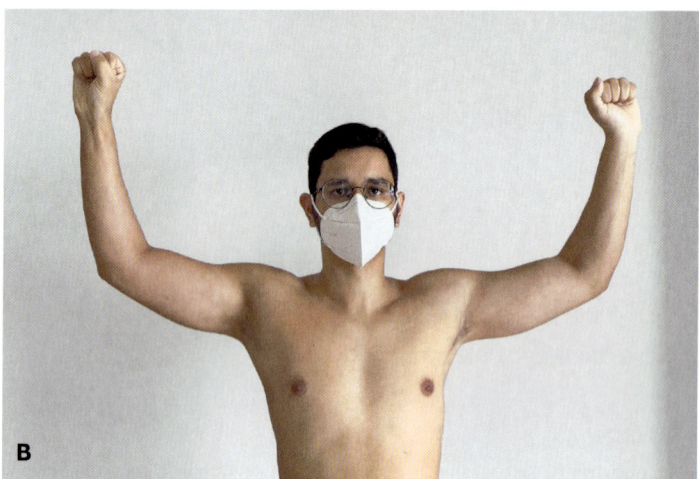

FIGURA 21　Posicionamento para o Teste de Ross. A: abrindo as mãos. B: fechando as mãos.

Realização do teste

1. O examinador posiciona-se em frente ao paciente em ortostase ou sentado e solicita-lhe que realize abdução dos braços à 90°, com rotação externa máxima, seguido de flexão dos cotovelos à 90°.
2. O examinador solicita que o paciente realize movimentos repetidos e rápidos de abrir e fechar as mãos (mantendo a posição descrita no primeiro passo) durante 30 segundos, pelo menos.

Interpretação

Se o paciente não conseguir manter os braços na posição descrita enquanto abre e fecha as mãos (por sensação de peso ou fadiga) ou não consegue permanecer realizando os movimentos de abrir e fechar as mãos durante os 30 segundos, significa que o teste é positivo, sugerindo compressão do feixe neurovascular no desfiladeiro torácico.

Teste da decoaptação umeroacromial

Utilizado para avaliar instabilidade glenoumeral.

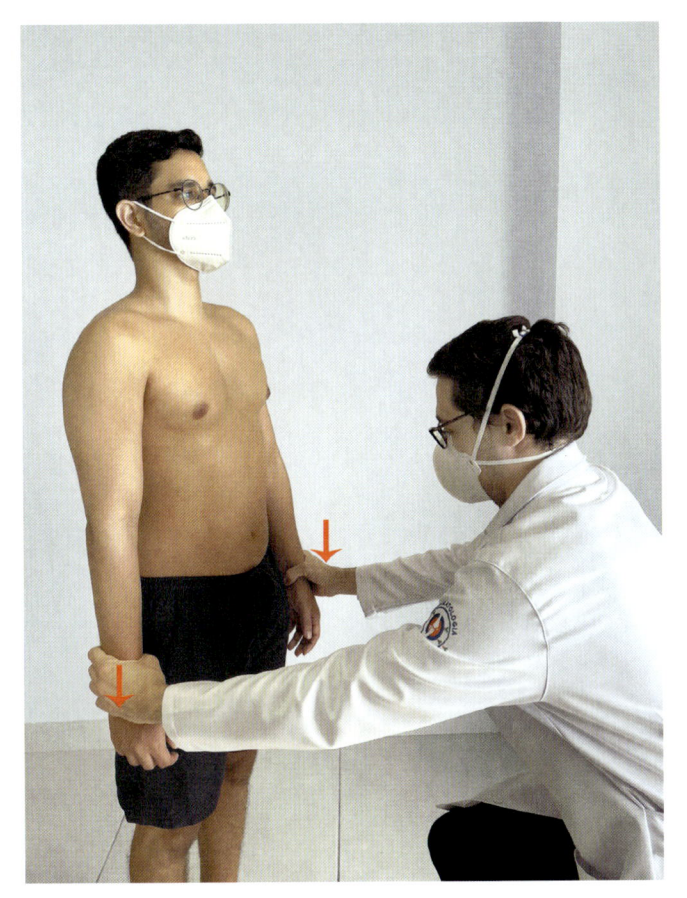

FIGURA 22 Teste da decoaptação umeroacromial. As setas indicam o sentido da força aplicada pelo examinador.

Realização do teste
1. O examinador posiciona-se em frente ao paciente em ortostase e solicita-lhe que mantenha os braços em posição neutra e relaxados ao máximo possível.
2. O examinador segura as mãos do paciente e aplica uma força para baixo, em ambos os braços.

Interpretação

Se durante o teste surgir um sulco entre o acrômio e a cabeça do úmero, o teste é considerado positivo e sugere instabilidade glenoumeral com consequente subluxação inferior.

Teste da gaveta anterior do ombro

Utilizado para avaliar instabilidade anterior da articulação glenoumeral.

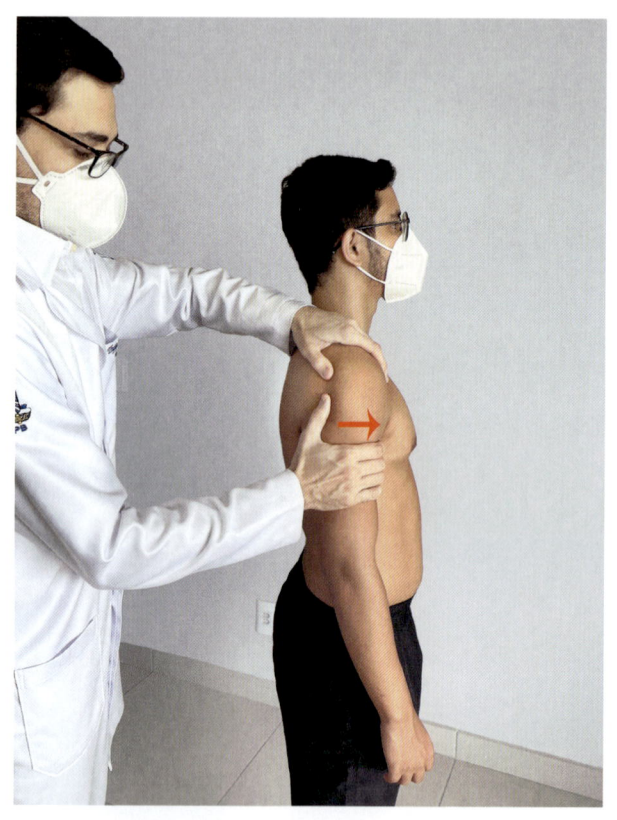

FIGURA 23   Teste da gaveta anterior do ombro. A seta indica o sentido da força aplicada pelo examinador.

Realização do teste

1. Com o paciente em ortostase, o examinador posiciona-se por trás, com uma de suas mãos estabiliza o ombro (o polegar apoiado na espinha da escápula e os demais dedos próximos do processo coracoide) e com a outra segura firmemente o úmero (com o polegar sobre a cabeça do úmero e os demais dedos em sua face anterior).

2. O examinador, usando a mão apoiada sobre o úmero, aplica uma força com sentido anterior, mantendo o ombro estabilizado em posição fixa com sua outra mão.

Interpretação

Se durante o teste ocorrer movimento anormal do úmero para frente e/ou estalido, o teste é positivo e sugere instabilidade anterior da articulação glenoumeral.

Teste da gaveta posterior do ombro

Utilizado para avaliar instabilidade posterior da articulação glenoumeral.

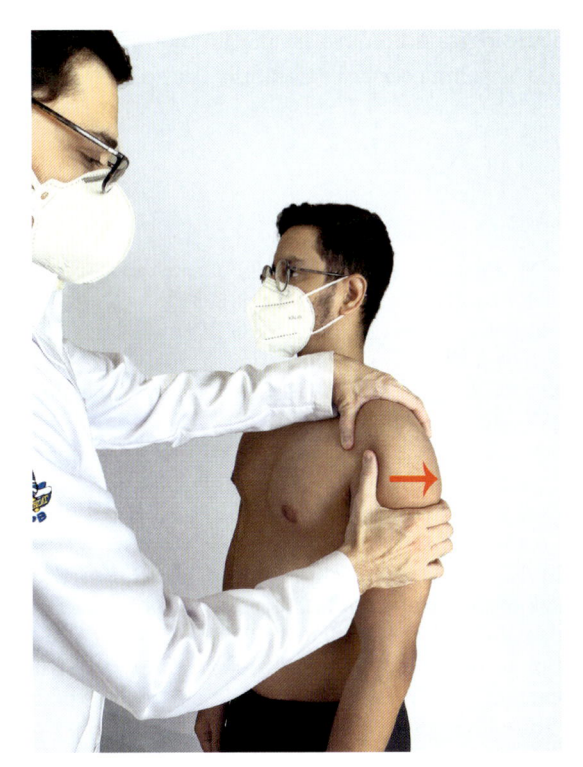

FIGURA 24 Teste da gaveta posterior do ombro. A seta indica o sentido da força aplicada pelo examinador.

Realização do teste

1. Com o paciente em ortostase, o examinador posiciona-se em sua frente, com uma de suas mãos estabiliza o ombro (o polegar apoiado no processo coracoide e os demais dedos na face posterior da escápula), e a outra segura firmemente o úmero (com o polegar sobre a cabeça do úmero e os demais dedos em sua face posterior).

2. O examinador, usando a mão apoiada sobre o úmero, aplica uma força com sentido posterior, mantendo o ombro estabilizado em posição fixa com sua outra mão.

Interpretação

Se durante o teste ocorrer movimento anormal do úmero para trás e/ou estalido, o teste é positivo e sugere instabilidade posterior da articulação glenoumeral.

EXAME NEUROLÓGICO

A avaliação neurológica do ombro (avaliação motora, sensitiva e reflexos) foi descrita no módulo de coluna cervical (Capítulo 2 deste livro), no tópico "avaliação neurológica".

BIBLIOGRAFIA

Canale ST, Azar FM, Beaty JH, Campbell WC. Campbell's operative orthopaedics. 13th ed. Philadelphia: Elsevier; 2017. p. 2298-2337.

Carvalho MAP, Lanna C, Bertolo M, Ferreira G. Reumatologia: diagnóstico e tratamento. 5. ed. Rio de Janeiro: Guanabara Koogan; 2019. p. 236-272.

Cecin HA, Ximenes AC (org.). Tratado brasileiro de reumatologia. São Paulo: Atheneu; 2015. p. 357-380.

Dugas JR, Campbell DA, Warren RF, Robie BH, Millett PJ. Anatomy and dimensions of rotator cuff insertions. J Shoulder Elbow Surg. 2002;11(5):498-503.

Fauci AS, Langford CA. Reumatologia de Harrison. 3. ed. Porto Alegre: AMGH; 2014. p. 173-174.

Firestein GS, Budd RC, Gabriel SE, McInnes IB, O'Dell JR, Koretzky GA. Firestein & Kelley's textbook of rheumatology. 11th ed. Philadelphia: Elsevier; 2013.

Hegedus EJ, Goode AP, Cook CE, Michener L, Myer CA, Myer DM, et al. Which physical examination tests provide clinicians with the most value when examining the shoulder? Update of a systematic review with meta-analysis of individual tests. Br J Sports Med. 2012;46(14):964-978.

Hochberg MC, Silman AJ, Smolen JS, Weinblatt ME, Weisman MH. Reumatologia. 6. ed. Rio de Janeiro: Elsevier; 2016.

Imboden JB, Hellmann DB, Stone JH. Current reumatologia: diagnóstico e tratamento. 3. ed. Porto Alegre: AMGH; 2014. p. 80-91.

Kappe T, Knappe K, Elsharkawi M, Reichel H, Cakir B. Predictive value of preoperative clinical examination for subacromial decompression in impingement syndrome. Knee Surg Sports Traumatol Arthrosc. 2015;23(2):443-448.

Lawry GV. Exame musculoesquelético sistemático. Porto Alegre: AMGH; 2012. p. 99-142.

Sheridan MA, Hannafin JA. Upper extremity: emphasis on frozen shoulder. Orthop Clin North Am. 2006;37(4):531-539.

Shi LL, Boykin RE, Lin A, Warner JJ. Association of suprascapular neuropathy with rotator cuff tendon tears and fatty degeneration. J Shoulder Elbow Surg. 2014; 23(3):339-346.

Tennent TD, Beach WR, Meyers JF. A review of the special tests associated with shoulder examination, part II: laxity, instability, and superior labral anterior and posterior (SLAP) lesions. Am J Sports Med. 2003;31(2):301-307.

Thompson JC, Netter FH. Netter's concise orthopaedic anatomy. Philadelphia: Saunders Elsevier; 2010. p. 76-106.

Vastamäki H, Kettunen J, Vastamäki M. The natural history of idiopathic frozen shoulder: a 2 to 27 year follow up study. Clin Orthop Relat Res. 2012;470(4):1133-1143.

Yamaguchi K, Ditsios K, Middleton WD, Hildebolt CF, Galatz LM, Teefey SA. The demographic and morphological features of rotator cuff disease: a comparison of asymptomatic and symptomatic shoulders. J Bone Joint Surg. Am. 2006;88A: 1699-1704.

7

Exame físico do cotovelo

INTRODUÇÃO

O cotovelo é uma articulação de grande importância, sua anatomia e localização, entre o ombro e a mão, torna-o componente crucial para manutenção da função do membro superior. Formado pela união de três ossos (úmero distal, rádio e ulna proximais),

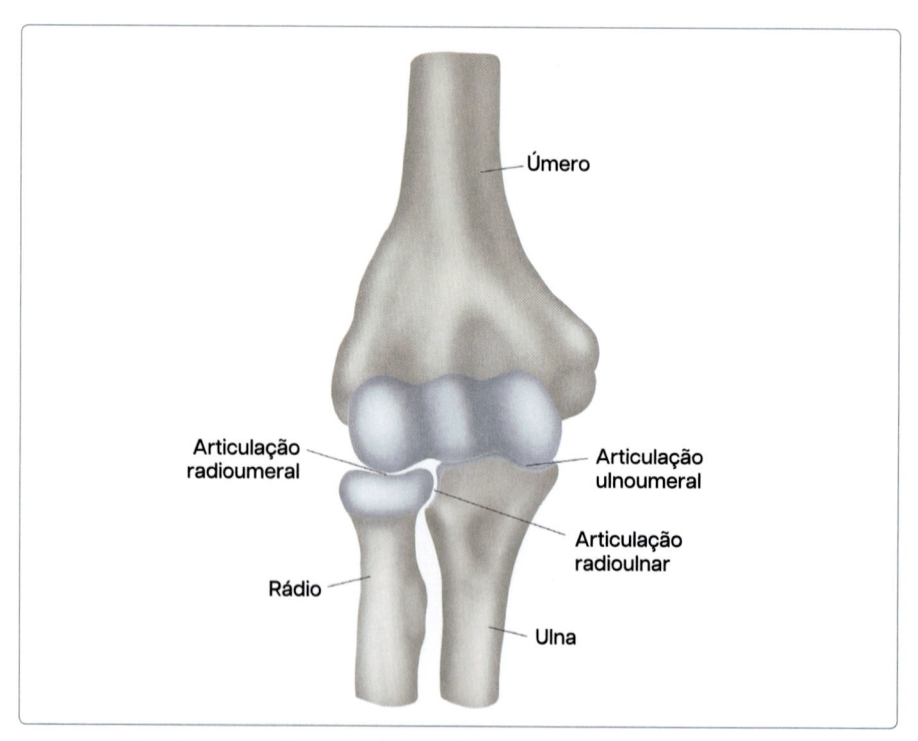

FIGURA 1 Estruturas anatômicas do cotovelo em uma visão anterior; relação entre as estruturas ósseas e articulações.

desempenha os movimentos de flexão, extensão, supinação e pronação do antebraço. É uma articulação de uso constante para as atividades de vida diária, sendo sede frequente de diversos processos patológicos, sejam eles inflamatórios e/ou traumáticos.

INSPEÇÃO

É possível identificar precocemente alterações estruturais decorrentes de anormalidades na anatomia, em virtude da pouca quantidade de tecido subcutâneo nessa articulação.

Inspeção estática

- Avaliar se o paciente está em posição antálgica, segurando o membro afetado, desde sua entrada no consultório até o modo como retira a roupa.

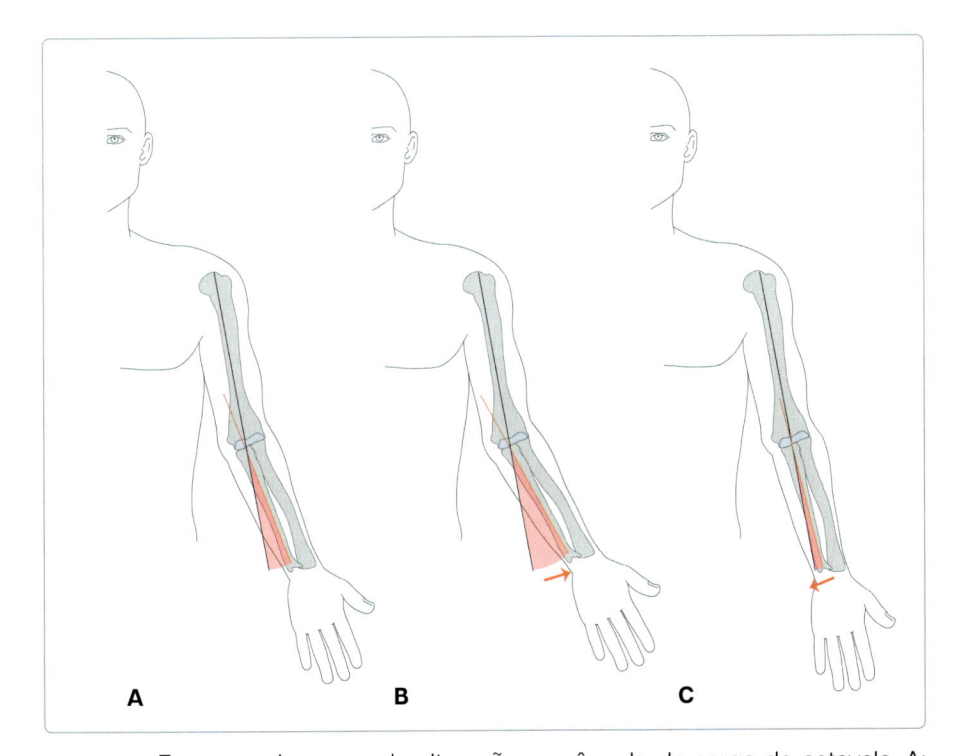

FIGURA 2 Esquema descrevendo alterações no ângulo de carga do cotovelo. A: ângulo de carga normal. B: aumento do ângulo de carga gerando o cúbito valgo, a seta vermelha indica o sentido do desvio do antebraço para lateral. C: diminuição no ângulo de carga resultando no cúbito varo, a seta vermelha indica o sentido do desvio do antebraço para medial.

- Alterações na cor da pele: eritema e hematomas.
- Cicatrizes, tumorações, edema, perda da definição anatômica por aumento de volume de partes moles. Atentar para a localização do aumento de volume, pois pode sugerir a etiologia, por exemplo:
  - edema na topografia do epicôndilo lateral ou medial (sugere epicondilite lateral ou medial, respectivamente);
  - aumento de volume em topografia do olécrano, sugere bursite olecraniana, tofo gotoso.
- Avaliar o trofismo muscular e o alinhamento ósseo (em busca de luxações ou subluxações).

Visão anterior

Ângulo de carga ou carregamento (Figura 2):
- É um ângulo formado entre o longo eixo do úmero e da ulna no paciente em posição anatômica (antebraço supinado e cotovelo em extensão).
- Em média, no homem, é cerca de 10°; e na mulher, 13°.
- Quando o ângulo diminui, gera deformidade em cúbito varo; e quando o aumenta, causa deformidade em cúbito valgo.

Visão posterior

Proeminência no olécrano e presença de nódulos subcutâneos.

Visão medial

Proeminência do epicôndilo medial e espessamento do nervo ulnar.

Visão lateral

Proeminência do epicôndilo lateral e aumento no volume sobre o olécrano.

Inspeção dinâmica

- A amplitude de movimento (ADM) normal do cotovelo é de até 140° (variação normal de 5° para mais ou para menos), iniciando com a extensão em 0° até a flexão máxima de 145°.
- Os movimentos do cotovelo são quatro:
  - flexão: 0 a 145°;
  - extensão: 0 a 10°;
  - pronação: 90°;
  - supinação: 80 a 90°.

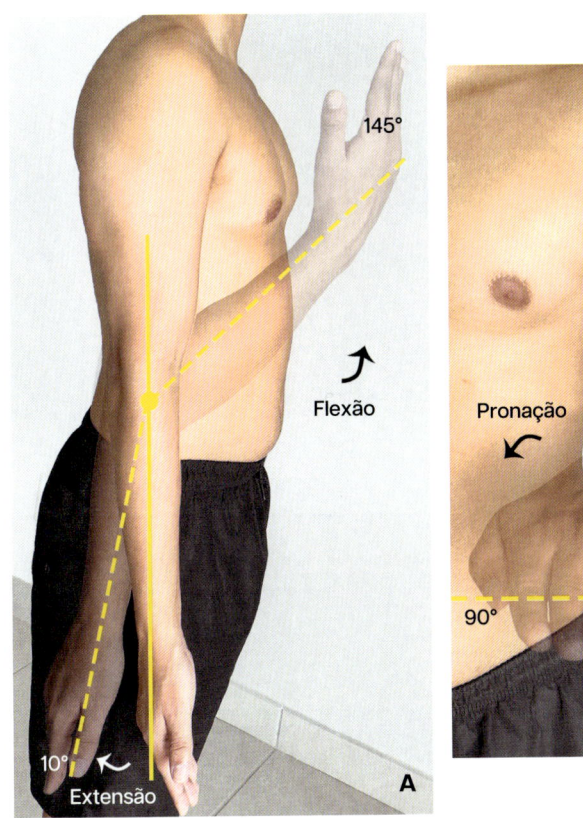
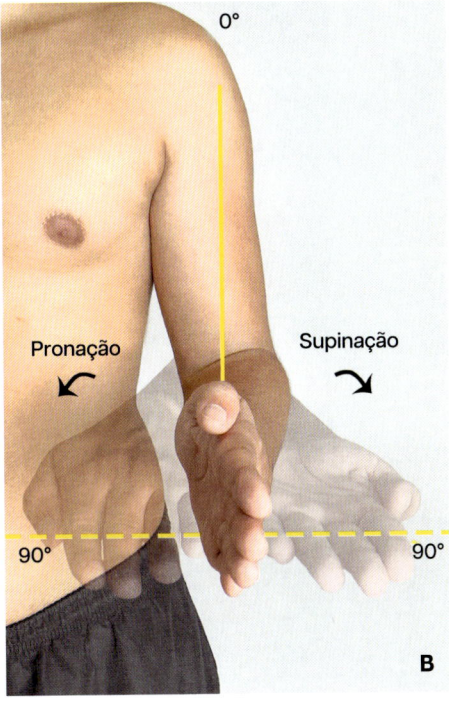

FIGURA 3 Esquema descrevendo a amplitude de movimento normal do cotovelo. A: flexão e extensão. B: pronação e supinação.

PALPAÇÃO

Face anterior

Fossa cubital

- O paciente sentado ou em ortostase realiza uma flexão do cotovelo a 90°, contrarresistência, com o braço em posição neutra.
- O examinador estabiliza o punho com uma das mãos, e com a outra mão posicionada no cotovelo do paciente, palpa com o primeiro quirodáctilo as estruturas contidas na fossa cubital, de lateral para medial: tendão do músculo bíceps braquial, pulso da artéria braquial e nervo mediano.

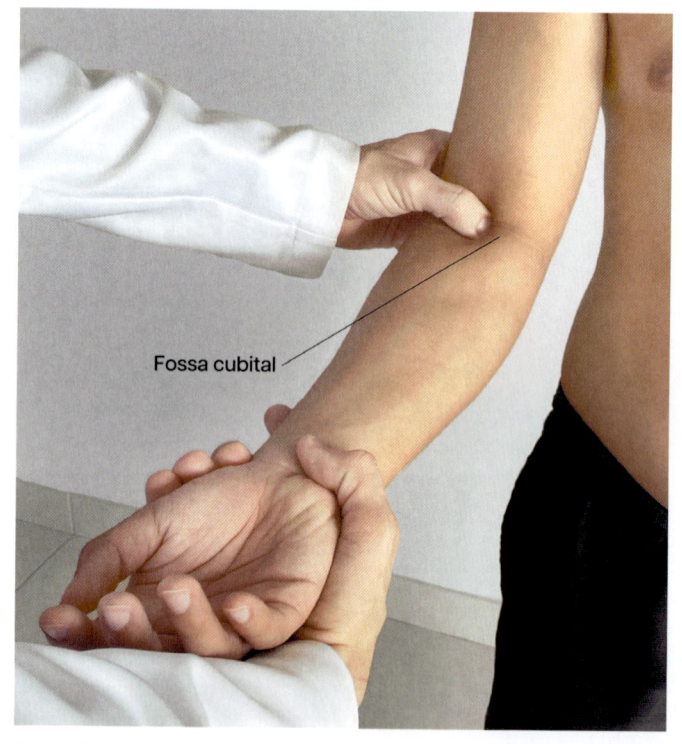

FIGURA 4 Palpação da fossa cubital.

Face posterior

Fossa olecraniana e bursa olecraniana

- Com o paciente sentado ou em ortostase, com o braço em posição neutra, o examinador deixa o antebraço do paciente em flexão passiva à 90°, de modo a permitir o relaxamento do músculo tríceps braquial, e com a outra mão no cotovelo, palpa com um dos dedos a fossa olecraniana.
- A bursa olecraniana é palpada nessa região, porém em situações de normalidade é comum não ser encontrada.

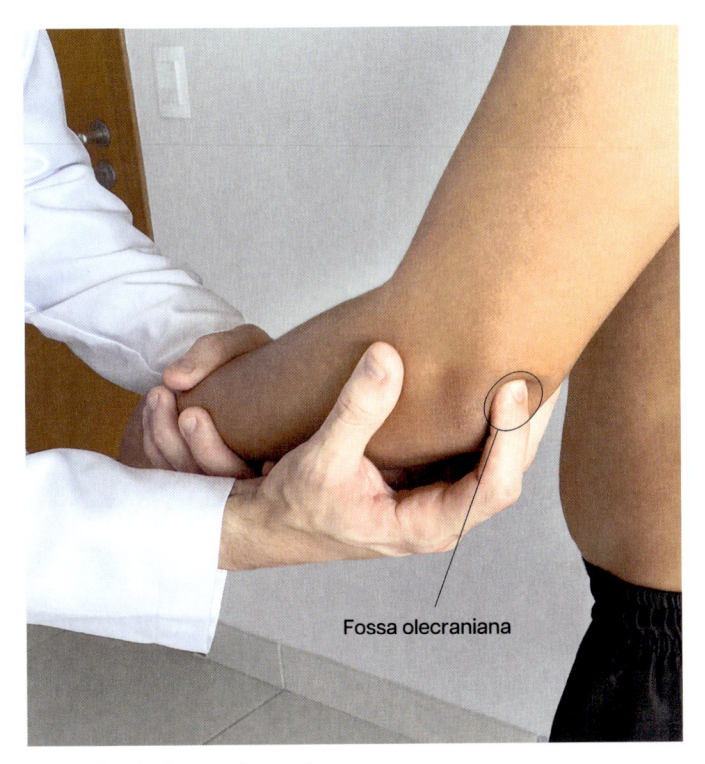

Fossa olecraniana

FIGURA 5 Palpação da fossa olecraniana.

Face medial

Epicôndilo medial e nervo ulnar

- Com o paciente sentado ou em ortostase, com braço em posição neutra, o examinador deixa o antebraço do paciente em flexão passiva à 90°, e com a outra mão no cotovelo, palpa o epicôndilo medial.
- Em seguida, mantendo essa posição, logo abaixo do epicôndilo medial é possível palpar o nervo ulnar em seu sulco.

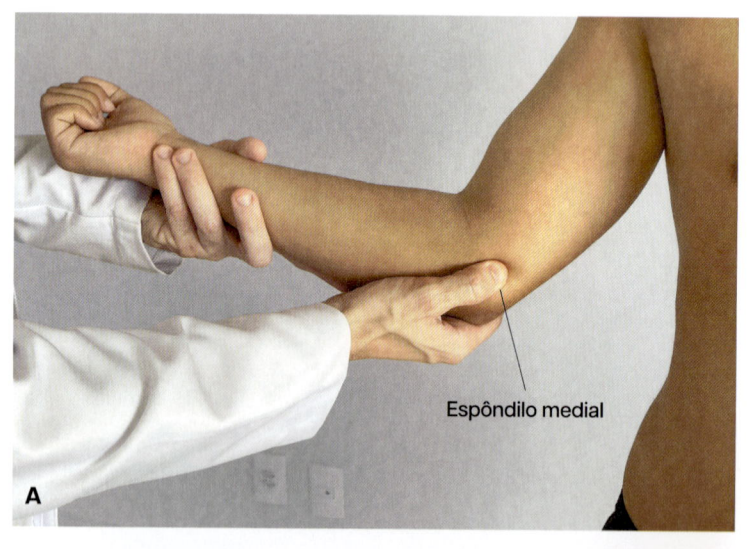

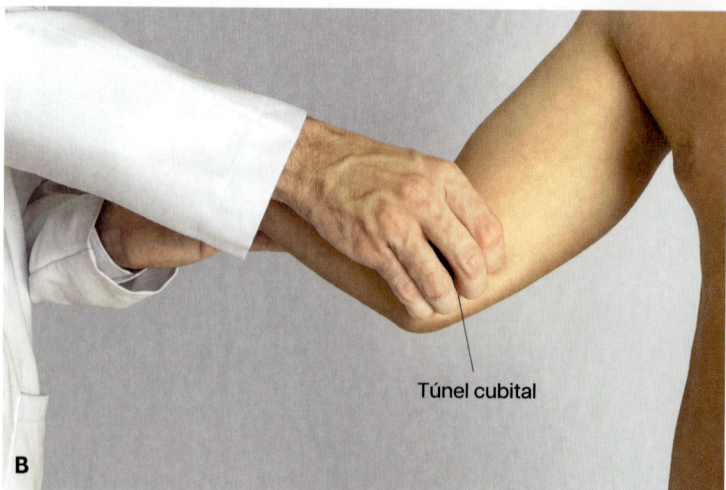

FIGURA 6 A: palpação do epicôndilo medial. B: palpação do nervo ulnar no túnel cubital.

Face lateral

Epicôndilo lateral

- Com o paciente sentado ou em ortostase, com o braço em posição neutra, o examinador deixa o antebraço do paciente em flexão passiva à 90°, e com a outra mão no cotovelo, palpa o epicôndilo lateral.

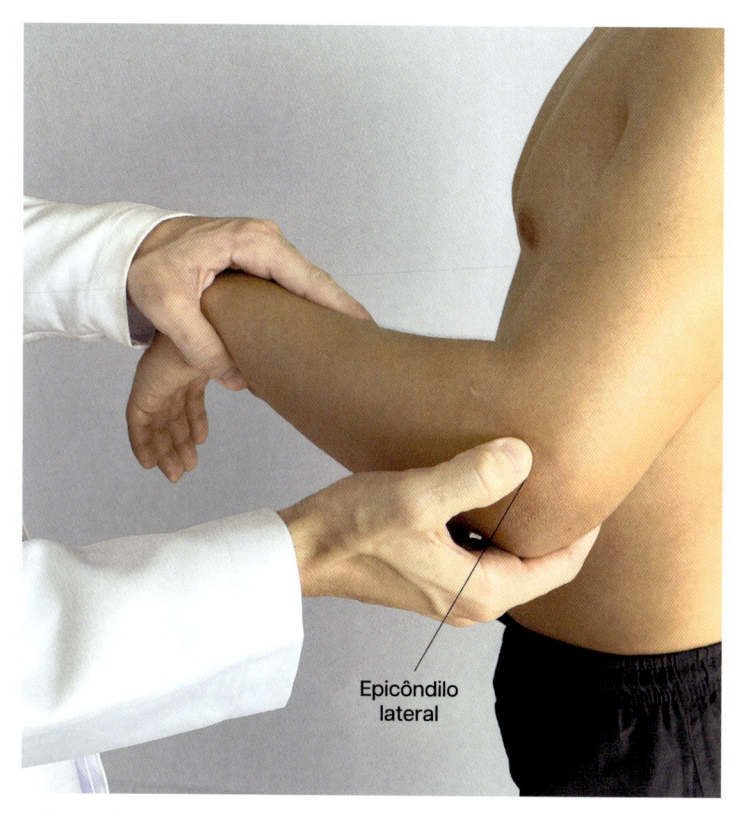

Epicôndilo
lateral

FIGURA 7 Palpação do epicôndilo lateral.

AVALIAÇÃO NEUROMUSCULAR

A avaliação da força muscular pode ser feita a partir do estudo dos grandes grupamentos musculares, que podem ser avaliados por meio dos principais movimentos do cotovelo.

Flexão do cotovelo

- O paciente em ortostase, com o braço em posição neutra, junto ao corpo, realiza flexão do cotovelo, contrarresistência imposta pelo examinador.
- Principais músculos envolvidos: bíceps braquial, braquial e braquiorradial.

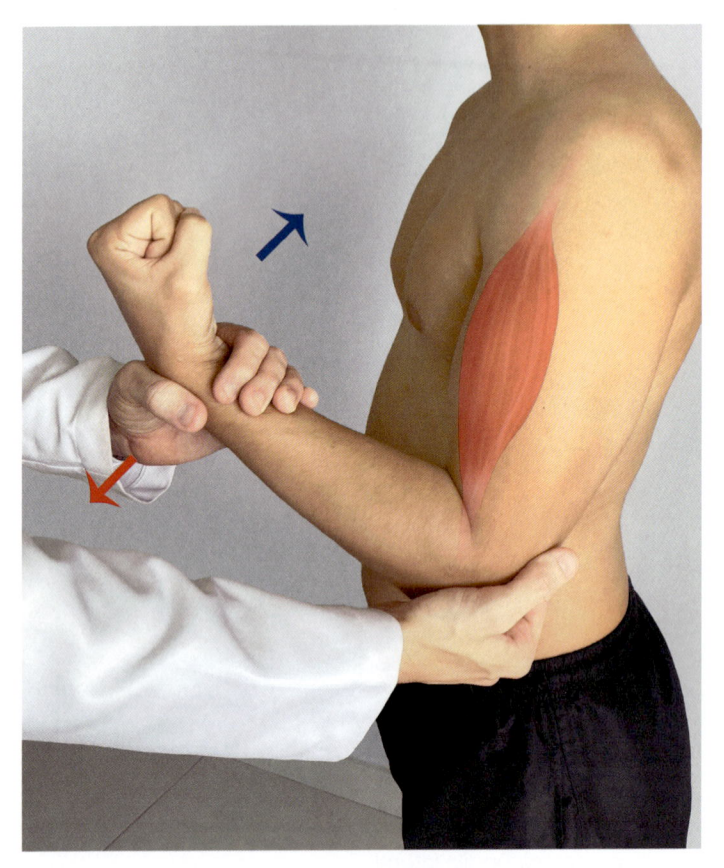

FIGURA 8 Flexão do cotovelo contrarresistência. A seta azul indica o sentido da força realizada pelo paciente e a seta vermelha representa a resistência imposta pelo examinador.

Extensão do cotovelo

- O paciente em ortostase, com o braço em posição neutra, junto ao corpo, realiza extensão do cotovelo contrarresistência imposta pelo examinador.
- Principal músculo envolvido: tríceps braquial.

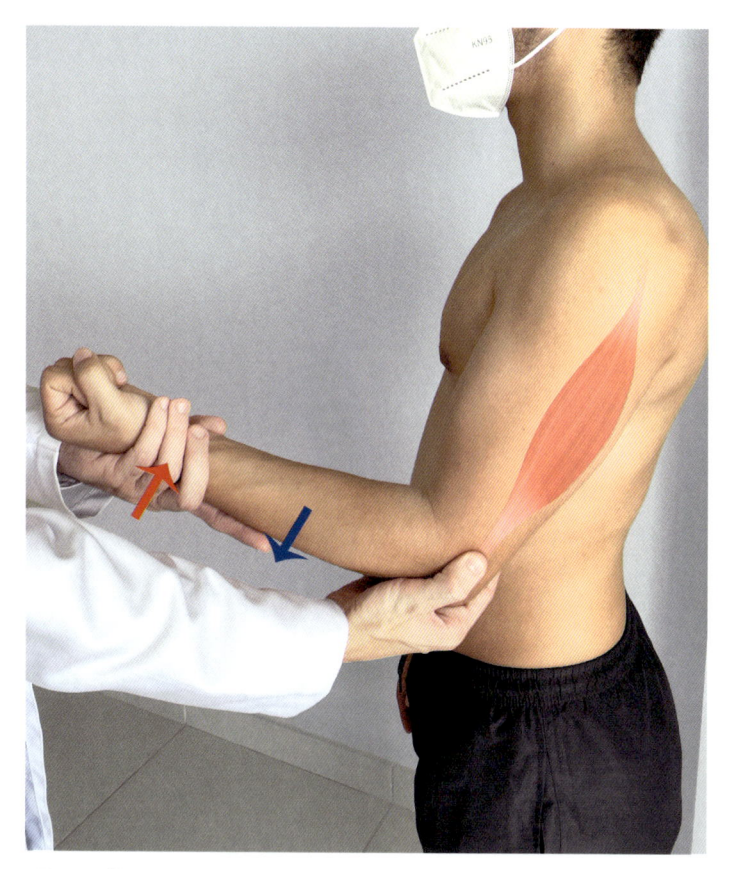

FIGURA 9 Extensão do cotovelo contrarresistência. A seta azul indica o sentido da força realizada pelo paciente, e a seta vermelha representa a resistência imposta pelo examinador.

Supinação do antebraço

- Paciente em ortostase ou sentado, com o braço em posição neutra, junto ao corpo, antebraço pronado e cotovelo estabilizado por uma das mãos do examinador. O paciente realiza a supinação do antebraço, contrarresistência imposta pelo examinador.
- Principais músculos envolvidos: bíceps braquial e supinador.

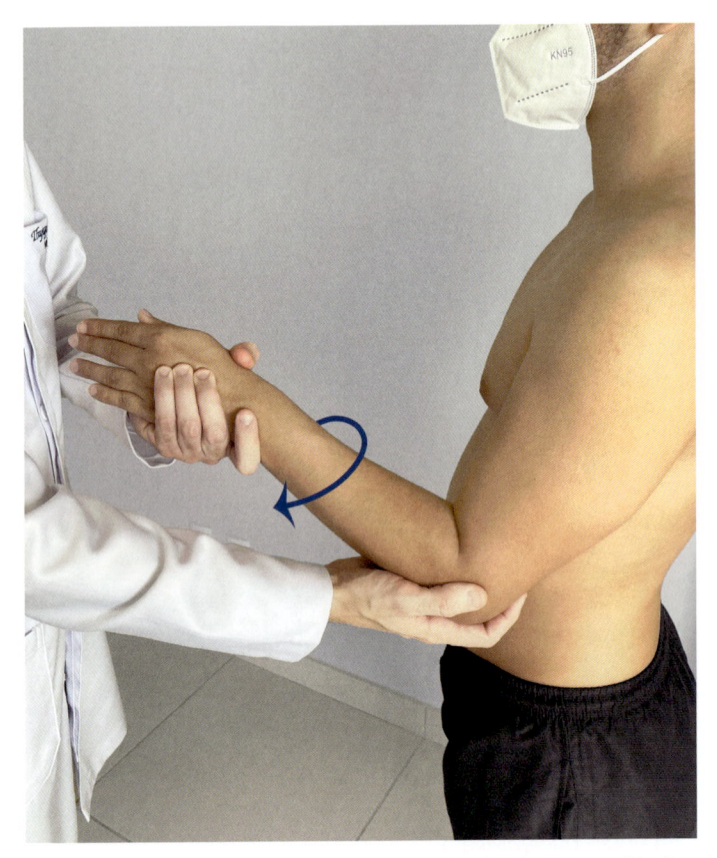

FIGURA 10 Supinação do antebraço contrarresistência. A seta azul indica o sentido da força realizada pelo paciente, enquanto o examinador aplica uma resistência a esse movimento.

Pronação do antebraço

- O paciente em ortostase ou sentado, com o braço em posição neutra, junto ao corpo, e o antebraço supinado, realiza pronação do antebraço, contrarresistência imposta pelo examinador.
- Principais músculos envolvidos: pronador quadrado e pronador redondo.

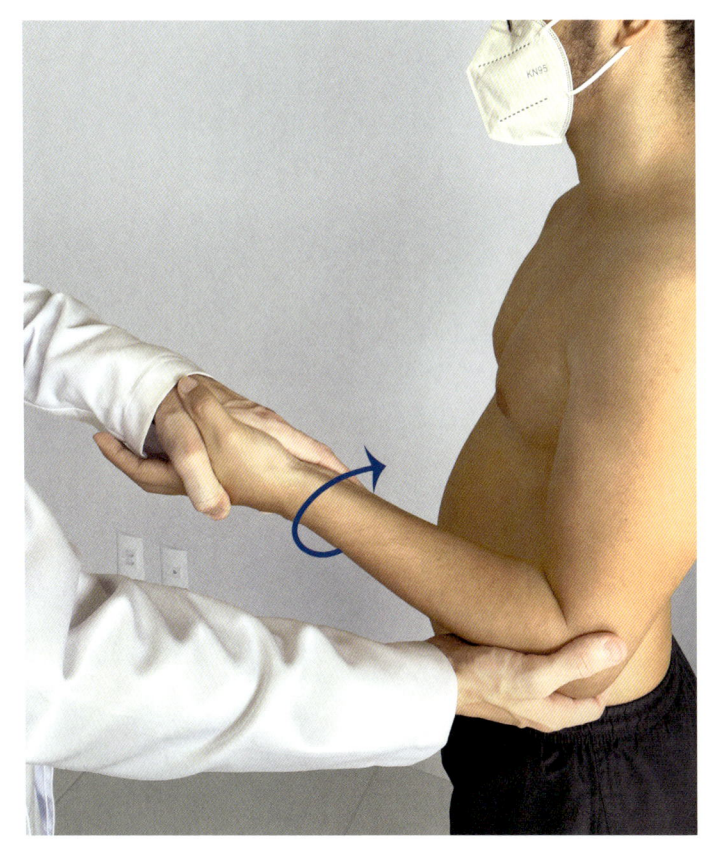

FIGURA 11   Pronação do antebraço contrarresistência. A seta azul indica o sentido da força realizada pelo paciente, enquanto o examinador aplica uma resistência a esse movimento.

Reflexo bicipital

- Com o paciente em ortostase ou sentado, com o braço junto ao tórax e o cotovelo fletido a 90°, com antebraço supinado, o examinador palpa o tendão do bíceps, usando seu polegar e percute o polegar sobre esse tendão. Espera-se que, ao percutir, ocorra um movimento involuntário de flexão do antebraço.

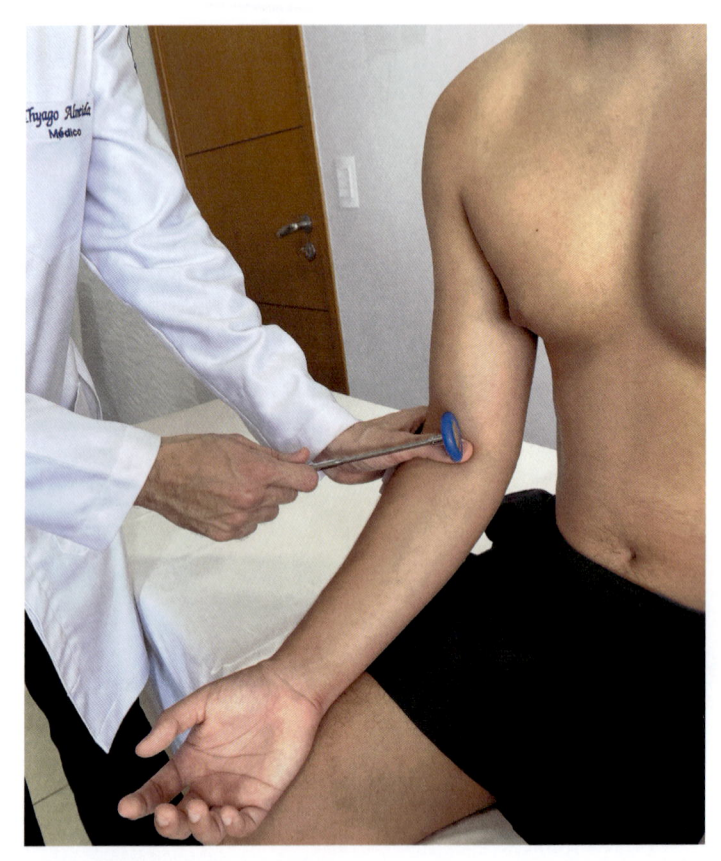

FIGURA 12   Avaliação do reflexo bicipital.

Reflexo tricipital

- Paciente em ortostase ou sentado, com o braço levemente abduzido e o cotovelo flexionado próximo à 90°, passivamente com ajuda do examinador, de modo que o membro fique relaxado. Deve-se percutir o tendão do tríceps e espera-se que ocorra um movimento involuntário de extensão do cotovelo.

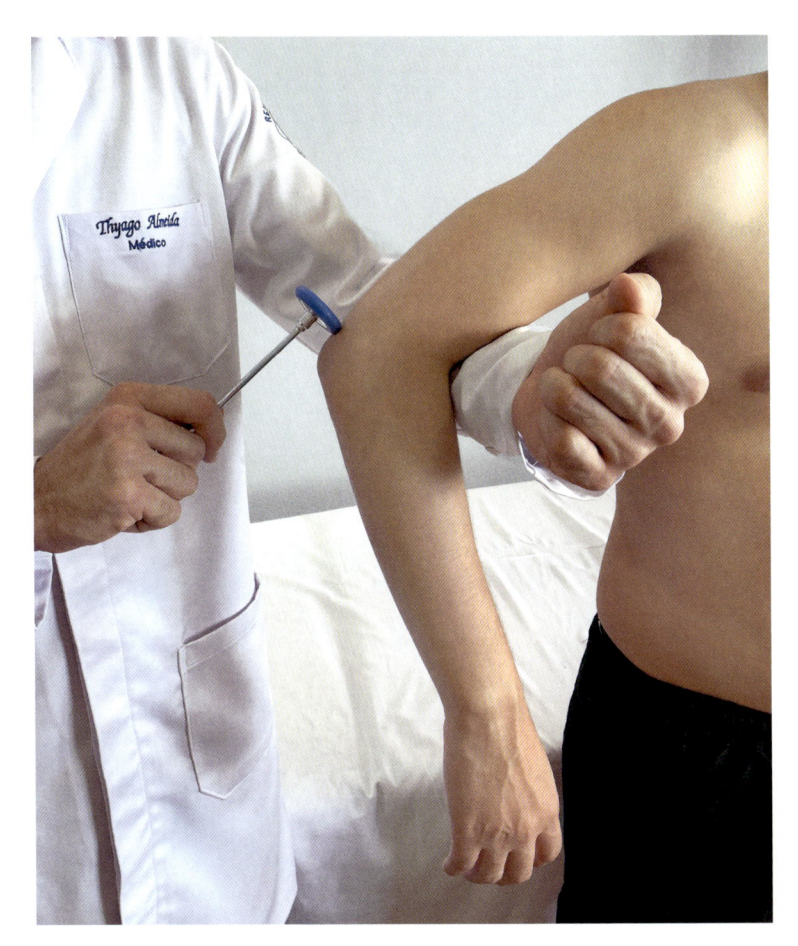

FIGURA 13   Avaliação do reflexo tricipital.

Dermátomos dos membros superiores

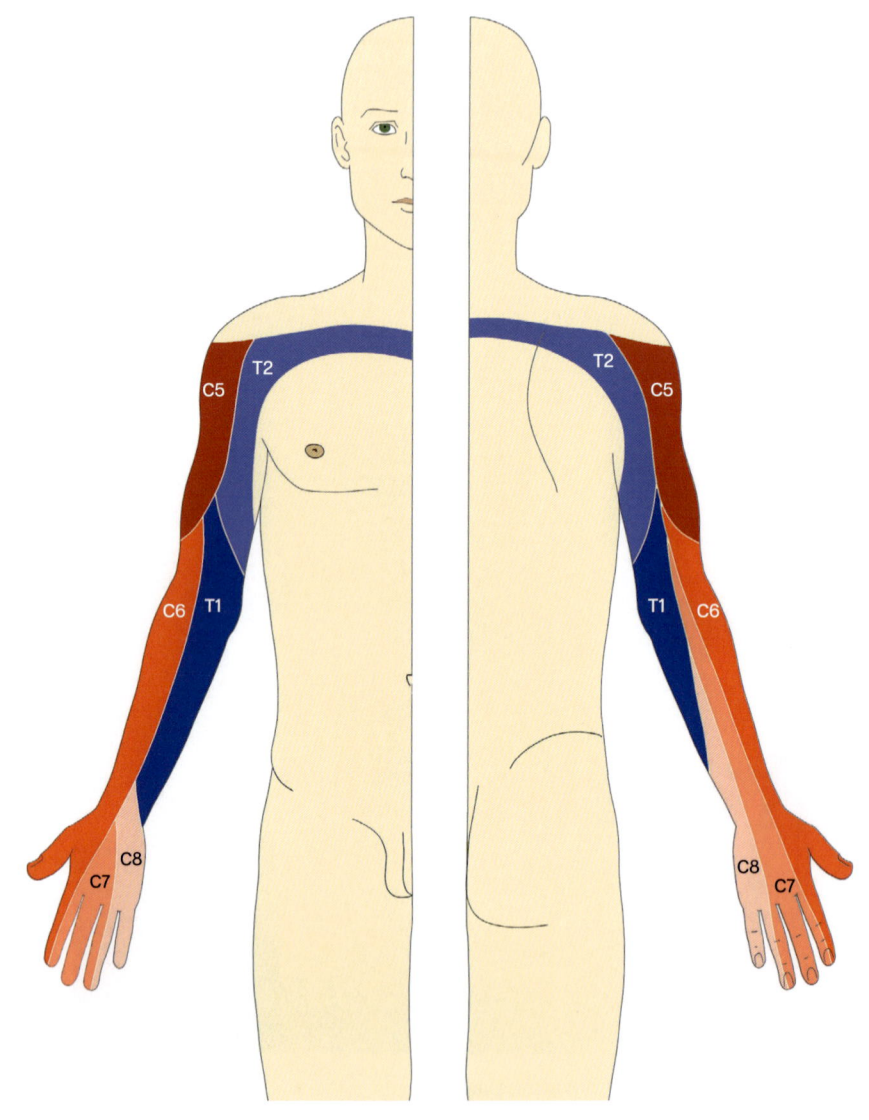

FIGURA 14 Dermátomos dos membros superiores.

MANOBRAS

Teste de Cozen

Usado para avaliar epicondilite lateral (tendinite dos extensores do punho e dos dedos), "cotovelo do tenista".

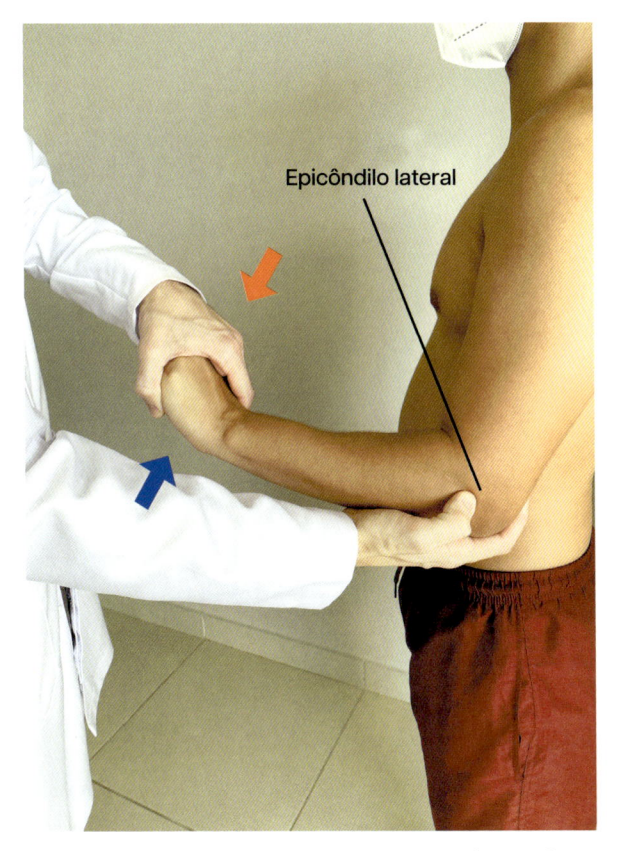

Epicôndilo lateral

FIGURA 15 Teste de Cozen. A seta azul representa o sentido da força realizada pelo paciente e a seta vermelha indica a resistência imposta pelo examinador.

Realização do teste
1. Paciente em ortostase ou sentado, com o braço junto ao tórax, antebraço pronado e fletido à 90º com mão cerrada e punho em extensão.
2. O examinador posiciona-se na frente do paciente, com uma das mãos estabiliza o cotovelo, palpando o epicôndilo lateral; e a outra mão apoiada no dorso da mão do paciente, aplicando nesse local uma força, tentando vencer a resistência que o paciente deve fazer contra esse movimento.

Interpretação

Se durante o teste, no momento em que o examinador aplica uma força tentando vencer a extensão do punho, houver reprodução da dor em topografia de epicôndilo lateral, o teste é considerado positivo e sugere epicondilite lateral.

Teste de Mill

Usado para avaliar epicondilite lateral (tendinite dos extensores do punho e dos dedos), "cotovelo do tenista".

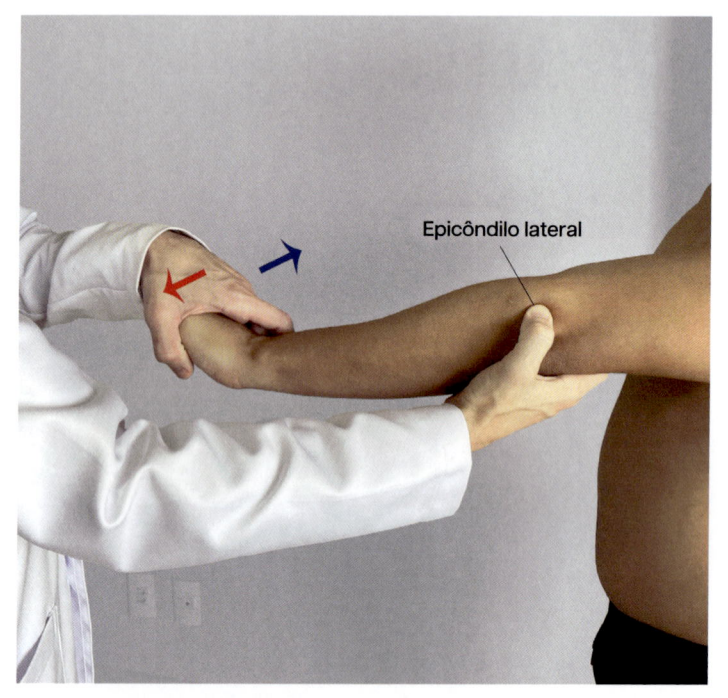

Epicôndilo lateral

FIGURA 16 Teste de Mill. A seta azul representa o sentido da força realizada pelo paciente e a seta vermelha indica a resistência imposta pelo examinador.

Realização do teste

1. Paciente em ortostase ou sentado, cotovelo em extensão, punho em dorsiflexão e mão cerrada.
2. Examinador posiciona-se na frente do paciente, apoia uma das mãos no cotovelo, estabilizando-o e palpando o epicôndilo lateral; enquanto a outra mão aplica uma força no dorso da mão do paciente, que tenta vencer essa resistência com a extensão do punho.

Interpretação

Se durante o teste, no momento em que o examinador aplica uma força tentando vencer a extensão do punho, houver reprodução da dor em topografia de epicôndilo lateral, o teste é considerado positivo e sugere epicondilite lateral.

Teste de Maudsley (teste do dedo médio)

Usado para avaliar epicondilite lateral (tendinite dos extensores do punho e dos dedos), "cotovelo do tenista".

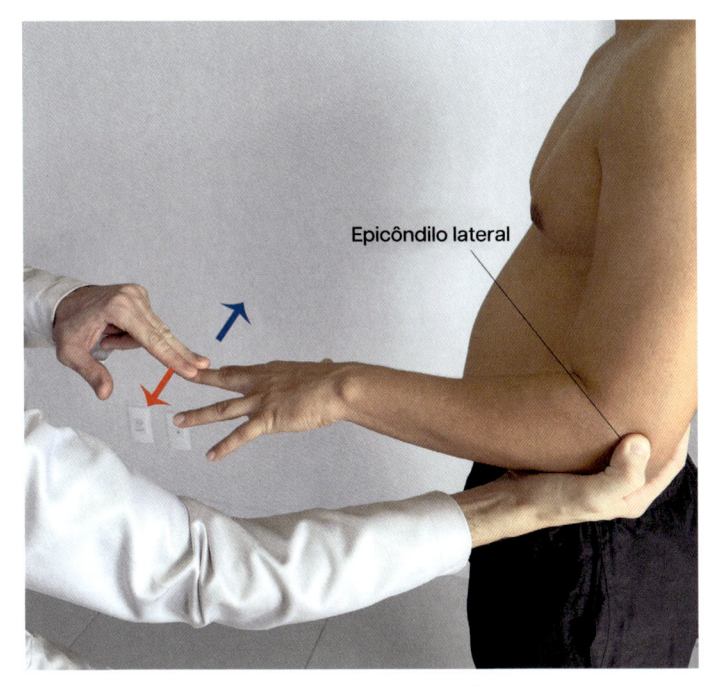

FIGURA 17   Teste de Maudsley (teste do dedo médio). A seta azul representa o sentido da força realizada pelo paciente e a seta vermelha indica a resistência imposta pelo examinador.

Realização do teste
1. Paciente em ortostase ou sentado, braço junto ao tórax, cotovelo fletido a 90°, antebraço pronado e punho neutro.
2. Examinador posiciona-se ao lado do paciente, com uma das mãos estabiliza o cotovelo ao mesmo tempo que palpa o epicôndilo lateral. Com o dedo indicador da outra mão, realiza força contra o movimento de extensão do terceiro dedo que o paciente deverá realizar.

Interpretação

Se durante o teste, no momento em que o examinador aplica uma força para vencer a extensão do terceiro dedo do paciente, houver reprodução da dor em topografia de epicôndilo lateral, o teste é considerado positivo e sugere epicondilite lateral.

Teste para epicondilite medial

Usado para avaliar tendinite dos flexores dos dedos e do punho, "cotovelo do golfista".

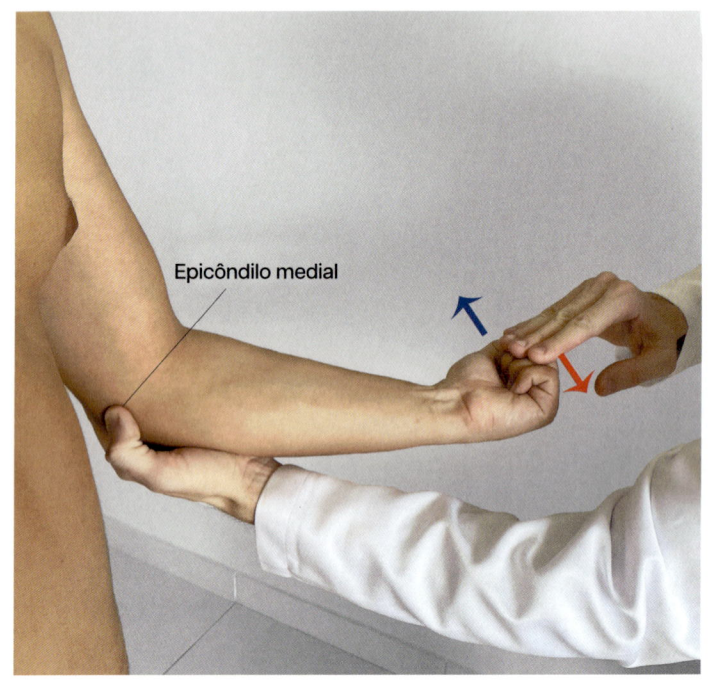

Epicôndilo medial

FIGURA 18 Teste para epicondilite medial. A seta azul representa o sentido da força realizada pelo paciente e a seta vermelha indica a resistência imposta pelo examinador.

Realização do teste
1. Paciente em ortostase ou sentado, com o braço junto ao tórax, cotovelo fletido a 90°, antebraço supinado, punho em dorsiflexão e com a mão cerrada.
2. Examinador posiciona-se na frente do paciente, com uma das mãos estabiliza o cotovelo enquanto palpa o epicôndilo medial; e a outra aplica uma força na mão do paciente, tentando vencer a dorsiflexão.

Interpretação

Se durante o teste, no momento em que o examinador aplica uma força tentando vencer a dorsiflexão do punho, houver reprodução da dor em topografia de epicôndilo medial, o teste é considerado positivo e sugere epicondilite medial.

Sinal de Tinel do cotovelo

Usado para avaliação de neuropatia do nervo ulnar (principalmente por compressão).

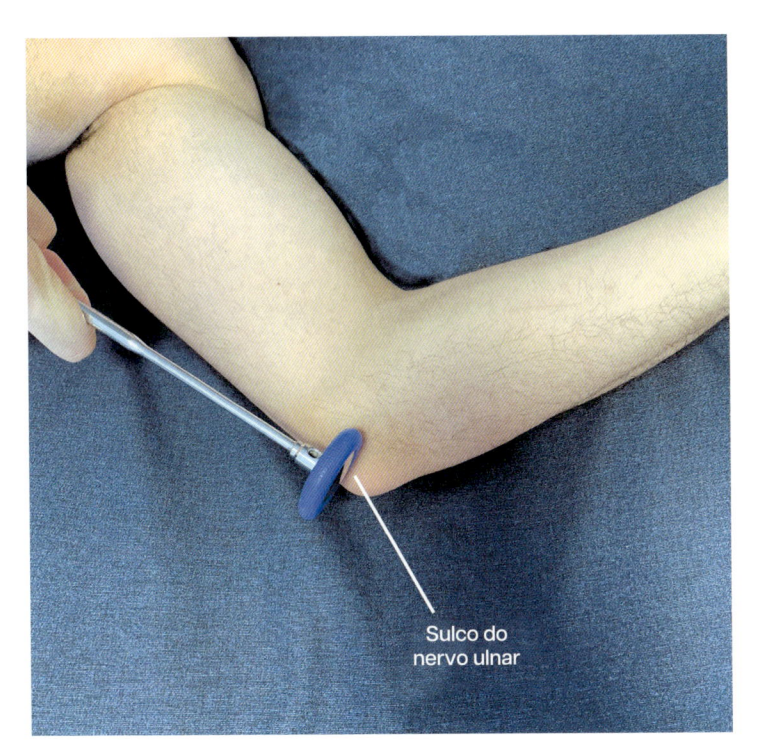

Sulco do
nervo ulnar

FIGURA 19 Teste de Tinel para o nervo ulnar no cotovelo.

Realização da manobra

1. Examinador posiciona-se na frente do paciente em ortostase ou sentado, com o cotovelo fletido à aproximadamente 90° e braço rotacionado externamente.
2. Examinador palpa a face medial do cotovelo para identificar o sulco do nervo ulnar, que se encontra entre o olécrano e o epicôndilo medial.
3. Examinador percute repetitivamente, com a ponta do dedo ou martelo, a área correspondente ao sulco do nervo ulnar (local superficial do trajeto do nervo). Repete a manobra no lado contralateral.

Interpretação

Se durante a percussão na área do sulco do nervo ulnar o paciente referir dor lancinante, hipoestesia ou sensação de choque na região palmar e dorsal medial, 5º quirodáctilo e metade medial do 4° quirodáctilo, o teste é considerado positivo e sugere neuropatia do nervo ulnar. Repetir o teste no outro membro, em busca de assimetria na resposta, já que na maioria das vezes a neuropatia é unilateral.

Sinal do "OK" (Sinal de *Benediction*)

Usado para avaliar compressão do nervo interósseo anterior.

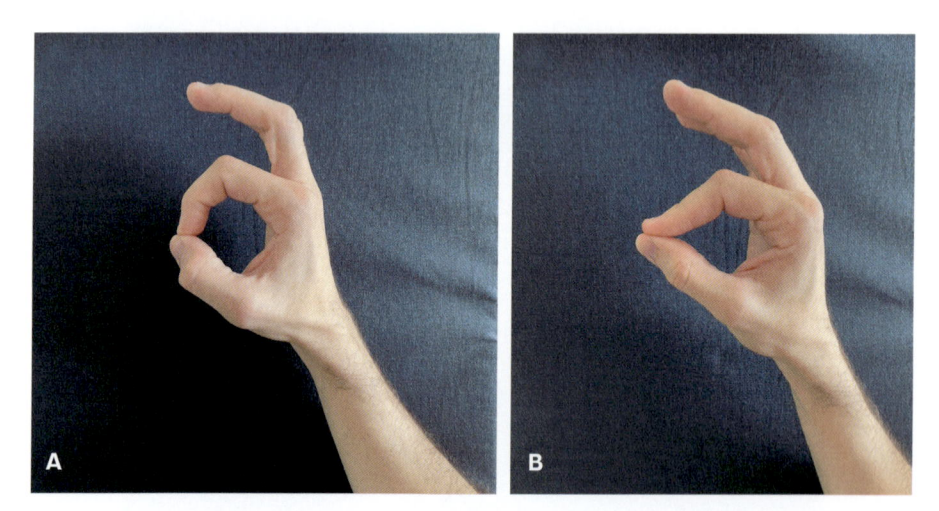

FIGURA 20   A: exame normal. B: sinal do "OK" ou sinal de *Benediction*.

Realização do teste
1. Examinador posiciona-se na frente do paciente em ortostase ou sentado.
2. Examinador solicita que o paciente toque a ponta do 1º quirodáctilo com a ponta do 2º quirodáctilo, como se fosse fazer o sinal do "OK" ou também chamado movimento de pinça.

Interpretação

Se durante a realização do teste o paciente não conseguir tocar as pontas dos dedos, mas sim as polpas digitais, o teste é considerado positivo e sugere compressão do nervo interósseo anterior no cotovelo, uma vez que ele inerva o músculo flexor longo do polegar e o músculo flexor profundo dos dedos indicador e médio, haverá fraqueza na flexão das interfalangeanas do 1° e 2° quirodáctilos, resultando no Sinal do "OK".

Sinal de Froment

Usado para avaliar a síndrome do túnel cubital: compressão do nervo ulnar, no seu trajeto ao entrar no músculo supinador.

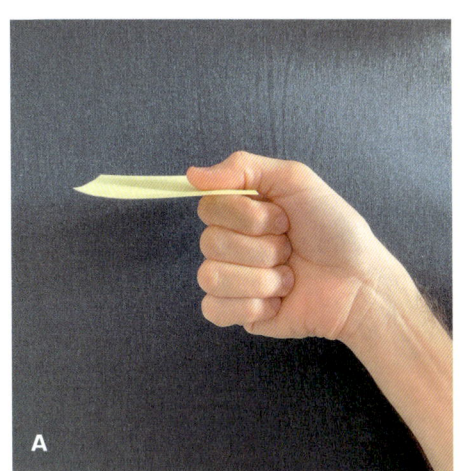 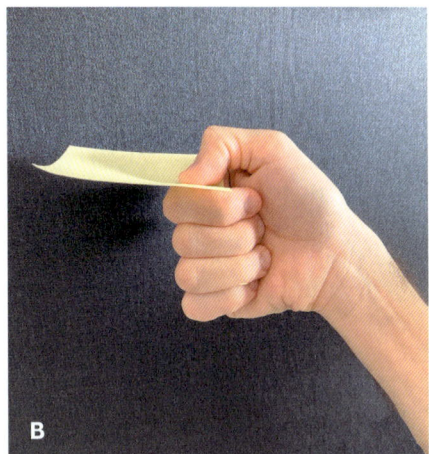

FIGURA 21   A: sinal de Froment ausente (exame normal). B: sinal de Froment positivo.

Realização da manobra
1. O examinador posicionado na frente do paciente em ortostase ou sentado, solicita-lhe que realize uma pinça forte com o 1º e 2º quirodáctilos, para segurar uma folha de papel.
2. O examinador tenta retirar a folha de papel, puxando-a, enquanto o paciente mantém a pinça forte segurando o objeto.

Interpretação
Se houver compressão do nervo ulnar haverá fraqueza do músculo adutor do polegar, que deveria manter a articulação interfalangeana reta, em vez disso, o músculo flexor longo do polegar, que é inervado pelo nervo mediano, que está preservado, mantém o movimento de pinça por meio da hiperflexão da falange distal, sendo o teste considerado positivo.

BIBLIOGRAFIA

Aldridge JM 3rd, Atkins TA, Gunneson EE, Urbaniak JR. Anterior release of the elbow for extension loss. J Bone Joint Surg Am. 2004;86(9):1955-1960.
Amin NH, Kumar NS, Schickendantz MS. Medial epicondylitis: evaluation and management. J Am Acad Orthop Surg. 2015;23(6):348-355.

Canale ST, Azar FM, Beaty JH. Campbell's operative orthopaedics. 13th ed. Philadelphia: Elsevier; 2017. p. 2298-2337.

Carvalho MAP, Lanna C, Bertolo M, Ferreira G. Reumatologia: diagnóstico e tratamento. 5. ed. Rio de Janeiro: Guanabara Koogan; 2019. p. 273-299.

Cecin HA, Ximenes AC (org.). Tratado brasileiro de reumatologia. São Paulo: Atheneu; 2015. p. 381-386.

Firestein GS, Budd RC, Gabriel SE, McInnes IB, O'Dell JR, Koretzky GA. Firestein & Kelley's textbook of rheumatology. 11th ed. Philadelphia: Elsevier; 2013. p. 708-720.

Hochberg MC, Silman AJ, Smolen JS, Weinblatt ME, Weisman MH. Reumatologia. 6. ed. Rio de Janeiro: Elsevier; 2016. p. 917-932.

Imboden JB, Hellmann DB, Stone JH. Current reumatologia: diagnóstico e tratamento. 3. ed. Porto Alegre: AMGH; 2014. p. 48-58.

Jupiter JB, O'Driscoll SW, Cohen MS. The assessment and management of the stiff elbow. Instr Course Lect. 2003;52:93-111.

Lawry GV. Exame musculoesquelético sistemático. Porto Alegre: AMGH; 2012. p. 37-99.

Nirschl RP, Ashman ES. Tennis elbow tendinosis (epicondylitis). Instr Course Lect. 2004;53:587-598.

Titchener AG, Fakis A, Tambe AA, Smith C, Hubbard RB, Clark DI. Risk factors in lateral epicondylitis (tennis elbow): a case-control study. J Hand Surg Eur Vol. 2013;38(2):159-164.

Thompson JC, Netter FH. Netter's concise orthopaedic anatomy. Philadelphia: Elsevier; 2010. p. 110-137.

Walz DM, Newman JS, Konin GP, Ross G. Epicondylitis: pathogenesis, imaging, and treatment. Radiographics. 2010;30(1):167-184.

8

Exame físico de mão e punho

INTRODUÇÃO

A mão é um componente de grande importância para a funcionalidade do membro superior, é ela que por meio de suas funções e ampla mobilidade, permite a interação do indivíduo com o ambiente. O punho é a transição do antebraço para a mão que, juntamente com o ombro e cotovelo, complementam-se para realizarem movimentos coordenados para adequada função do membro superior. O punho é formado pelo terço distal do rádio e da ulna e pelos ossos do carpo. A mão é composta pelos metacarpos, falanges proximais, médias e distais.

INSPEÇÃO

Observar desde a entrada do paciente no consultório:

- posição das mãos durante a marcha;
- comportamento ao cumprimento (aperto de mãos);
- deformidades, tumorações, edema articular e não articular;
- coloração da pele, cicatrizes, hematomas e equimoses;
- trofismo muscular;
- posição antálgica.

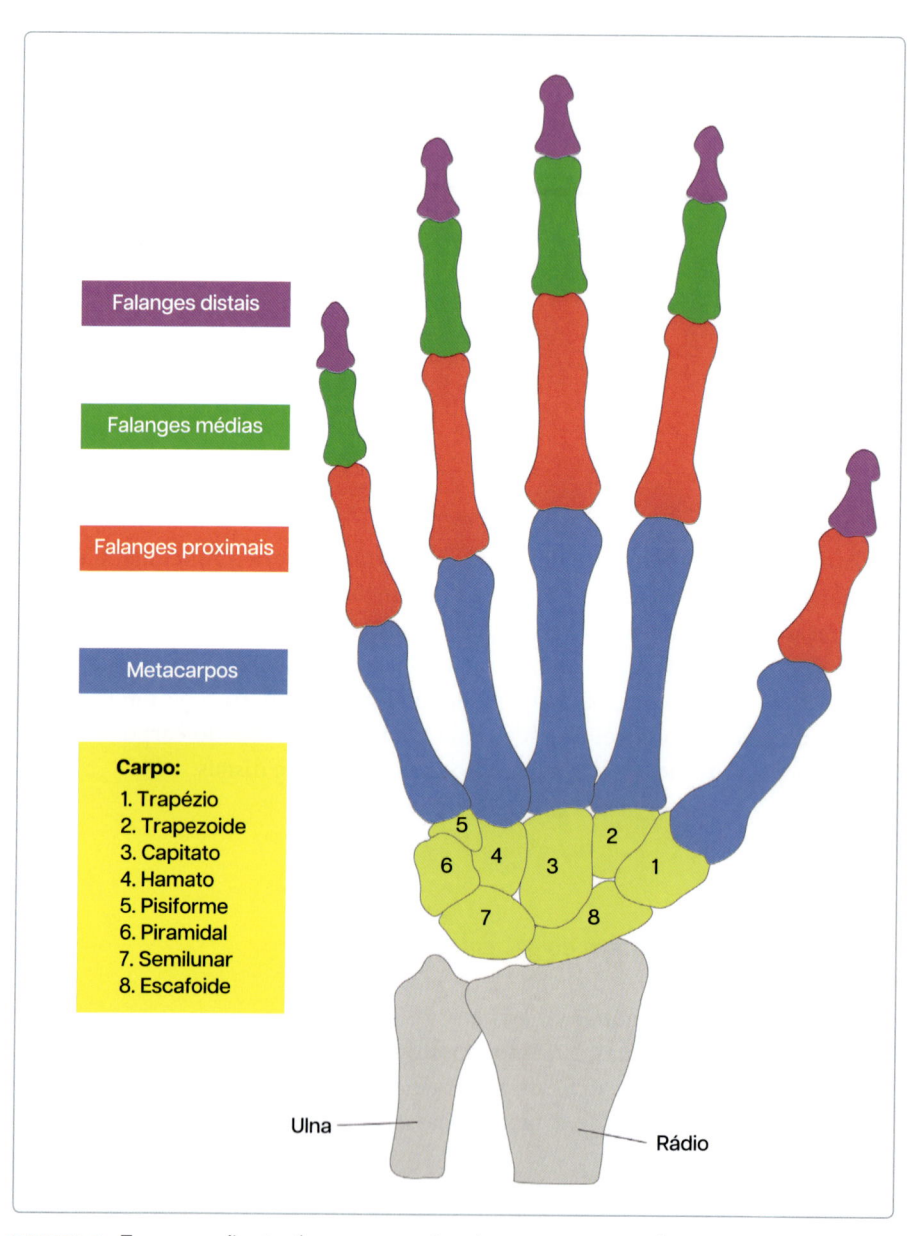

FIGURA 1 Esquema ilustrativo representando as estruturas ósseas que compõem a mão e o punho.

Inspeção estática

- A mão em posição neutra tende à flexão discretamente mais acentuada que a extensão (nas articulações metacarpofalangeanas e interfalangeanas).
- Pode ser dividida em face palmar (anterior) e dorsal (posterior).
- A face palmar pode ser dividida em regiões, de acordo com a aponeurose superficial:
  - região lateral ou aponeurose da eminência tenar;
  - região medial ou aponeurose da eminência hipotenar;
  - região média ou aponeurose palmar (área côncava).

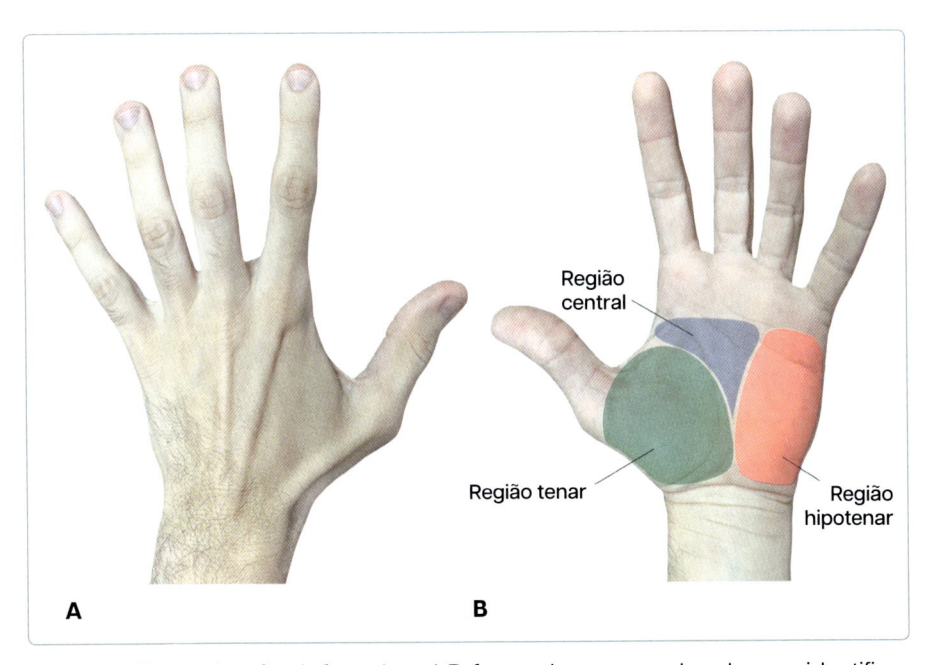

FIGURA 2 Faces da mão. A: face dorsal. B: face palmar, na qual podem-se identificar as regiões de acordo com a aponeurose superficial.

Pregas palmares

- Na maioria das vezes possuem um formato da letra "M", com a base voltada para a região hipotenar.
- Deve-se avaliar a presença de aderências patológicas sob as pregas palmares, pois elas são o local em que a pele adere fisiologicamente à fáscia palmar.

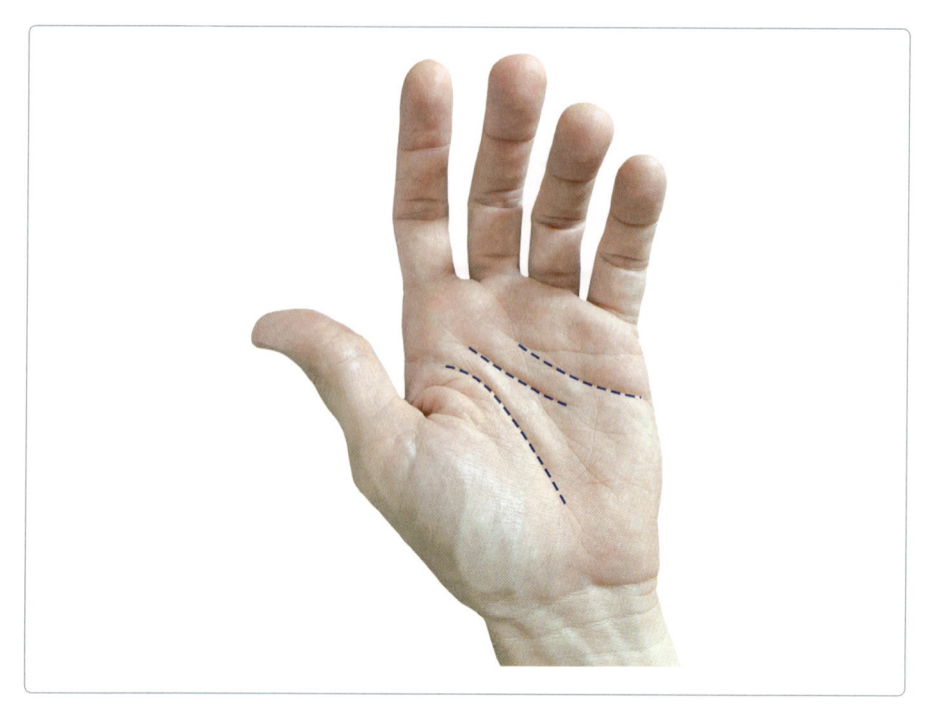

FIGURA 3 Face palmar, evidenciando as pregas palmares, que na maioria das vezes adquirem o formato de "M".

Face dorsal

Avaliar a presença de atrofia dos músculos interósseos.

- Com o punho cerrado, avaliar as cabeças dos metacarpos, sendo a 3ª fisiologicamente mais proeminente.
- Avaliar a simetria nas articulações metacarpofalangeanas e interfalangeanas.
- Avaliar as unhas:
  - observar o leito ungueal, a procura de processo inflamatório e descamação;
  - identificar alterações, como onicólise, hiperceratose, distrofia ungueal e *nails pitting*.
- Observar as articulações:
  - metacarpofalangeanas (MCF);
  - interfalangeanas proximais (IFP);
  - interfalangeanas distais (IFD).

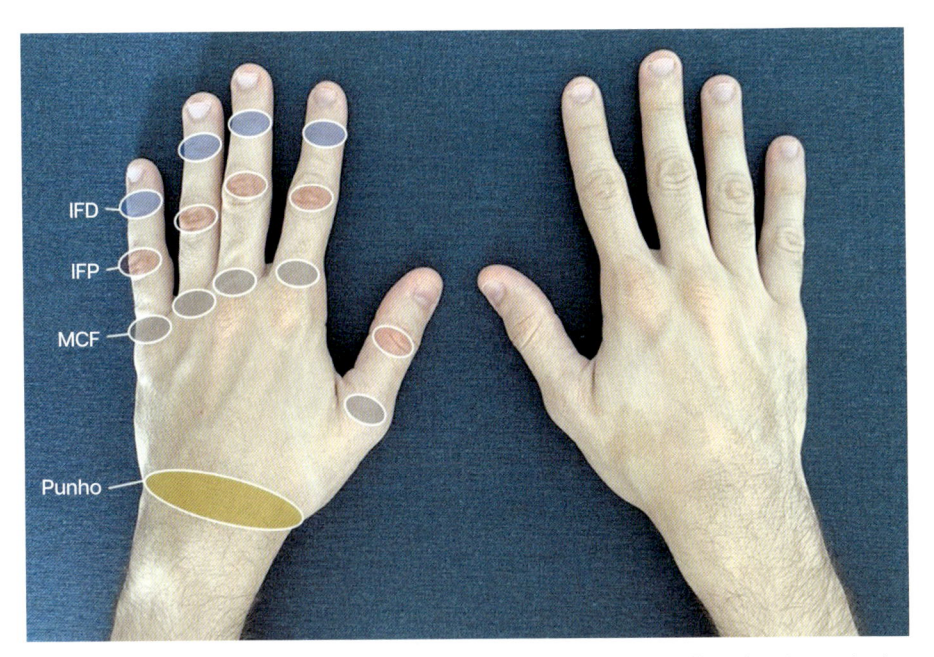

FIGURA 4 Inspeção da face dorsal das mãos e punhos. Identificação das articulações IFD, IFP, MCF e punhos.

Inspeção dinâmica

Amplitude de movimento

Punho

- Pronação ou rotação medial: 80° a 90°.
  - O paciente deve estar com o cotovelo junto ao tórax, fletido à 90°, mantendo o punho em posição neutra (polegar voltado para cima); em seguida, faz o movimento de pronação.
- Supinação ou rotação lateral: 90°.
  - O paciente fica com o cotovelo junto ao tórax, fletido à 90°, mantendo o punho em posição neutra (polegar voltado para cima); em seguida, faz o movimento de supinação.
- Flexão: 70° a 80°.
- Extensão: 70° a 80°.
- Desvio ulnar: 30°.
- Desvio radial: 20°.

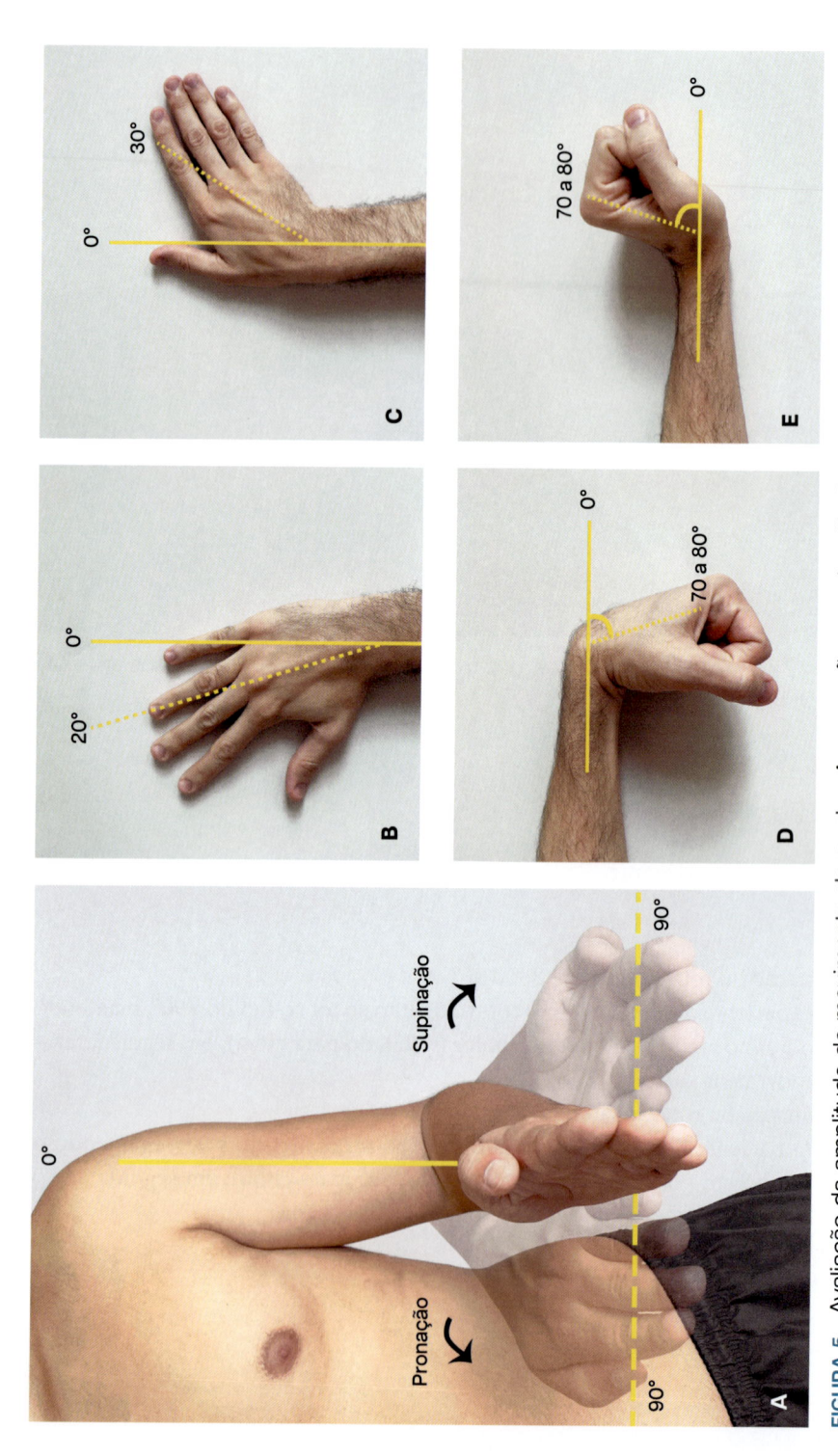

FIGURA 5 Avaliação da amplitude de movimento do punho. A: pronação e supinação. B: desvio radial. C: desvio ulnar. D: flexão. E: extensão.

Metacarpofalangeanas (MCF)

- Flexão: 100°.
- Extensão: 30°.
- Abdução: 30°.
- Adução: 20°.

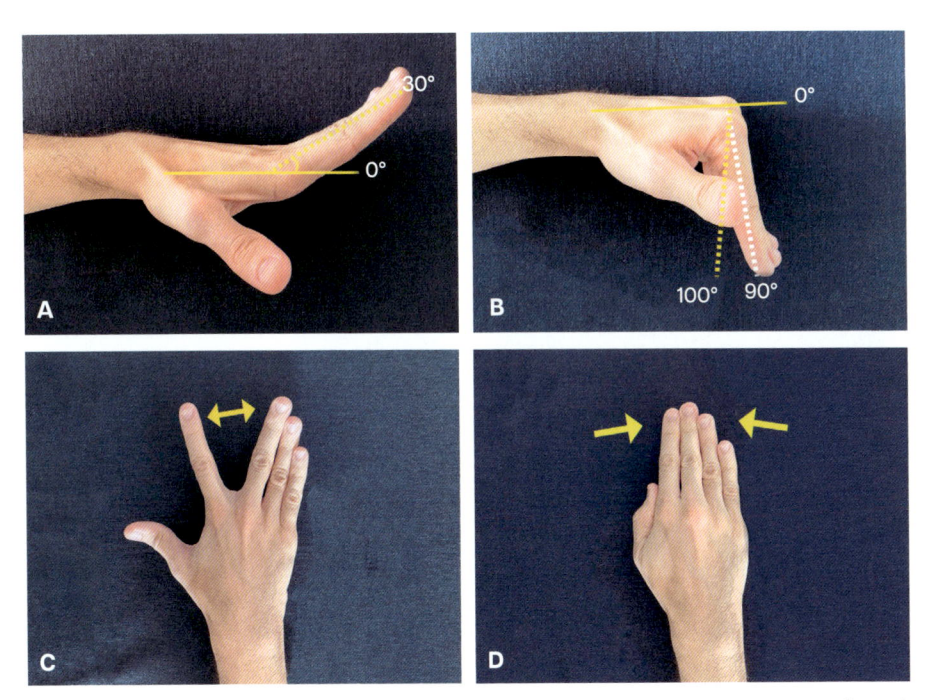

FIGURA 6 Avaliação da amplitude de movimento das metacarpofalangeanas (MCF). A: extensão. B: flexão. C: abdução. D: adução.

Interfalangeanas proximais (IFP)

- Flexão: 100° a 110°.
- Extensão: 0°.

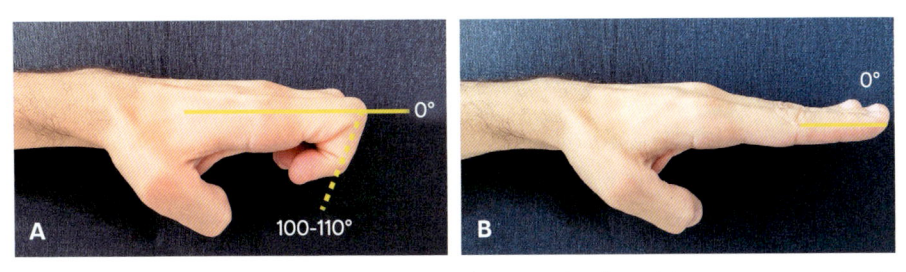

FIGURA 7 Avaliação da amplitude de movimento das interfalangeanas proximais (IFP). A: flexão. B: extensão.

Interfalangeanas distais (IFD)
- Flexão: 90°.
- Extensão: 0° a 15°.

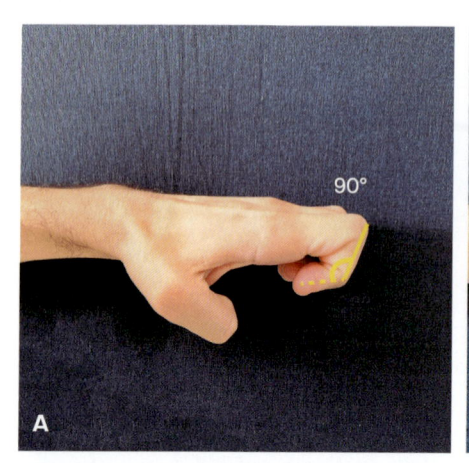 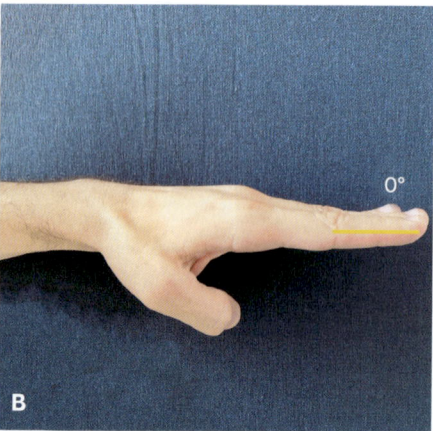

FIGURA 8   Avaliação da amplitude de movimento das interfalangeanas distais (IFD). A: flexão. B: extensão.

Polegar

Articulação trapézio-metacarpiana do polegar:

- flexão: 20°;
- extensão: 20°;
- abdução: 20°;
- adução: 50°;
- rotação interna: 40°;
- rotação externa: 20°.

Articulação metacarpofalangeana do polegar:

- flexão: 50°;
- extensão: 0 – 70°.

Articulação interfalangeana polegar:

- flexão: 90°;
- extensão: 15°.

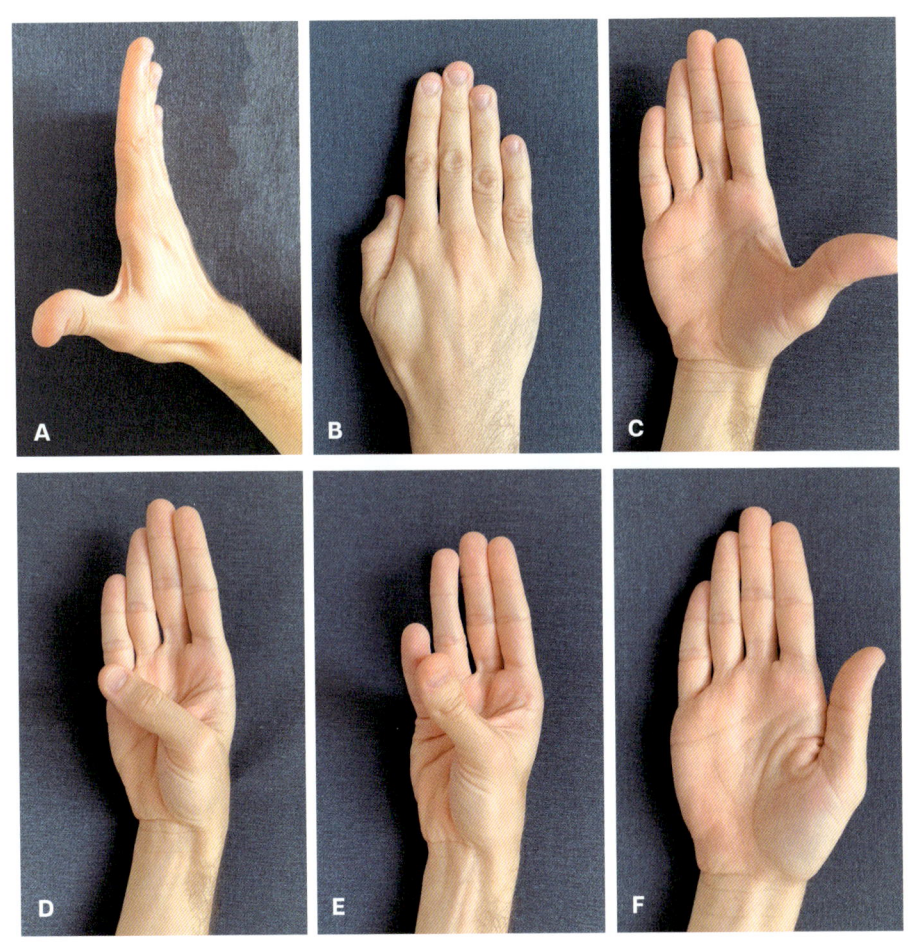

FIGURA 9 Avaliação dos movimentos do polegar. A: abdução. B: adução. C: extensão. D: flexão. E: oposição. F: reposição.

PALPAÇÃO

Punho

- Com o paciente com membro superior relaxado, após inspeção, o examinador segura seu punho usando as duas mãos, de forma que a palpação seja realizada com ênfase na face dorsal do punho usando seus polegares, e os demais dedos são usados para segurar a mão do paciente, mantendo o membro relaxado (Figura 10A).
- Em seguida, o examinador segura o antebraço do paciente com uma das mãos e, com a outra, realiza movimentos de extensão e flexão do punho (Figuras 10B e 10C).

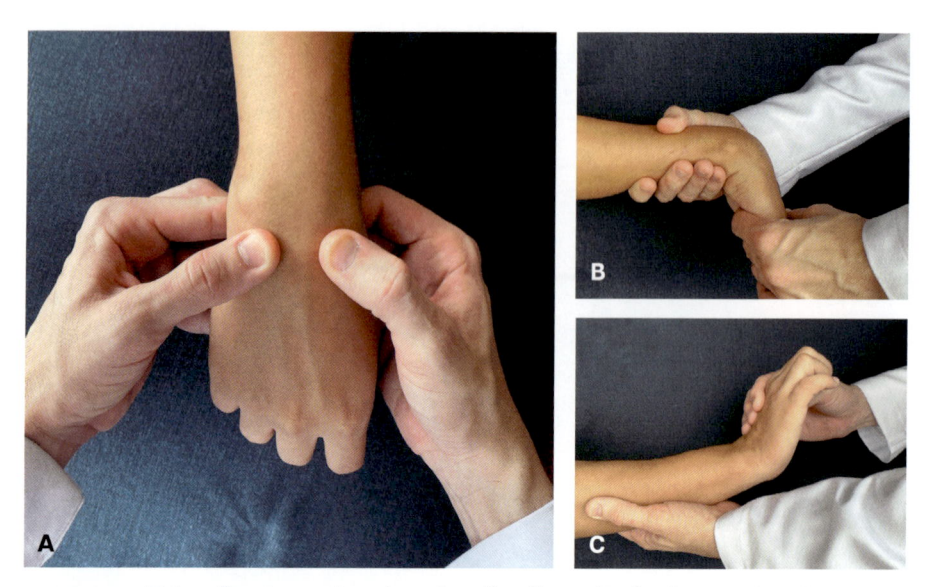

FIGURA 10 Palpação do punho. A: palpação direta. B: flexão passiva do punho. C: extensão passiva do punho.

Metacarpofalangeanas

O examinador deve posicionar a mão do paciente com a face dorsal voltada para cima. Com suas duas mãos, segura a mão do paciente, de forma a mantê-la relaxada, usando os quintos dedos para manter as MCF do paciente fletidas, enquanto os demais apoiam a mão do paciente pela face palmar e, assim, os polegares ficam livres para realizar a palpação de cada MCF individualmente (da 2ª a 5ª MCF).

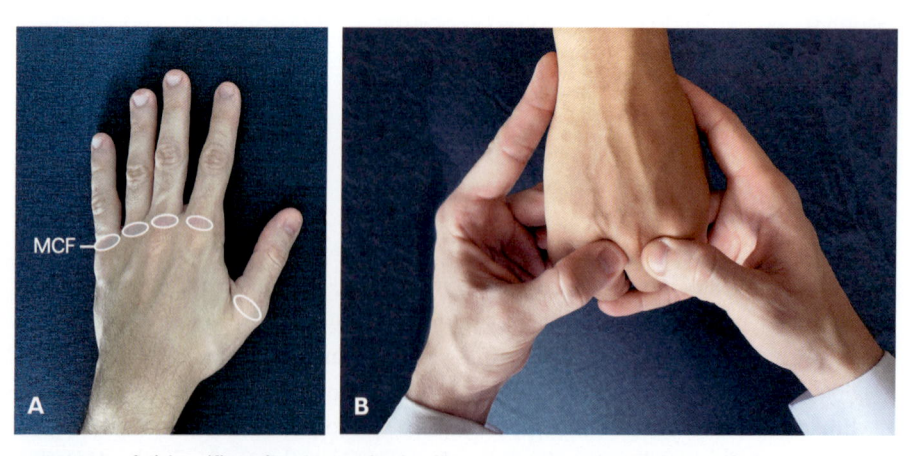

FIGURA 11 A: identificação das articulações metacarpofalangeanas (MCF). B: palpação das MCF.

Interfalangeanas proximais e interfalangeanas distais

- O paciente mantém a face dorsal dos dedos voltada para cima, o examinador identifica a linha articular, através das pregas cutâneas extensoras, e com sua mão dominante, usa o polegar e o dedo indicador para palpar a face dorsal e palmar da articulação IFP, respectivamente; e com o indicador e o polegar da mão não dominante realiza a palpação das faces lateral e medial da articulação IFP.
- Durante a palpação imprime uma força de compressão, de forma suave, nas faces dorsal e palmar da articulação IFP, enquanto avalia alguma alteração à palpação das faces lateral e medial, e vice-versa.
- Repetir esse processo em cada articulação IFP e IFD, do 2º ao 5º quirodáctilo.

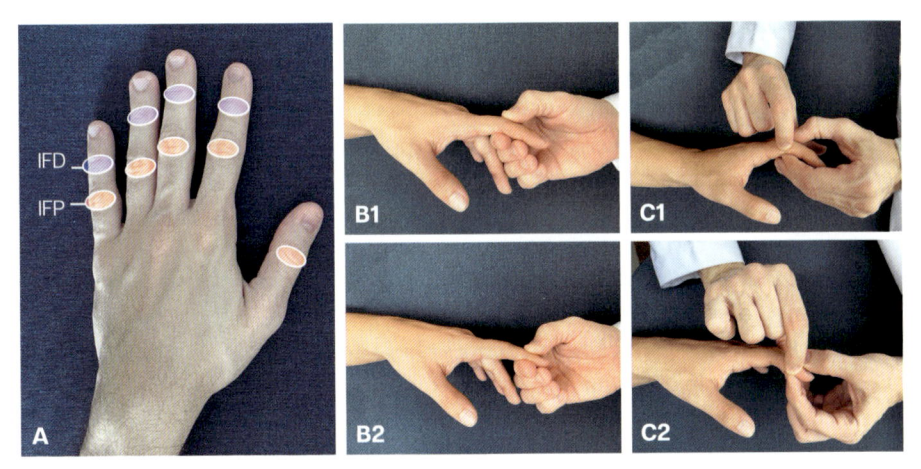

FIGURA 12 A: identificação das articulações interfalangeanas proximais e interfalangeanas distais (IFP e IFD). B: palpação em dois pontos da articulação IFP (1) e IFD (2). C: palpação em quatro pontos da articulação IFP (1) e IFD (2).

Polegar

Articulação trapézio-metacarpiana

- O examinador segura o antebraço do paciente pelo punho, com uma das mãos, mantendo seu polegar não dominante sobre a tabaqueira anatômica, que coincide com a articulação trapézio-metacarpiana.
- Com a outra mão, o examinador segura firmemente o primeiro metacarpo e realiza movimentos suaves de rotação.
- Dessa maneira, é possível avaliar comprometimento ou alterações na articulação trapézio-metacarpiana.
- Repetir esse processo na articulação trapézio-metacarpiana contralateral.

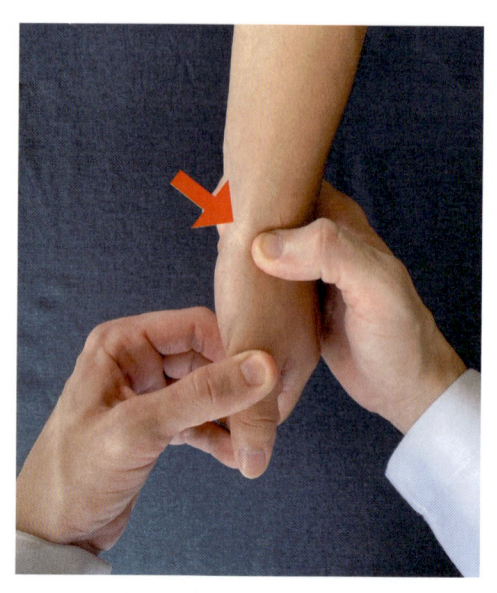

FIGURA 13   Palpação da articulação trapézio-metacarpiana. A seta indica o local referente à articulação trapézio-metacarpiana.

Articulação metacarpofalangeana

- O examinador realiza uma tração do polegar, com a face voltada para cima, usando a mão não dominante.
- Esse movimento de tração evidencia a linha articular da articulação MCF, favorecendo sua palpação com o polegar e o indicador da mão dominante (palpação em dois pontos).
- Repetir esse processo na articulação MCF contralateral.

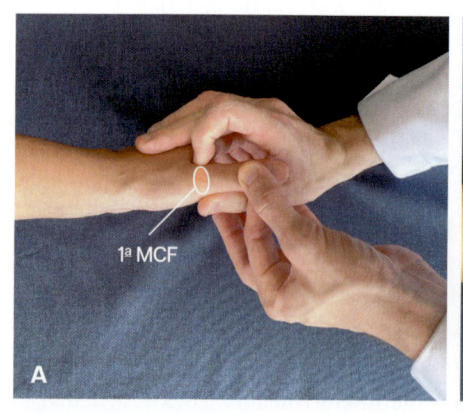
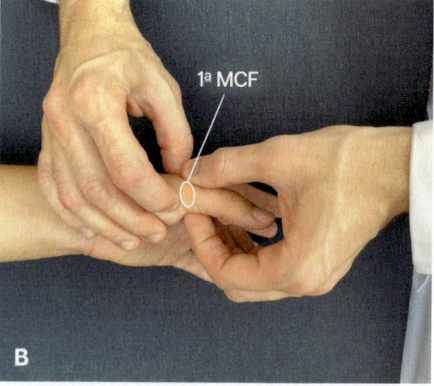

FIGURA 14   A: palpação em dois pontos da primeira articulação metacarpofalangeana (MCF). B: palpação em quatro pontos da primeira articulação MCF.

Articulação interfalangeana

- Com o polegar e indicador não dominantes, fazer palpação da articulação IF nas faces lateral e medial. Com o polegar e o indicador dominante, palpar a articulação IF pela face dorsal e palmar.
- Durante a palpação, imprimir uma força de compressão, de forma suave, nas faces dorsal e palmar da articulação IF, enquanto avalia alguma alteração à palpação das faces lateral e medial, e vice-versa.
- Repetir esse processo na articulação IF contralateral.

Observação: a aplicação prática segue a mesma ideia da palpação em quatro pontos realizada na 1ª MCF.

Tabaqueira anatômica

- Acidente anatômico localizado na face lateral do punho.
- Delimitado pelos tendões do músculo abdutor longo e extensor curto do polegar, em sua face lateral e pelo tendão do músculo extensor longo do polegar na face medial (posição anatômica).
- Pode ser identificada como uma depressão na face lateral do rádio, delimitada por dois tendões, e evidenciada ao realizar o movimento de extensão ativa do polegar.

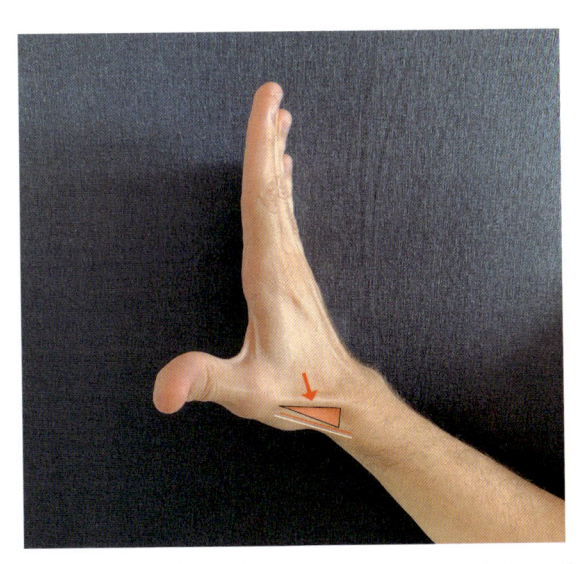

FIGURA 15 Identificação da tabaqueira anatômica e seus limites. O triângulo está sobre a área referente à tabaqueira anatômica, e seus limites são definidos pela seta vermelha, que indica o tendão do músculo extensor longo do polegar; a linha vermelha representa o tendão do músculo extensor curto do polegar; e a linha branca, o tendão do músculo abdutor longo do polegar.

Squeeze test

- Usado como *screening*, para rastreio de alterações como artrite, que não esteja tão bem evidenciada durante o exame físico.
- Realização da manobra: paciente com o punho relaxado, após palpação das MCF, que pode deixar dúvida da presença ou não de processo inflamatório local, o examinador realiza uma compressão lateromedial nas MCF (semelhante à um aperto de mãos em "saudação").
- Se o paciente referir dor, pode haver algum processo inflamatório local que deve ser valorizado.

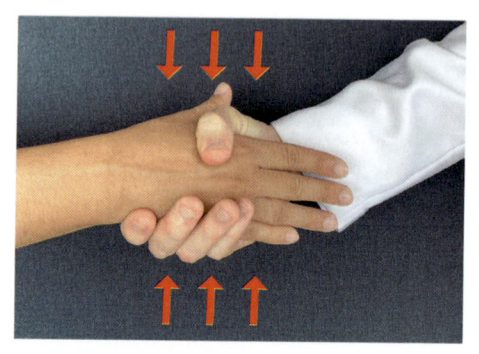

FIGURA 16 *Squeeze test.* As setas indicam o sentido da força aplicada pelo examinador sobre as articulações MCF do paciente.

MANOBRAS

Teste de Phalen

Usado para diagnóstico de Síndrome do Túnel do Carpo.

Realização do teste
1. O paciente sentado realiza uma flexão ativa máxima dos punhos e leva-os, um de encontro ao outro, de tal forma que a face dorsal de ambas as mãos fique em contato, e os braços e antebraços devem estar na altura dos ombros.
2. O paciente tenta permanecer nessa posição por pelo menos 60 segundos.

Interpretação
Se em qualquer momento do teste o paciente referir reprodução dos sintomas sensitivos (mais frequentemente formigamento), na área de inervação do nervo mediano distal ao punho (na face palmar: 1° à 3° quirodáctilo e a metade radial do 4°), considera-se como teste positivo, e sugere o diagnóstico de Síndrome do Túnel do Carpo.

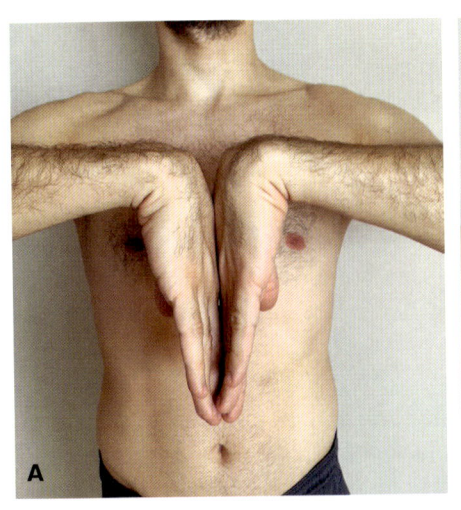
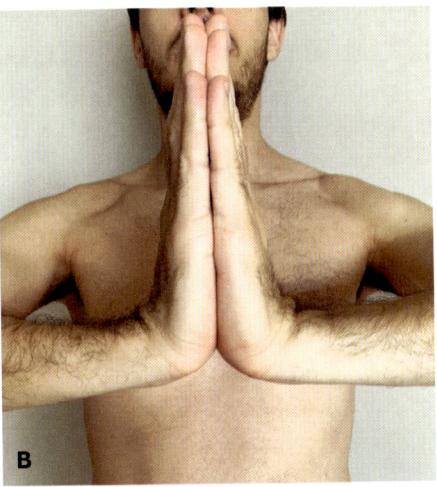

FIGURA 17 A: Teste de Phalen. B: Teste de *Phalen* invertido.

Observação: o Teste de Phalen invertido segue o mesmo conceito do teste padrão e tem o mesmo objetivo. A diferença está no posicionamento das mãos, que neste caso, ao invés de flexão máxima dos punhos, como no teste padrão, deve ser realizada uma extensão máxima dos punhos, de modo que as mãos fiquem posicionadas com contato entre as faces palmares.

Teste de Tinel do punho

Teste de percussão que, quando aplicado no punho, é usado para diagnóstico de Síndrome do Túnel do Carpo.

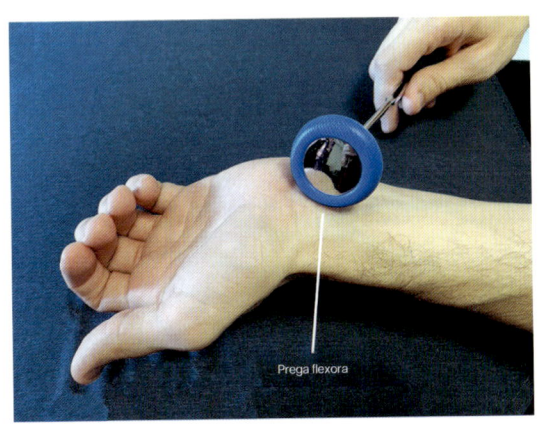

Prega flexora

FIGURA 18 Prega flexora identificada no punho, local percutido no Teste de Tinel do punho.

Realização do teste

1. O examinador posiciona-se na frente do paciente sentado, com o membro superior sobre a mesa ou o examinador segurando-o com uma de suas mãos, com o objetivo de deixá-lo com a face palmar voltada para cima, em leve extensão e relaxado.
2. O examinador identifica a prega flexora do punho, local que coincide com o ligamento transverso do carpo, trajeto do nervo mediano.
3. No local identificado, realiza percussão suave, com o dedo ou ferramenta apropriada, e avalia a resposta do paciente.

Interpretação

A percussão de um nervo, no local que sofre compressão, desencadeia uma sensação desagradável de choque, que pode irradiar distalmente até a ponta dos dedos, em território do nervo mediano. Essa sensação de choque se refere ao Sinal de Tinel, obtido por meio do teste, e sugere Síndrome do Túnel do Carpo.

Teste de McMurthry-Durkan

Usado para diagnóstico de Síndrome do Túnel do Carpo.

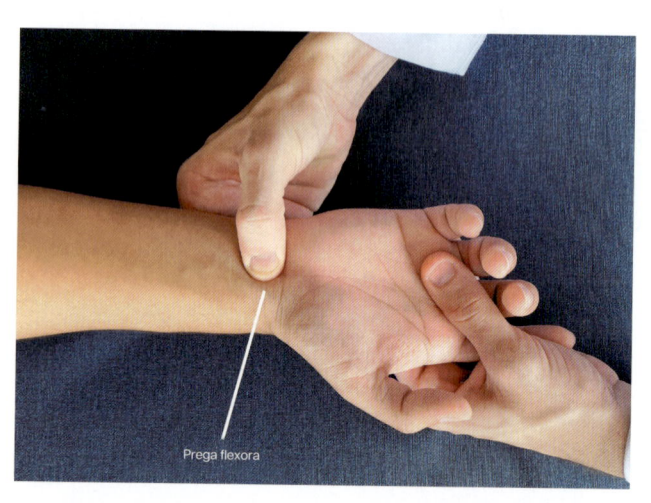

FIGURA 19 O local da prega flexora no punho deve ser pressionado durante o Teste de McMurthry-Durkan.

Realização do teste

1. O examinador posiciona-se à frente do paciente sentado, com o membro superior sobre a mesa ou com o examinador segurando-o com uma de suas mãos, com o objetivo de deixá-lo com a face palmar voltada para cima e relaxado.

2. O examinador identifica a prega flexora do punho, local que coincide com o ligamento transverso do carpo, trajeto do nervo mediano.
3. O examinador realiza uma compressão no local indicado, usando o polegar (digitopressão) por 30 segundos.

Interpretação

Se a digitopressão do nervo, no local que sofre compressão (túnel do carpo), reproduz sinais sensitivos e/ou sensação de choque, que pode irradiar distalmente até a ponta dos dedos, em território do nervo mediano, o teste é considerado positivo, e sugere Síndrome do Túnel do Carpo.

Teste de Tinel para o nervo ulnar

Teste de percussão que, aplicado em topografia do Canal de Guyon, é usado para diagnóstico de Síndrome do Canal de Guyon.

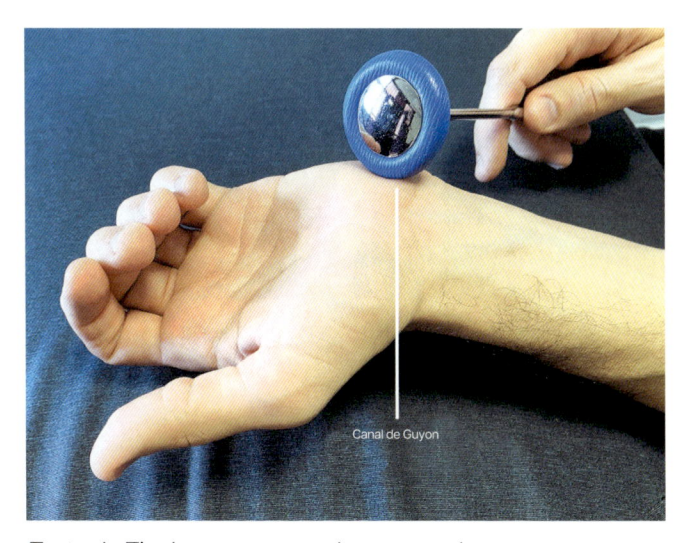

Canal de Guyon

FIGURA 20   Teste de Tinel para o nervo ulnar no punho.

Realização do teste

1. O examinador posiciona-se na frente do paciente sentado, com o membro superior sobre a mesa ou o examinador segurando-o com uma de suas mãos, com o objetivo de deixá-lo com a face palmar voltada para cima e relaxado.
2. O examinador identifica a região hipotenar proximal (região topográfica referente ao Canal de Guyon).
3. No local identificado, realiza percussão suave, com o dedo ou ferramenta apropriada, e avalia a resposta do paciente.

Interpretação

Se durante o teste o paciente referir reprodução dos sintomas sensitivos, em região de inervação do nervo ulnar na face palmar (5° quirodáctilo e metade ulnar do 4°), o teste é considerado positivo e sugere síndrome do canal de Guyon. Não se considera sintomatologia expressa na face dorsal do 4° e 5° dedos, pois a região dorsal é inervada pelo ramo cutâneo dorsal do ulnar que não passa pelo Canal de Guyon).

Teste de Finkelstein

Usando para diagnóstico de tenossinovite do primeiro compartimento extensor, por onde passam os tendões dos músculos abdutor longo e extensor curto do polegar.

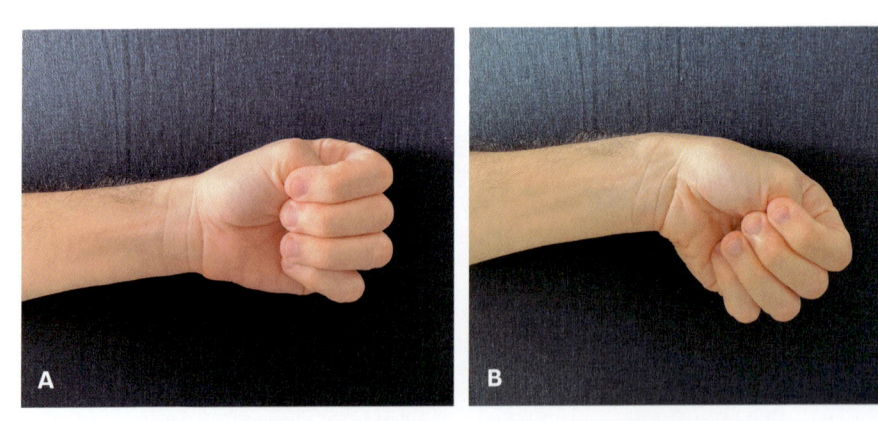

FIGURA 21   Teste de Finkelstein. A: punho cerrado em posição neutra. B: desvio ulnar do punho de forma ativa, sem participação do examinador.

Realização do teste
1. Paciente sentado ou em ortostase, com braço ao lado do tórax, cotovelo fletido em aproximadamente 90°, e antebraço e punho em posição intermediária entre pronação e supinação.
2. Paciente fecha o punho com o polegar dentro dos dedos e realiza um desvio do punho para o lado ulnar (adução), Figura 21B.
3. Com uma das mãos o examinador estabiliza o antebraço e com a outra realiza um desvio do punho para o lado ulnar (adução).

Interpretação

Se o paciente referir reprodução dos sintomas em topografia dos tendões dos músculos abdutor longo e extensor curto do polegar, no nível do processo estiloide do rádio, o teste é considerado positivo e sugere o diagnóstico de tenossinovite de

De Quervain. Caso o paciente não apresente dor com a manobra ativa, essa pode ser sensibilizada pelo examinador, que com uma das mãos estabiliza o antebraço e com a outra realiza um desvio do punho para o lado ulnar (adução).

Observação: indivíduos normais podem apresentar dor ao Teste de Finkelstein, por esse motivo, o teste sempre deve ser realizado bilateralmente, valorizando o estudo comparativo e a queixa prévia.

Teste de Allen

Usado para avaliar qual artéria (radial ou ulnar) é a principal responsável pelo suprimento arterial da mão.

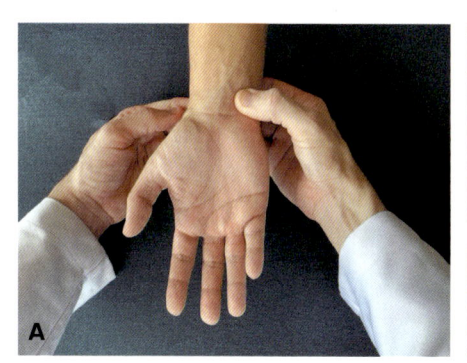 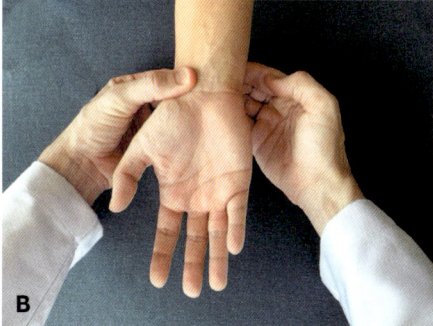

FIGURA 22 Teste de Allen. A: avaliação da reperfusão pela artéria radial. B: avaliação da reperfusão pela artéria ulnar.

Realização do teste
1. Paciente sentado ou em ortostase, com antebraço supinado apoiado sobre a mesa e mão em posição neutra.
2. Examinador palpa o pulso radial e ulnar no punho, e realiza uma compressão simultânea. Enquanto isso, o paciente faz movimentos de flexão e extensão dos dedos (abrir e fechar a mão), o que deixa a mão pálida (por aumentar a drenagem sanguínea da mão).
3. Ao perceber a palidez da mão, o paciente cessa os movimentos, e o examinador libera a compressão em uma das artérias e avalia se ocorre reperfusão da mão.
4. Após avaliação da reperfusão, repetir todo o teste na artéria que ficou comprimida.

Interpretação
Caso haja falha na reperfusão da mão, ao liberar a compressão em uma das artérias, o teste é considerado positivo e sugere alteração no fluxo arterial do vaso avaliado.

EXAME NEUROLÓGICO

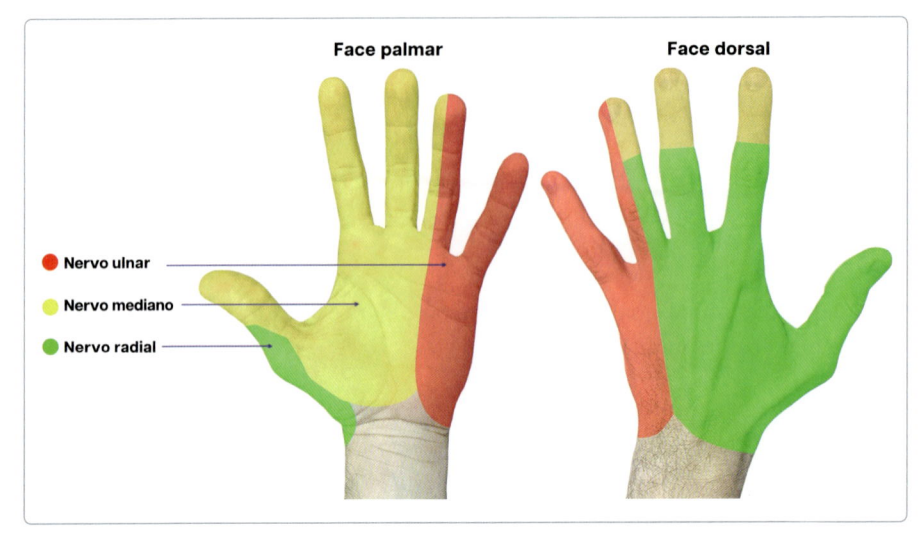

FIGURA 23 Inervação sensitiva da mão na face palmar e dorsal.

BIBLIOGRAFIA

Berger RA. The anatomy of the ligaments of the wrist and distal radioulnar joints. Clin Orthop Relat Res. 2001;383:32-40.

Brown DE, Lichtman DM. Physical examination of the wrist. In: Lichtman DM (ed.) The wrist and its disorders. Philadelphia: W. B. Elsevier; 1988.

Buijze GA, Dvinskykh NA, Strackee SD, Streekstra GJ, Blankevoort L. Osseous and ligamentous scaphoid anatomy, part II: evaluation of ligament morphology using three-dimensional anatomical Imaging. J Hand Surg Am. 2011;36(12):1936-1943.

Canale ST, Azar FM, Beaty JH. Campbell's operative orthopaedics. Philadelphia: Elsevier; 2017. p. 3478-3568.

Carvalho MAP, Lanna C, Bertolo M, Ferreira G. Reumatologia: diagnóstico e tratamento. 5. ed. Rio de Janeiro: Guanabara Koogan; 2019. p. 273-299.

Cecin HA, Ximenes AC (org.). Tratado brasileiro de reumatologia. São Paulo: Atheneu; 2015. p. 387-396.

Fauci AS, Langford CA. Reumatologia de Harrison. 3. ed. Porto Alegre: AMGH; 2014. p. 172-177.

Firestein GS, Budd RC, Gabriel SE, McInnes IB, O'Dell JR, Koretzky GA. Firestein & Kelley's textbook of rheumatology. 11th ed. Philadelphia: Elsevier; 2013. p. 708-720.

Hochberg MC, Silman AJ, Smolen JS, Weinblatt ME, Weisman MH. Reumatologia. 6. ed. Rio de Janeiro: Elsevier; 2016. p. 933-45.

Huang JI, Hanel DP. Anatomy and biomechanics of the distal radioulnar joint. Hand Clin. 2012;28(2):157-163.

Imboden JB, Hellmann DB, Stone JH. Current reumatologia: diagnóstico e tratamento. 3. ed. Porto Alegre: AMGH; 2014. p. 48-58.

Kauer JM, de Lange A. The carpal joint: anatomy and function. Hand Clin. 1987;3(1): 23-29.

Kleinan WB. Physical examination of the wrist: useful provocative maneuvers. J Hand Surg Am. 2015;40(7):1486-1500.

Lawry GV. Exame musculoesquelético sistemático. Porto Alegre: AMGH; 2012. p. 37-99.

Palmer AK, Levinsohn EM, Kuzma GR. Arthrography of the wrist. J Hand Surg Am. 1983;8(1):15-23.

Thompson JC, Netter FH. Netter's concise orthopaedic anatomy. Philadelphia: Elsevier; 2010. p. 140-218.

9

Exame físico do joelho

INTRODUÇÃO

O joelho é a articulação sinovial com a maior área de superfície articular, é formado pela extremidade distal do fêmur, proximal da tíbia e pela patela. A articulação tibiofibular também faz parte do joelho, porém não participa da articulação sinovial. É estruturalmente estabilizado por inúmeros ligamentos, meniscos e musculatura periarticular e recoberto por pouco tecido celular subcutâneo. O exame físico do joelho facilita o diagnóstico das possíveis lesões que causam dor, limitação e/ou instabilidade.

INSPEÇÃO ESTÁTICA

Iniciada desde a entrada do paciente no consultório, durante a marcha, até a posição anatômica, em ortostase, avaliando a atitude, posicionamento, eixo e eventuais anormalidades.

Visão anterior

- Avaliar o alinhamento dos membros inferiores – entre o fêmur e a tíbia:
  - Geno varo.
  - Geno valgo.
  - Ângulo "Q" do joelho.
- Aumento de volume, edema e tumoração:
  - Doença de Osgood-Schlatter.
- Alterações cutâneas: hematomas, equimoses, eritema, descamação e cicatrizes.
- Trofismo muscular.
- Assimetrias: sempre comparar com o lado contralateral.

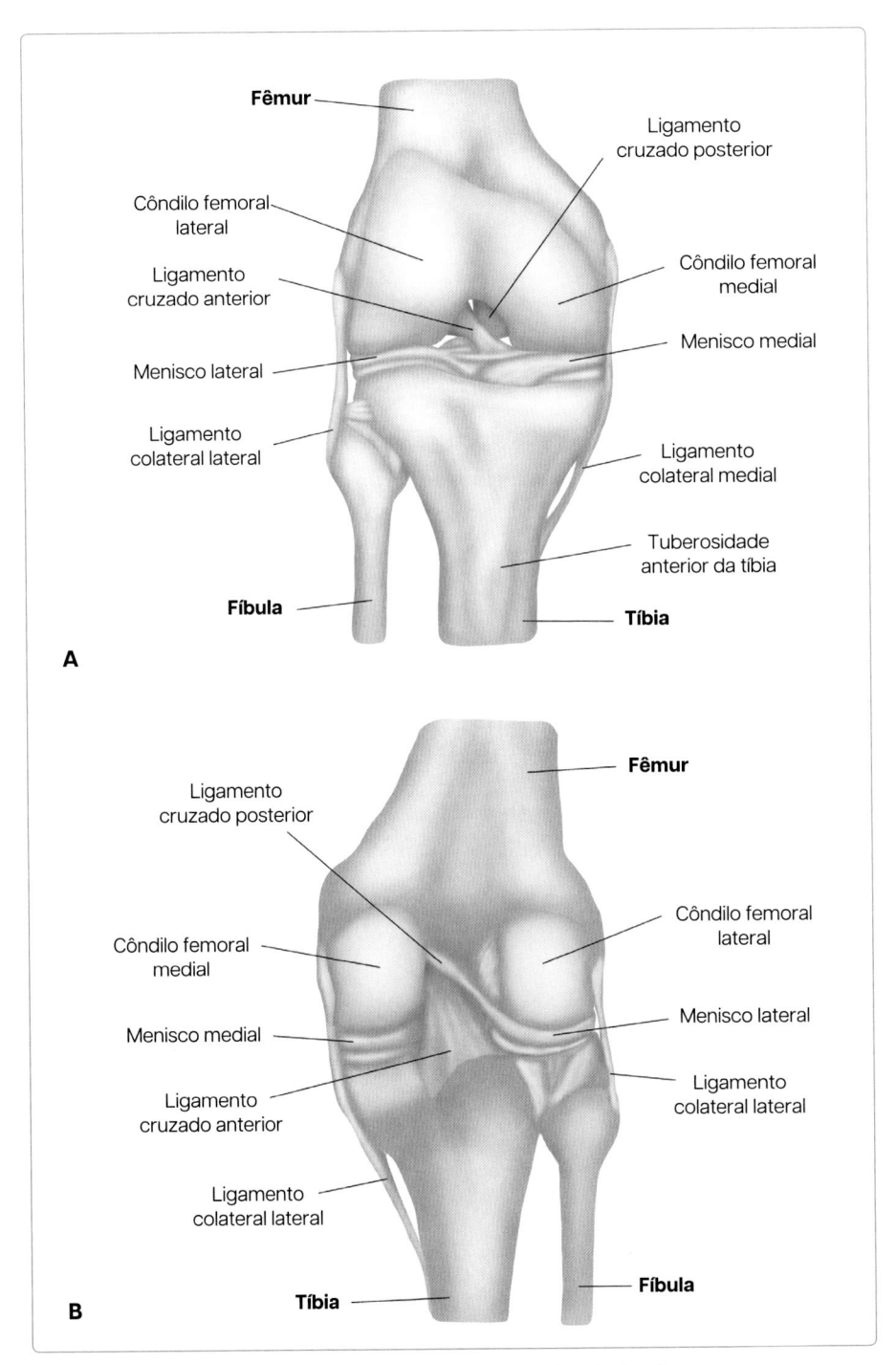

FIGURA 1   A: visão anterior do joelho. B: visão posterior do joelho.

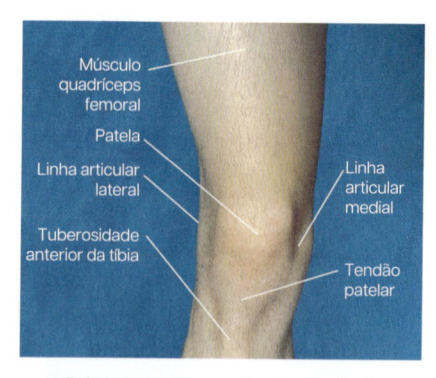

FIGURA 2 Anatomia superficial do joelho, estruturas da face anterior, lateral e medial.

Geno varo

Alteração no alinhamento do joelho, de tal forma que a descarga do peso corporal incide com maior intensidade no compartimento medial, estando este mais propenso a lesões.

O joelho tende a desviar para lateral (se afasta um do outro) e os tornozelos para medial, criando um aspecto de pernas arqueadas.

Geno valgo

Alteração no alinhamento do joelho, de tal forma que a descarga do peso corporal incide com maior intensidade no compartimento lateral, estando este mais propenso a lesões.

O joelho tende a desviar para medial (se aproxima um do outro) e os tornozelos para lateral (se afastam um do outro), criando um aspecto de membros inferiores em "X".

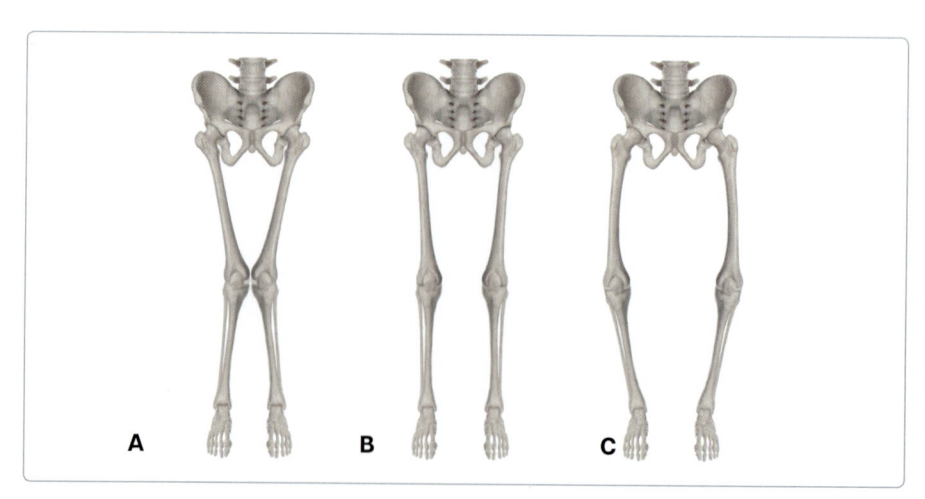

FIGURA 3 Avaliação do alinhamento articular anterior do joelho. A: geno valgo. B: joelho normal. C: geno varo.

Ângulo "Q" do joelho

Ângulo formado por uma linha que se estende do centro da patela até a espinha ilíaca anterossuperior, com outra linha que se estende do centro da patela até a inserção do tendão patelar na tuberosidade anterior da tíbia. O valor normal é de até 20°.

- Aumento de volume.
- Edema.
- Tumoração.

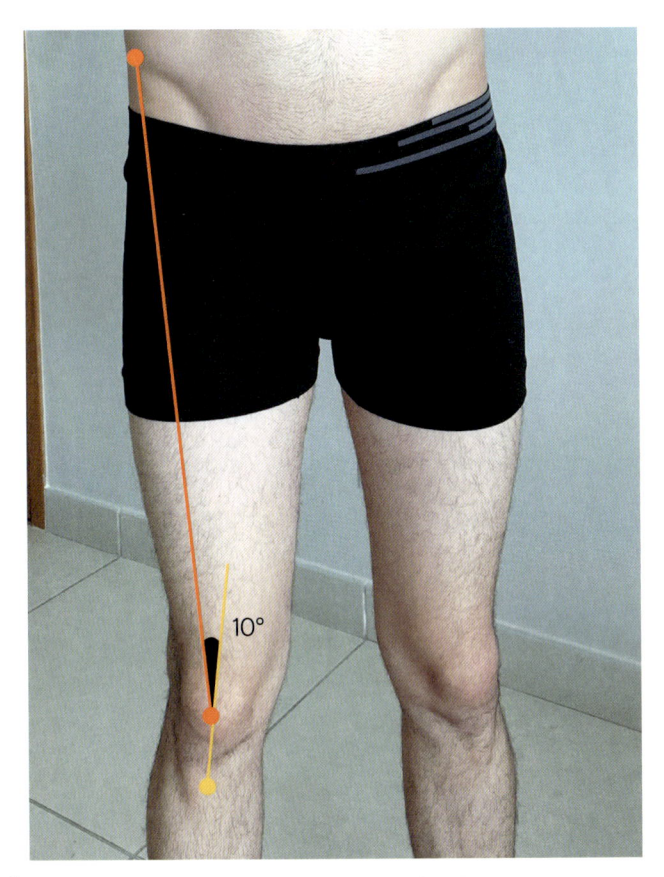

FIGURA 4 Ângulo "Q" do joelho dentro da normalidade.

Doença de Osgood-Schlatter

Caracterizada por dor e aumento de volume na tuberosidade anterior da tíbia, decorrente de apofisite na inserção do tendão patelar, por uso excessivo. Geralmente ocorre em adolescentes com idade entre 10 e 17 anos.

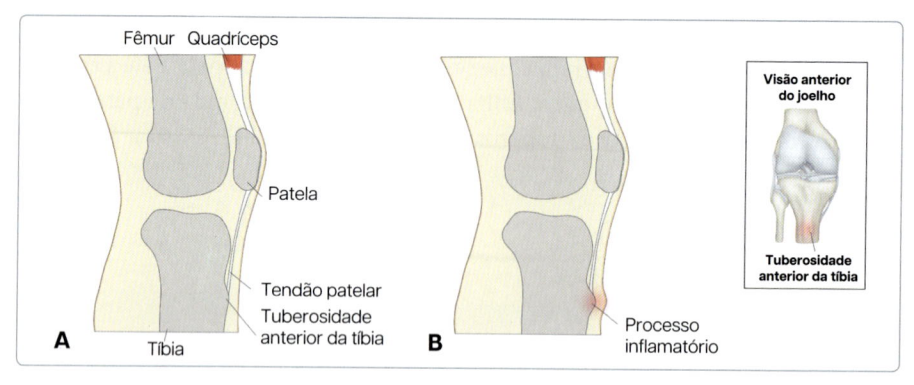

FIGURA 5 A: visão lateral do joelho normal. B: visão lateral do joelho, evidenciando processo inflamatório na tuberosidade anterior da tíbia, local de inserção do tendão patelar.

Visão lateral

Avaliar o alinhamento dos membros inferiores (entre o fêmur e a tíbia).

Geno recurvato

Alteração no alinhamento, de tal forma que o joelho se apresenta hiperestendido (extensão maior que 10°).

Flexo do joelho

Alteração no alinhamento decorrente de bloqueio na extensão do joelho.

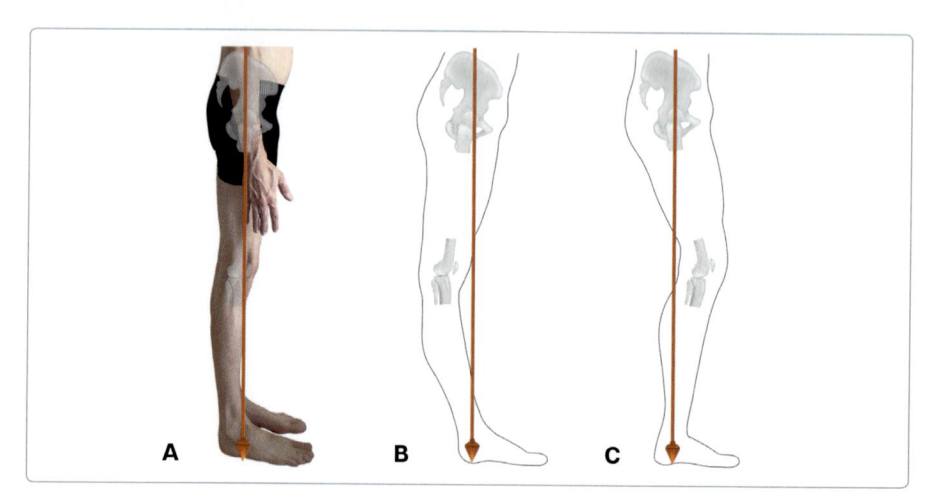

FIGURA 6 A: joelho com alinhamento normal, em que a linha do fio de prumo passa levemente anterior ao joelho. B: joelho hiperestendido, a linha do fio de prumo passa mais anteriormente que o normal. C: joelho em flexão, em que a linha do fio de prumo passa posteriormente ao joelho.

INSPEÇÃO DINÂMICA

Amplitude de movimento

- Flexão 0° a 135°: paciente em decúbito ventral ou em ortostase, com joelho estendido, o examinador solicita que flexione o joelho (levar o calcanhar à distância mínima possível da sua nádega).
- Extensão 0°: paciente em ortostase, joelho em posição neutra, estendido a 0°, o examinador solicita que realize extensão do joelho. A maioria das pessoas permanece em 0° de extensão, porém, algumas conseguem realizar hiperextensão do joelho, se for até 10°, é considerada normal.

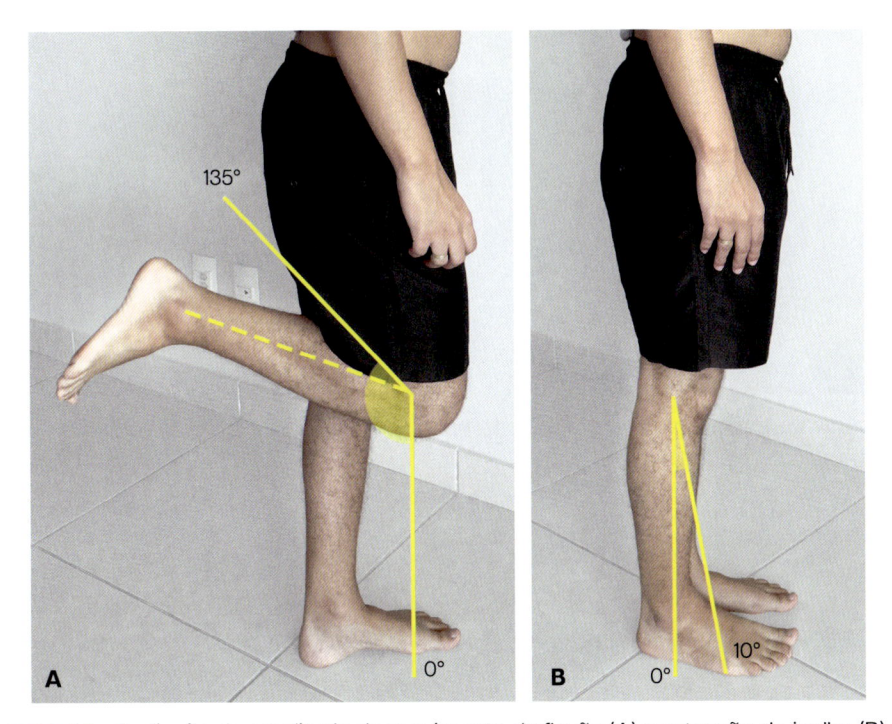

FIGURA 7 Avaliação da amplitude de movimento da flexão (A) e extensão do joelho (B).

- Rotação interna (medial) da tíbia 20° a 30°: paciente em decúbito dorsal, com quadril e joelho flexionados a 90°. Com uma das mãos, o examinador apoia a perna do paciente, próximo ao joelho; e com a outra mão, segura o calcanhar e realiza um movimento de rotação interna da tíbia (Figura 8A).
- Rotação externa (lateral) da tíbia 30° a 40°: paciente em decúbito dorsal, com quadril e joelho flexionados a 90°. Com uma das mãos, o examinador apoia a perna do paciente próximo ao joelho; e com a outra mão, segura o calcanhar e realiza um movimento de rotação externa da tíbia (Figura 8B).

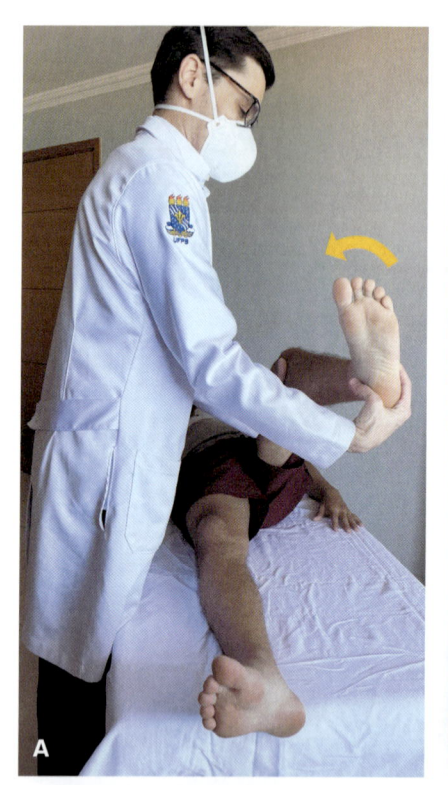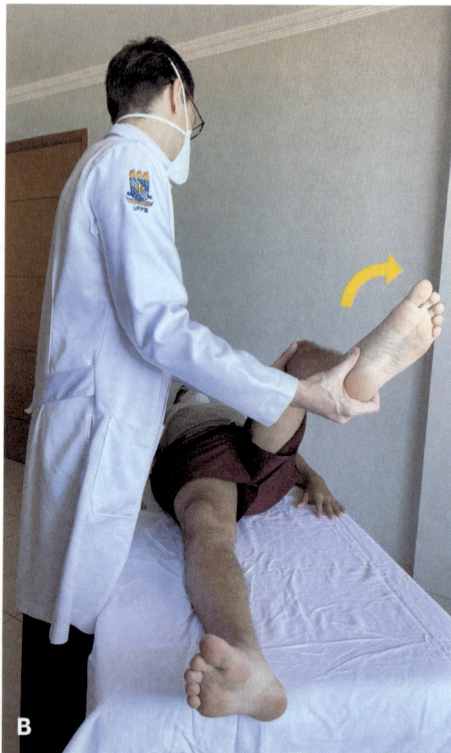

FIGURA 8 A: avaliação da rotação interna (medial) da tíbia. B: avaliação da rotação externa (lateral) da tíbia.

PALPAÇÃO

Avaliação de temperatura

Paciente em decúbito dorsal, com os membros inferiores em posição neutra (joelhos estendidos), o examinador avalia a temperatura por meio de um toque suave, usando a face dorsal dos dedos sobre as regiões suprapatelar, infrapatelar, inferomedial e inferolateral à patela, sempre comparando com o lado contralateral.

No joelho sem anormalidades, deve haver diferença na temperatura da articulação quando comparada com o restante do membro, pois na região articular a temperatura tende a ser mais baixa (um grau a menos que a temperatura do restante do membro).

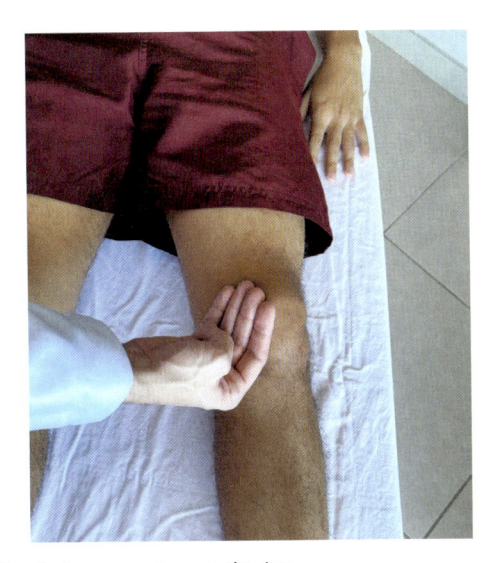

FIGURA 9 Avaliação da temperatura articular.

Interlinhas articulares do joelho

São linhas que correspondem ao espaço articular entre duas superfícies ósseas. Sua palpação faz parte da avaliação dos compartimentos medial e lateral do joelho.

Interlinha articular lateral

Com o paciente em decúbito dorsal, com o joelho levemente fletido, o examinador usando o polegar, inicia a palpação pelo recesso patelar inferolateral, prossegue a palpação em direção posterior, passando pelo ligamento colateral lateral e indo até o encontro do tendão do músculo bíceps femoral.

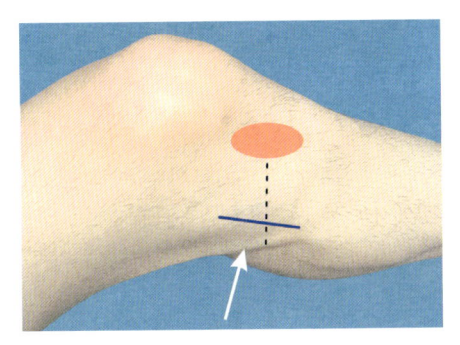

FIGURA 10 Face anterolateral do joelho. A seta indica o tendão do músculo bíceps femoral. A linha azul representa o local referente ao ligamento colateral lateral. A linha tracejada indica o local da interlinha articular lateral do joelho, e a imagem elíptica representa o recesso patelar inferolateral.

Interlinha articular medial

Com o paciente em decúbito dorsal, com o joelho levemente fletido, o examinador usando o polegar, inicia a palpação pelo recesso patelar inferomedial, prosseguindo a palpação em direção posterior, até ir de encontro aos tendões dos músculos semimembranoso e semitendinoso.

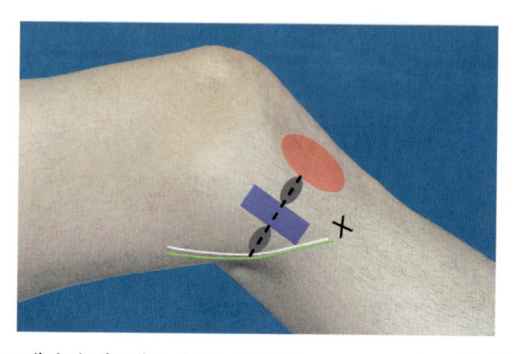

FIGURA 11   Face medial do joelho. Letra "X": bursa anserina. Linha tracejada: interlinha articular medial do joelho. Imagem elíptica vermelha: recesso patelar inferomedial. Imagem elíptica cinza anterior: corno anterior do menisco medial. Imagem elíptica cinza posterior: corno posterior do menisco medial. Linha branca: tendão do músculo semimembranoso. Linha verde: tendão do músculo semitendíneo. Retângulo azul: ligamento colateral medial.

Recessos e bursas patelares

Recesso ou bursa suprapatelar

Prolongamento da bolsa sinovial da articulação do joelho para a região superior da patela. Local geralmente perceptível à inspeção e palpação quando um derrame articular volumoso está presente.

Deve ser palpado com o paciente em decúbito dorsal com o joelho estendido.

Recesso infrapatelar

Prolongamento da bolsa sinovial da articulação do joelho para a região inferior da patela e tendão patelar. Local geralmente perceptível à inspeção e palpação quando um derrame articular pequeno a moderado está presente.

Deve ser palpado com o paciente em decúbito dorsal com o joelho estendido.

Bursa pré-patelar

Estrutura em formato de bolsa, formada por membrana sinovial, contendo pouca quantidade de líquido sinovial, quando está normal é imperceptível à inspeção e palpação. Localiza-se anteriormente à patela.

Deve ser palpada com o paciente em decúbito dorsal com o joelho estendido.

Bursa infrapatelar superficial

Localiza-se anteriormente ao tendão infrapatelar, na altura da tuberosidade anterior da tíbia, quando está normal é imperceptível à inspeção e palpação.

Deve ser palpada com o paciente em decúbito dorsal com o joelho estendido.

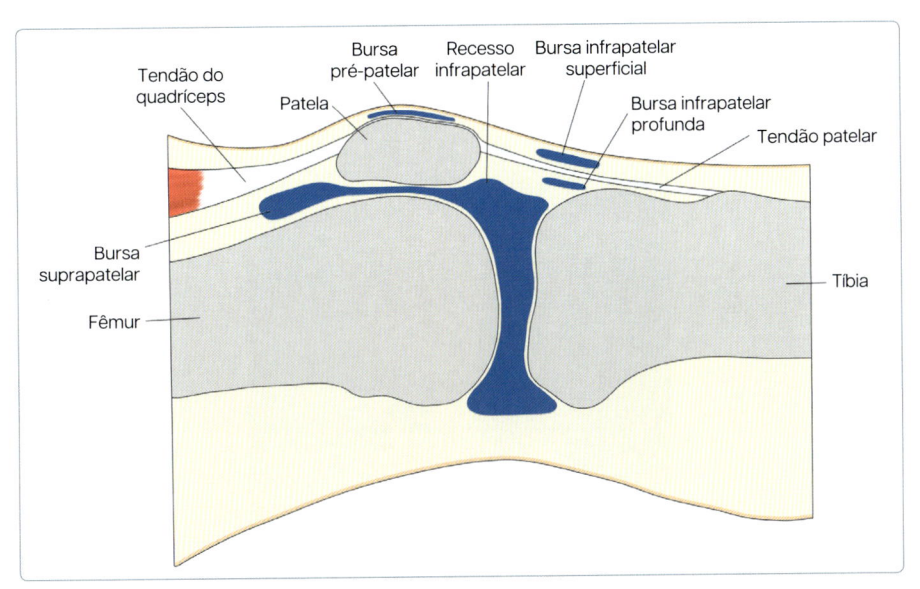

FIGURA 12   Visão medial do joelho, com destaque para os recessos e bursas patelares.

Bursa anserina

Localizada na face medial do joelho, abaixo da pata de ganso (conjunto de tendões dos músculos sartório, grácil e semitendíneo, responsáveis pela flexão do joelho e proteção contra o estresse rotacional e em valgo).

Deve ser palpada com o paciente em decúbito dorsal com o joelho estendido. Quando está normal é imperceptível à inspeção e palpação.

Tendão patelar

Também chamado de ligamento patelar, é formado por uma extensão do tendão do quadricipital. Se estende da patela até a tuberosidade anterior da tíbia.

Deve ser palpado com o paciente em decúbito dorsal com o joelho estendido.

Tendão quadricipital

É formado pela união dos tendões de quatro músculos do compartimento anterior da coxa (vasto lateral, vasto medial, vasto intermédio e reto femoral), que se inserem no polo superior da patela. Participa do movimento de extensão do joelho.

Deve ser palpado com o paciente em decúbito dorsal com o joelho estendido.

Tuberosidade anterior da tíbia

Proeminência óssea de formato elíptico, localizada na face anterior da epífise proximal da tíbia, local onde se insere o tendão patelar.

Deve ser palpada com o paciente em decúbito dorsal com o joelho estendido.

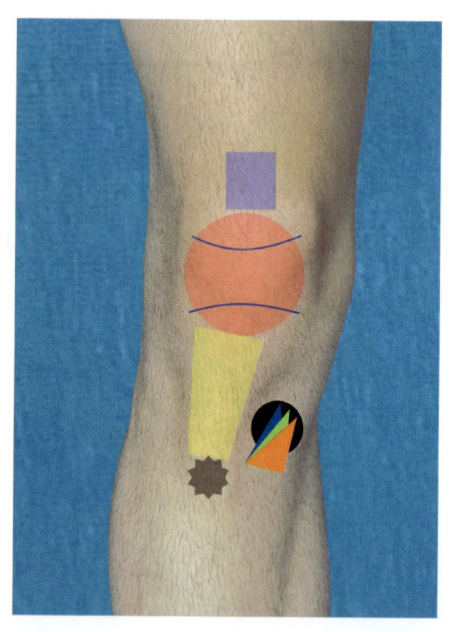

FIGURA 13   Vista anterior do joelho. Quadrado roxo: tendão quadricipital. Círculo vermelho: patela dividida em seus polos superior, médio e inferior. Retângulo amarelo: tendão patelar. Círculo estrelado cinza: tuberosidade anterior da tíbia. Círculo preto: bursa anserina. Os triângulos representam os tendões que compõem a "pata de ganso": em azul, o sartório; em verde, o grácil; e em laranja, o semitendíneo.

PATELA

Sinal da tecla

Sinal encontrado na presença de derrame articular de moderado a grande volume.

Com o paciente em decúbito dorsal, com o joelho estendido, o examinador comprime o recesso suprapatelar lateral e medial, superiormente, usando a mão esquerda, por exemplo. Com o 2° e 3° quirodáctilos direitos, comprime rapidamente e repetidamente a face anterior da patela.

Na presença de líquido sinovial em excesso, haverá uma sensação de rebote após a compressão patelar, denotando sinal da tecla positivo.

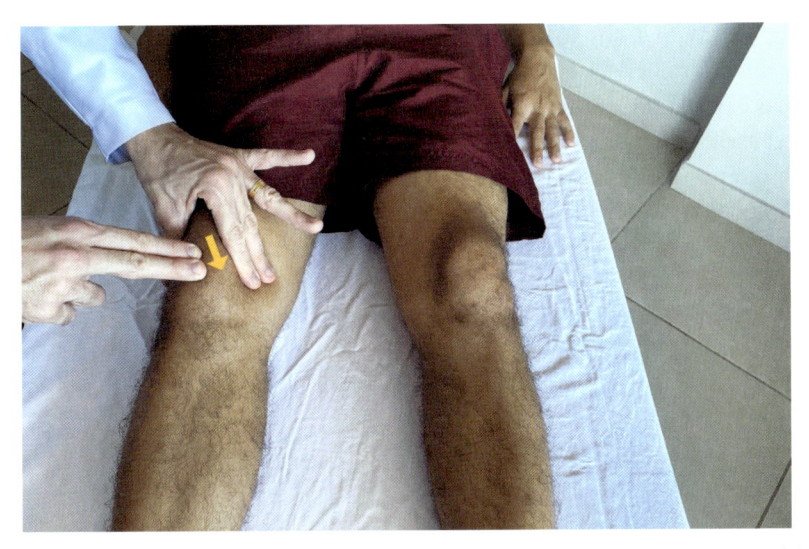

FIGURA 14 Pesquisa do sinal da tecla no joelho direito. A seta indica o sentido da força aplicada pelo examinador.

Teste da apreensão patelar

Usado para pesquisa de luxação ou subluxação patelar.

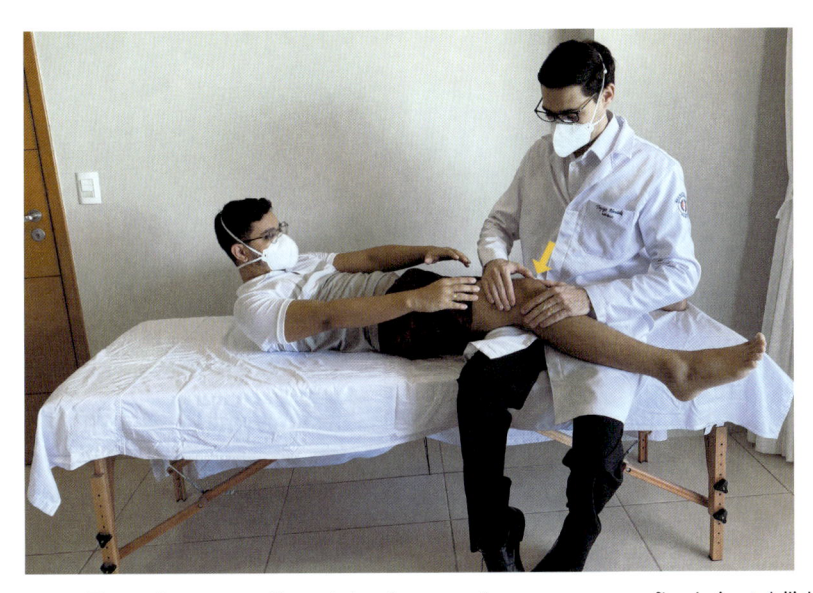

FIGURA 15 Teste de apreensão patelar. Ao perceber uma sensação de instabilidade patelar, o paciente tenta impedir a continuidade da manobra. A seta indica o sentido da força aplicada pelo examinador.

O paciente em decúbito dorsal, com o joelho fletido à 30°, apoia-se sobre a perna do examinador que está sentado na maca. Com uma das mãos o examinador tenta deslocar a patela no sentido lateral (tentando subluxá-la), ao mesmo tempo realiza flexão passiva lentamente, no joelho examinado.

Caso o paciente apresente história de luxação ou subluxação patelar, ele ficará apreensivo durante a manobra, e tentará impedir a continuidade da flexão do joelho. Dessa forma, o teste de apreensão patelar é considerado positivo.

Teste de compressão ou hiperpressão patelar

Usado para avaliar condromalácia, osteoartrite ou instabilidade femoropatelar.

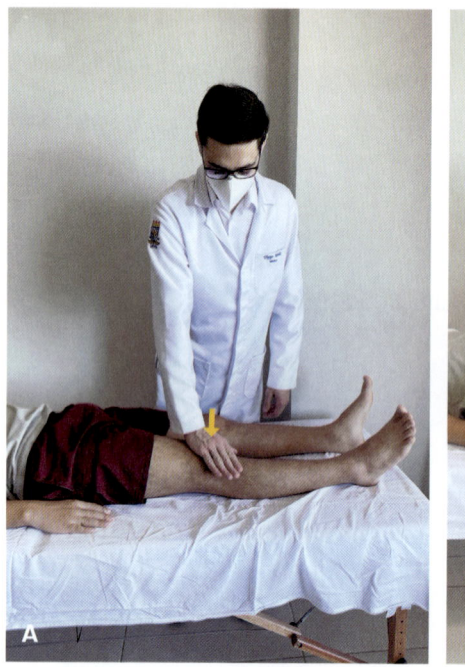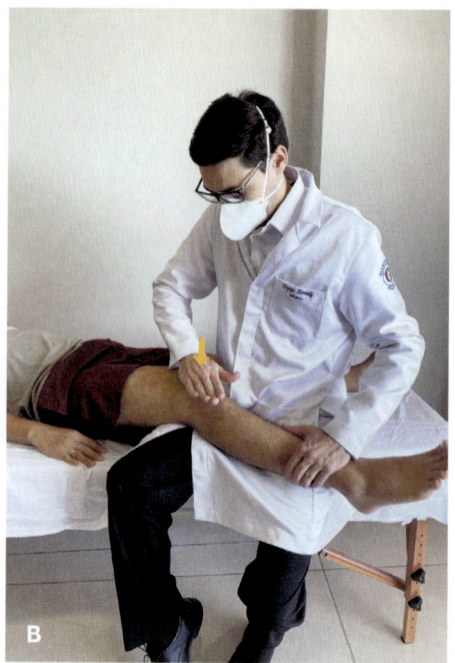

FIGURA 16 Teste da compressão ou hiperpressão patelar. A seta indica o sentido da força aplicada pelo examinador. A: joelho em extensão. B: joelho flexionado 25-30°.

No paciente em decúbito dorsal, com os joelhos estendidos, o examinador aplica uma força sobre a patela, para baixo; em seguida repete a manobra com o joelho em 25° a 30° de flexão.

Se o paciente referir dor no joelho, em qualquer momento da manobra, o teste é considerado positivo.

MANOBRAS

Teste de McMurray

Usado para avaliação de lesão nos meniscos medial e lateral.

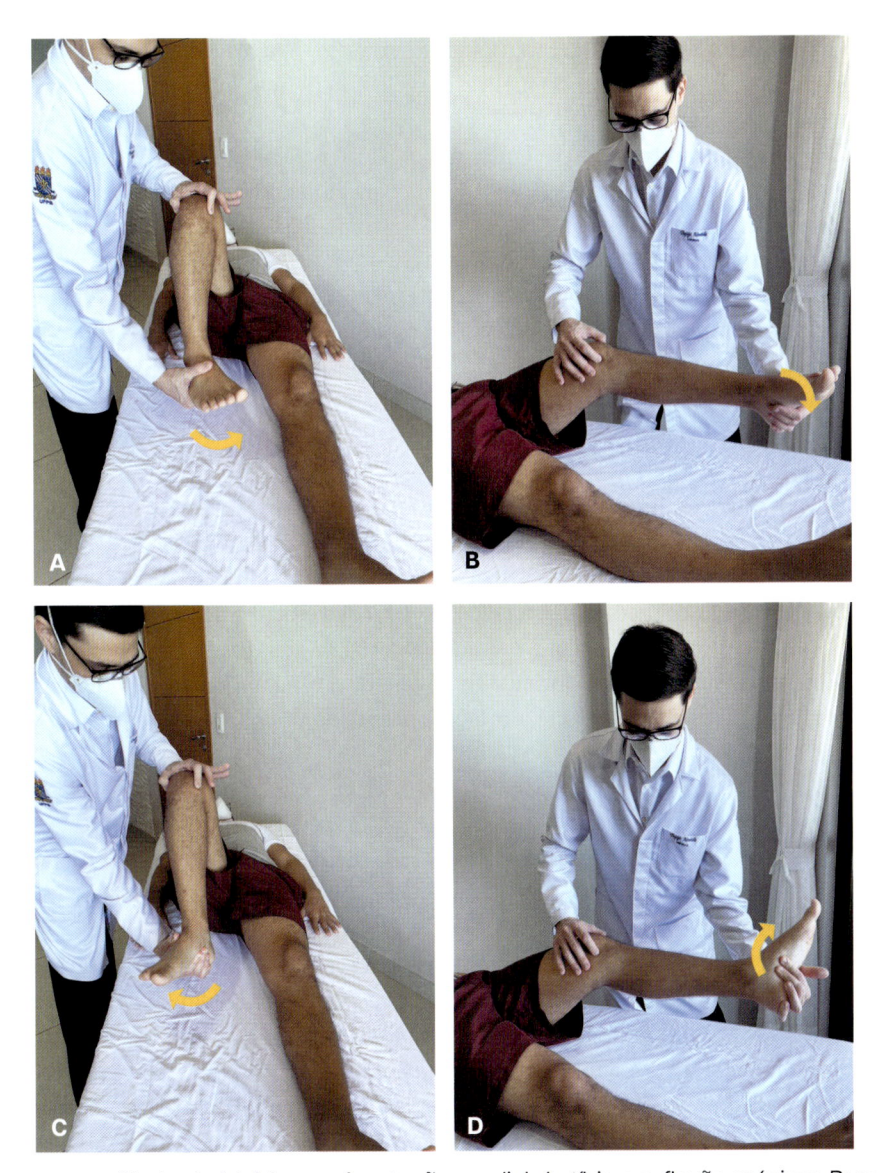

FIGURA 17   Teste de McMurray. A: rotação medial da tíbia em flexão máxima. B: rotação medial da tíbia durante a extensão. C: rotação lateral da tíbia durante a flexão máxima. D: rotação lateral da tíbia durante a extensão.

Realização do teste

1. O examinador posiciona-se no lado do joelho a ser avaliado do paciente em decúbito dorsal, com quadril fletido a 90° e joelho em flexão máxima.
2. O examinador com uma das mãos segura o calcanhar do membro avaliado; e com a outra mão, segura o joelho, palpando as interlinhas articulares medial e lateral usando o polegar e o indicador.
3. O examinador roda a tíbia internamente (rotação medial) e faz movimentos de extensão e flexão passiva do joelho, suave e repetitivamente, mantendo a tíbia rodada medialmente.
4. O examinador retorna o paciente para posição inicial (quadril fletido a 90° e joelho em flexão máxima) e realiza uma rotação externa da tíbia (rotação lateral) seguida de extensão e flexão passiva do joelho, suave e repetitivamente, mantendo a tíbia rodada lateralmente.
5. Nem sempre descrito como parte do teste, mas é possível sensibilizar a manobra realizando um estresse em valgo no joelho, enquanto ele é estendido e flexionado (com a tíbia em rotação lateral e medial) e depois um estresse em varo, repetindo a manobra algumas vezes.

Interpretação

Havendo dor ou limitação de movimento, com ou sem estalido durante a manobra, o teste é considerado positivo.

- Lesão de menisco medial: dor na interlinha medial e/ou limitação de movimento, com ou sem estalido durante a rotação externa da tíbia.
- Lesão de menisco lateral: dor na interlinha lateral e/ou limitação de movimento, com ou sem estalido durante a rotação interna da tíbia.

Teste de Apley do joelho

Usado para avaliação de lesão nos meniscos medial e lateral.

Realização do teste

1. Paciente em decúbito ventral, com o joelho a ser examinado fletido a 90°.
2. O examinador apoia suas mãos no pé do paciente (na face plantar), aplica uma força para baixo (em direção ao chão) ao mesmo tempo que realiza uma rotação externa da tíbia até a angulação máxima ou quando paciente referir dor.
3. A compressão deve ser repetida, associada à rotação medial da tíbia, desta vez.
4. Se o paciente referir dor durante alguma etapa da manobra, esta etapa deve ser repetida, porém ao invés de aplicar a força de compressão, deve ser usada uma força de tração (em direção ao teto). No momento da tração, a coxa deve ser estabilizada na maca por uma das mãos ou pela perna do examinador.

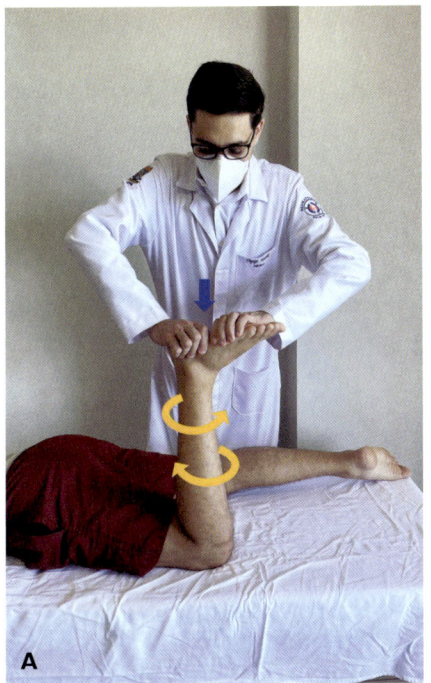 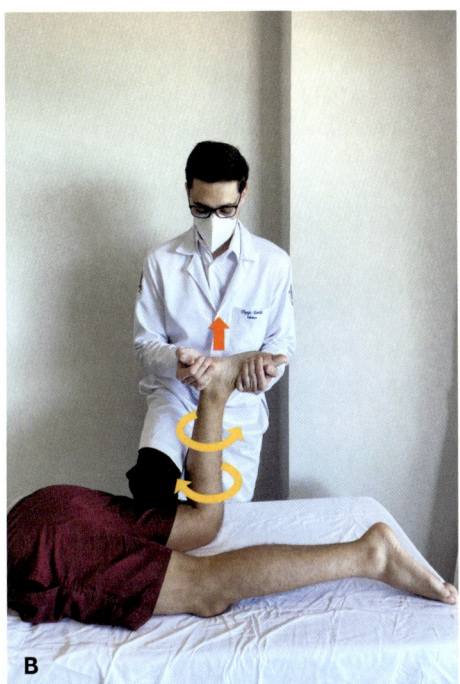

FIGURA 18   Teste de Apley. A: etapa de compressão, a seta azul indica o sentido da força de compressão aplicada pelo examinador. B: etapa de tração, a seta vermelha indica o sentido da tração realizada pelo examinador. As setas amarelas indicam o sentido da rotação (medial ou interna e lateral ou externa) realizada durante as etapas de compressão e tração.

Interpretação

O teste é considerado positivo se o paciente apresentar dor durante o teste, e sugere:

- Lesão de menisco medial: dor à compressão do joelho com rotação externa, que pode ser confirmada com alívio da dor ao realizar tração com rotação externa.
- Lesão de menisco lateral: dor à compressão do joelho com rotação interna, que pode ser confirmada com alívio da dor ao realizar tração com rotação interna.

Teste de Steinmann

Usado para avaliação de lesão dos meniscos medial e lateral. O teste é dividido em duas etapas (Steinmann I e II).

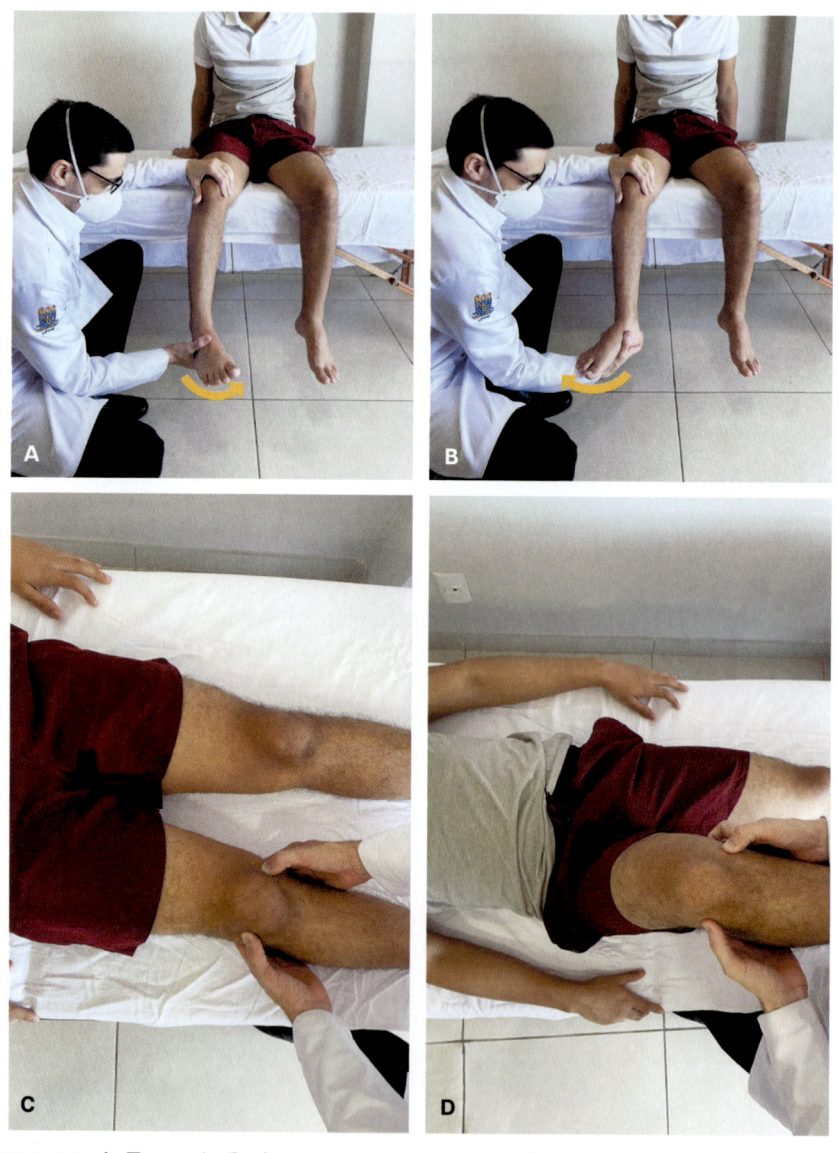

FIGURA 19 A: Teste de Steinmann I, etapa da rotação interna da tíbia. B: Teste de Steinmann I, etapa da rotação externa da tíbia. C: Steinmann II, palpação do ponto doloroso na interlinha articular. D: Steinmann II, avaliação da mobilidade ou não do ponto doloroso durante a flexão passiva do joelho.

Realização do teste
Steinmann I

1. O examinador posiciona-se ao lado do joelho a ser avaliado do paciente sentado na maca, com os membros inferiores pendentes e joelhos fletidos a 90°.
2. O examinador apoia uma mão no joelho examinado, estabilizando-o; e com a outra mão segura o calcanhar ipsilateral e realiza rotação interna e posteriormente rotação externa.

Interpretação

Se o paciente apresentar dor durante qualquer etapa do teste, ele é considerado positivo, e sugere:

- Lesão do menisco medial: dor na interlinha articular medial do joelho, durante a rotação externa da tíbia.
- Lesão do menisco lateral: dor na interlinha articular lateral do joelho, durante a rotação interna da tíbia

Quando a primeira etapa do teste for positiva, a segunda etapa deve ser realizada, com intuito de diferenciar se a dor é decorrente de patologia meniscal ou de outras estruturas.

Steinmann II

1. O examinador posiciona-se ao lado do joelho a ser avaliado do paciente em decúbito dorsal, com joelhos estendidos.
2. O examinador palpa as interlinhas articulares lateral e medial, usando as duas mãos, com o joelho estendido, em busca do ponto doloroso.
3. Identificado o ponto doloroso, o examinador faz uma flexão passiva do joelho e quadril a 90° e avalia se houve mudança em direção posterior na posição do ponto doloroso, realizando nova palpação das linhas articulares.
4. Em seguida, realiza extensão passiva do joelho, palpa as interlinhas articulares, e avalia se houve mudança em direção anterior, na posição do ponto doloroso identificado inicialmente.

Interpretação

Se o ponto doloroso se desloca para trás (posteriormente) durante a flexão do joelho, e para frente (anteriormente) durante a extensão, o teste é considerado positivo e sugere lesão de menisco.

Caso o ponto doloroso identificado na primeira etapa do teste (Steinmann I) não mude de posição durante a segunda etapa, a causa da dor não decorre de patologia meniscal.

Teste do estresse em valgo (abdução) do joelho

Usado para avaliação do ligamento colateral medial.

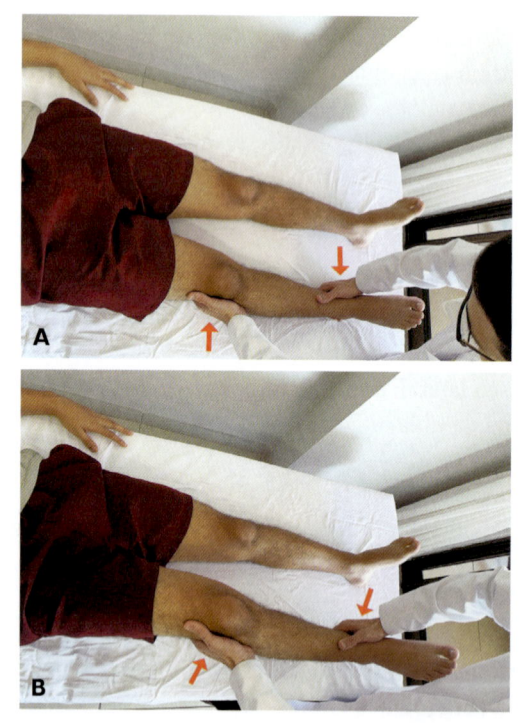

FIGURA 20   Teste do estresse em valgo. A: com o membro estendido. B: com o membro flexionado para sensibilizar a manobra. As setas indicam o sentido da força aplicada pelo examinador.

Realização do teste

1. O examinador posiciona-se ao lado do membro a ser avaliado do paciente em decúbito dorsal, com os membros inferiores relaxados em posição neutra (extensão do quadril e joelhos à 0°).
2. O examinador estabiliza o joelho com uma das mãos; e com a outra mão apoiada no terço distal da perna, aplica um estresse em valgo no joelho.
3. O teste deve ser repetido com o joelho fletido à 30°. Essa flexão favorece o relaxamento dos ligamentos cruzados do joelho, sensibilizando à manobra.

Interpretação

Se houver instabilidade do ligamento colateral medial, o paciente irá referir dor na face medial do joelho e o examinador percebe um aumento no tamanho da interlinha articular medial, considerando, dessa forma, o teste positivo.

Teste do estresse em varo (adução) do joelho

Usado para avaliação do ligamento colateral lateral.

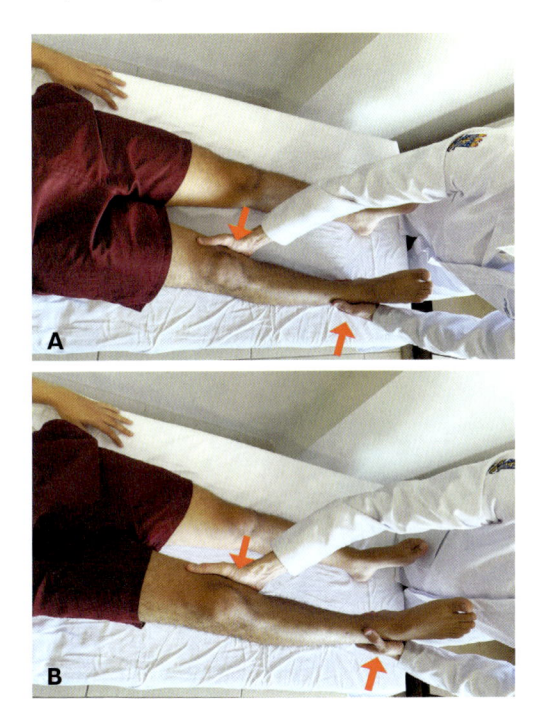

FIGURA 21 Teste do estresse em varo. A: com o membro estendido. B: com o membro flexionado para sensibilizar a manobra. A seta indica o sentido da força aplicada pelo examinador.

Realização do teste

1. O examinador posiciona-se ao lado do membro a ser avaliado do paciente em decúbito dorsal, com os membros inferiores relaxados em posição neutra (extensão do quadril e joelhos à 0°).
2. O examinador estabiliza o joelho com uma das mãos; e com a outra mão apoiada no terço distal da perna, aplica um estresse em varo no joelho.
3. O teste deve ser repetido com o joelho fletido à 30°. Essa flexão favorece o relaxamento dos ligamentos cruzados do joelho, dessa forma, sensibiliza durante a manobra.

Interpretação

Se houver instabilidade do ligamento colateral lateral, o paciente irá referir dor na face lateral do joelho e o examinador percebe um aumento no tamanho da interlinha articular lateral, o teste pode, dessa forma, ser considerado positivo.

Teste da gaveta anterior para o joelho

Usado para avaliação de lesão do ligamento cruzado anterior (LCA).

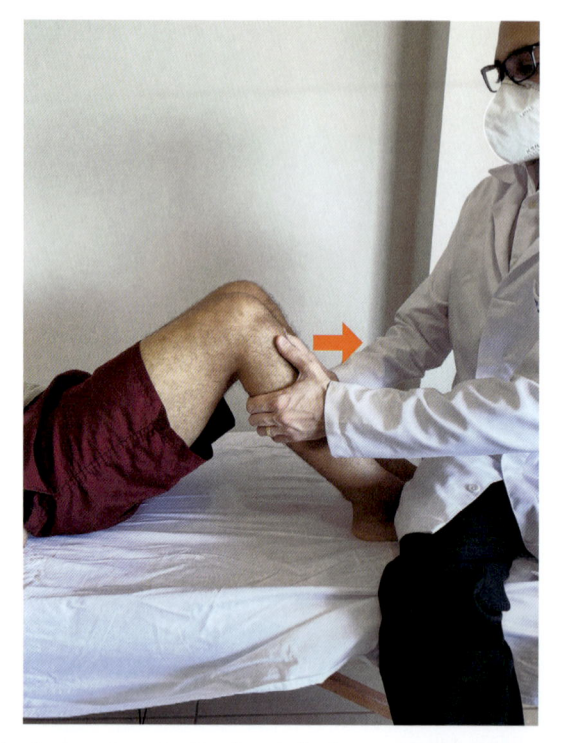

FIGURA 22   Teste de gaveta anterior. A seta indica o sentido da força de tração aplicada pelo examinador.

Realização do teste

1. Com o paciente em decúbito dorsal, com o quadril fletido a 45° e o joelho com flexão de 80° a 90°, com o pé apoiado sobre a maca, o examinador posiciona-se ao lado do membro avaliado e se senta sobre o pé do paciente, com objetivo de deixá-lo fixo durante a manobra.
2. O examinador apoia ambas as mãos no terço proximal da tíbia, de tal forma que os polegares fiquem posicionados sobre a face medial e lateral da tíbia. Em seguida aplica uma força de tração com sentido anterior em direção ao examinador.

Interpretação

Se durante a tração anterior da tíbia o examinador perceber deslizamento anterior anormal (aumentado), é sugestivo de lesão do LCA, e o teste pode ser considerado positivo.

Teste da gaveta posterior para o joelho

Usado para avaliação de lesão do ligamento cruzado posterior (LCP).

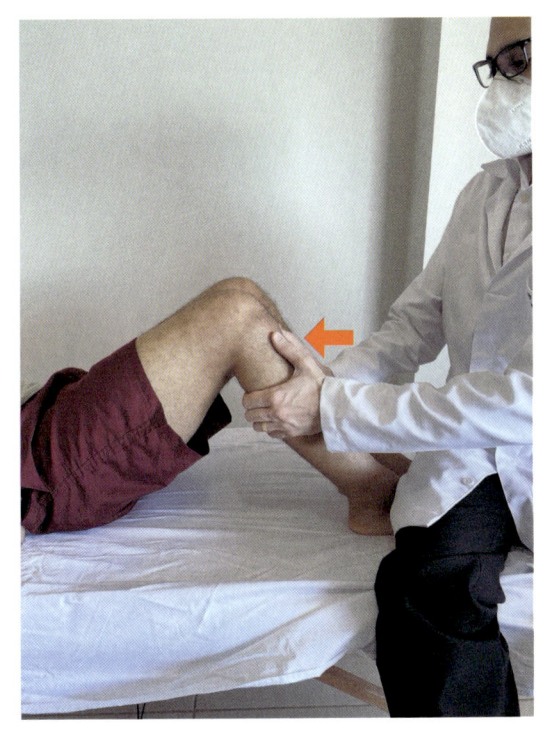

FIGURA 23   Teste de gaveta posterior. A seta indica o sentido da força aplicada pelo examinador.

Realização do teste
1. Com o paciente em decúbito dorsal, com o quadril fletido a 45° e o joelho com flexão de 80° a 90°, com o pé apoiado sobre a maca, o examinador posiciona-se ao lado do membro avaliado e se senta sobre o pé do paciente, com o objetivo de deixá-lo fixo durante a manobra.
2. O examinador apoia ambas as mãos no terço proximal da tíbia, de tal forma que os polegares fiquem posicionados sobre a face medial e lateral da tíbia. Em seguida, aplica uma força com sentido posterior, em direção ao paciente.

Interpretação
Se ao aplicar a força com sentido posterior sobre a tíbia, o examinador perceber deslizamento posterior anormal (aumentado), pode desconfiar de lesão do LCP, considerando, assim, o teste positivo.

Teste de Lachman

Usando para avaliação de lesão do ligamento cruzado anterior (LCA).

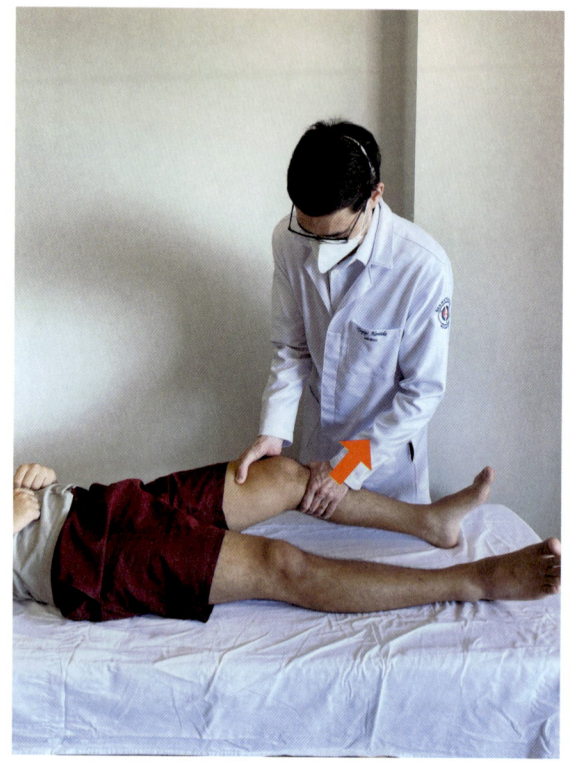

FIGURA 24 Teste de Lachman. A seta indica o sentido da força aplicada pelo examinador.

Realização do teste
1. O examinador posiciona-se ao lado do membro a ser avaliado do paciente em decúbito dorsal, com joelho fletido entre 15° a 30°.
2. O examinador, com uma das mãos, segura o terço distal do fêmur, estabilizando-o; e com a outra mão segura o terço proximal da tíbia.
3. Em seguida o examinador realiza uma tração anterior da tíbia, tentando movimentar a superfície articular da tíbia sobre a superfície articular do fêmur.

Interpretação
Se durante a manobra, ocorrer movimento excessivo da tíbia sobre o fêmur deslocando-se anteriormente com uma sensação de movimento suave, o teste é considerado positivo e sugere lesão do LCA.

EXAME NEUROLÓGICO

Sensibilidade: dermátomos do membro inferior.

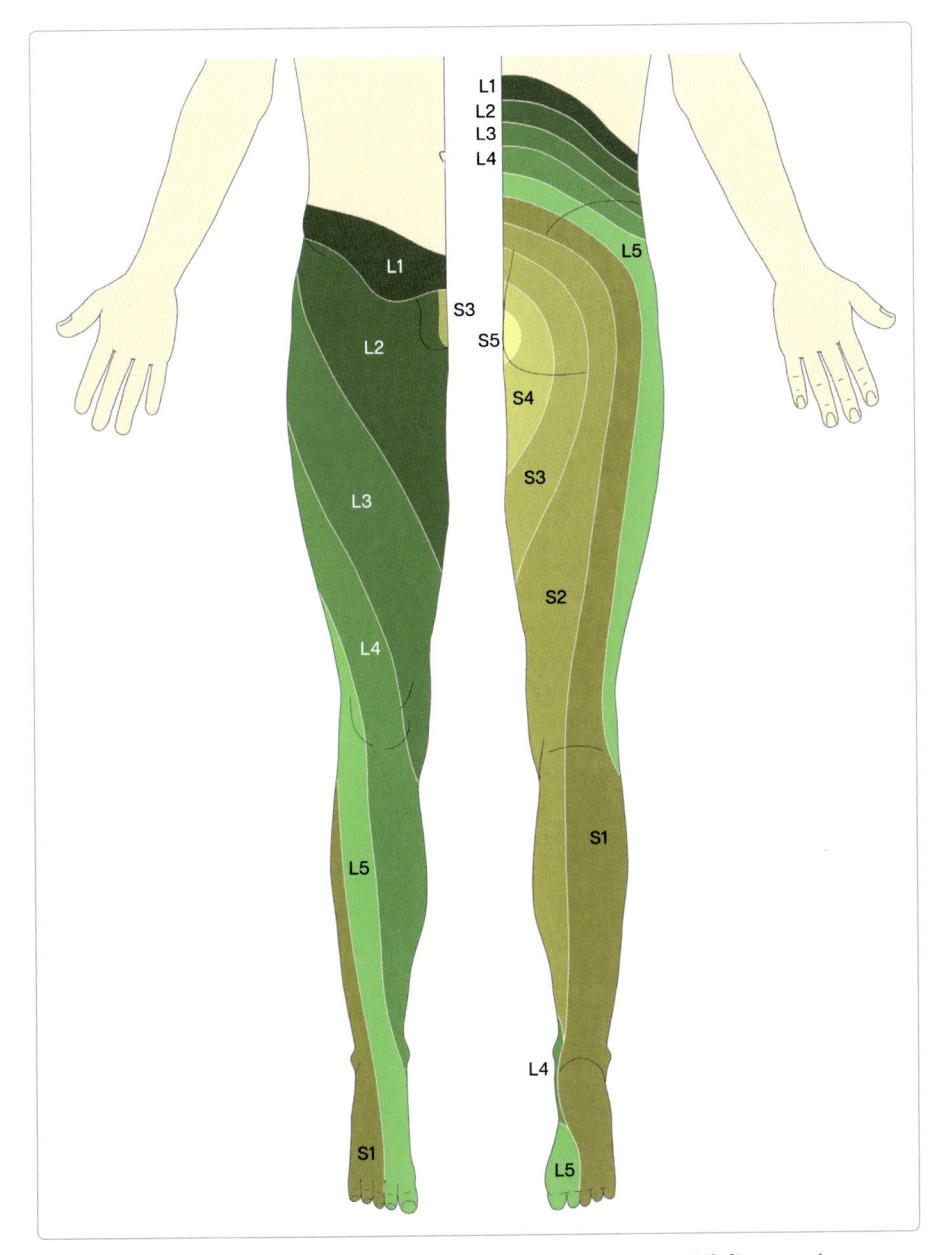

FIGURA 25 Dermátomos sensitivos dos membros inferiores. Visão anterior e posterior, respectivamente.

BIBLIOGRAFIA

Brantigan OC, Voshell AF. Ligaments of the knee joint. J Bone Joint Surg. 1946;28:66.

Canale ST, Azar FM, Beaty JH. Campbell's operative orthopaedics. Philadelphia: Elsevier; 2017. p. 2123-2183.

Carvalho MAP, Lanna C, Bertolo M, Ferreira G. Reumatologia: diagnóstico e tratamento. 5. ed. Rio de Janeiro: Guanabara Koogan; 2019. p. 349-367.

Cecin HA, Ximenes AC (org.). Tratado brasileiro de reumatologia. São Paulo: Atheneu; 2015. p. 329-354.

Daggett M, Ockuly AC, Cullen M, Busch K, Lutz C, Imbert P, et al. Femoral origin of the anterolateral ligament: an anatomic analysis. Arthroscopy. 2016;32(5):835-841.

Devitt BM, Whelan DB. Physical examination and imaging of the lateral collateral ligament and posterolateral corner of the knee. Sports Med Arthrosc Rev. 2015; 23(1):10-16.

Fauci AS, Langford CA. Reumatologia de Harrison. 3. ed. Porto Alegre: AMGH; 2014. p. 174.

Firestein GS, Budd RC, Gabriel SE, McInnes IB, O'Dell JR, Koretzky GA. Firestein & Kelley's textbook of rheumatology. 11th ed. Philadelphia: Elsevier; 2013. p. 683-699.

Girgis FG, Marshall JL, Al Monajem ARS. The cruciate ligaments of the knee joint: anatomical, functional, and experimental analysis. Clin Orthop Relat Res. 1975; 106:216-231.

Halewood C, Amis AA. Clinically relevant biomechanics of the knee capsule and ligament. Knee Surg Sports Traumatol Arthrosc. 2015;23(10):2789-2796.

Hegedus EJ, Cook C, Hasselblad V, Goode A, McCrory DC. Physical examination tests for assessing a torn meniscus in the knee: a systematic review with metaanalysis. J Orthop Sports Phys Ther. 2007;37(9):541-550.

Hochberg MC, Silman AJ, Smolen JS, Weinblatt ME, Weisman MH. Reumatologia. 6. ed. Rio de Janeiro: Elsevier; 2016. p. 964-991.

Imboden JB, Hellmann DB, Stone JH. Current reumatologia: diagnóstico e tratamento. 3. ed. Porto Alegre: AMGH; 2014. p. 123-127.

Lawry GV. Exame musculoesquelético sistemático. Porto Alegre: AMGH; 2012. p. 143-194.

Maquet PGJ. Biomechanics of the knee. New York: Springer; 1976.

Meserve BB, Cleland JS, Boucher TR. A meta-analysis examining clinical test utilities for assessing meniscal injury. Clin Rehabil. 2008;22(2):143-161.

Pritsch T, Blumberg N, Haim A, Dekel S, Arbel R. The importance of the valgus stress test in the diagnosis of posterolateral instability of the knee. Injury. 2006;37(10):1011-1014.

Thompson JC, Netter FH. Netter's concise orthopaedic anatomy. Philadelphia: Elsevier; 2010. p. 286-335.

10

Exame físico do pé e do tornozelo

INTRODUÇÃO

O pé e o tornozelo são estruturas propensas a lesões, pois suportam todo o peso corporal e mantêm o equilíbrio, e também dão propulsão necessária para a marcha, e absorvem impactos a cada passo dado. O tornozelo é formado pela extremidade distal da tíbia e da fíbula, que articulam com o tálus. O pé é didaticamente dividido em três regiões: retropé, composto pelos ossos tálus e calcâneo; médio pé, composto pelos ossos do tarso; e o antepé, formado pelos metatarsos, falanges e sesamoides. A estrutura e a aparência do pé podem ser diferentes quando comparadas entre indivíduos, apresentando alterações tanto congênitas quanto adquiridas ao longo da vida, sejam elas puramente mecânicas ou secundárias a processos inflamatórios.

INSPEÇÃO

Inspeção estática

O pé e o tornozelo devem ser avaliados com o paciente sentado na maca, com os membros inferiores pendentes, sem calçados ou meias (a pele deve estar exposta). O examinador posiciona-se na altura das pernas do paciente, para uma visão direta das estruturas.

Durante a avaliação, sempre comparar o membro avaliado com o contralateral e repetir todo o processo com o paciente em ortostase, pois distúrbios mecânicos e estruturais, por vezes, só se apresentam diante de carga sobre o membro.

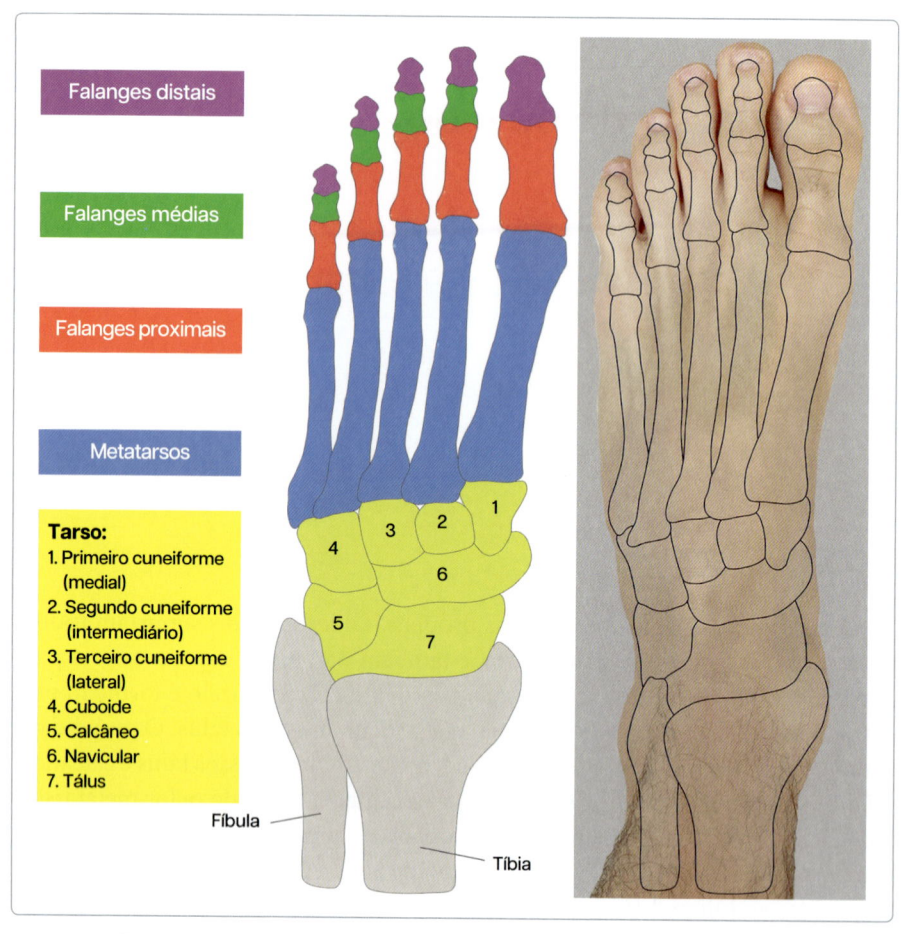

FIGURA 1 Esquema ilustrativo representando as estruturas ósseas que compõem o pé e o tornozelo.

Os seguintes aspectos devem ser observados:

- Alterações cutâneas: eritema, equimoses, hematomas, cicatrizes, atrofias, pregas cutâneas e descamação.
- Região periungueal e unhas.
- Sinais de insuficiência venosa crônica: varizes, telangiectasias, dermatite ocre, edema perimaleolar, úlceras e lipodermatoesclerose.
- Edema articular, aumento de temperatura e dactilite.
- Fenômeno de Raynaud.
- Tumoração, calcinose, tofos gotosos e calosidades.
- Deformidades estruturais congênitas ou adquiridas.
- Avaliar alterações e desgastes anormais no calçado do paciente.

Visão medial

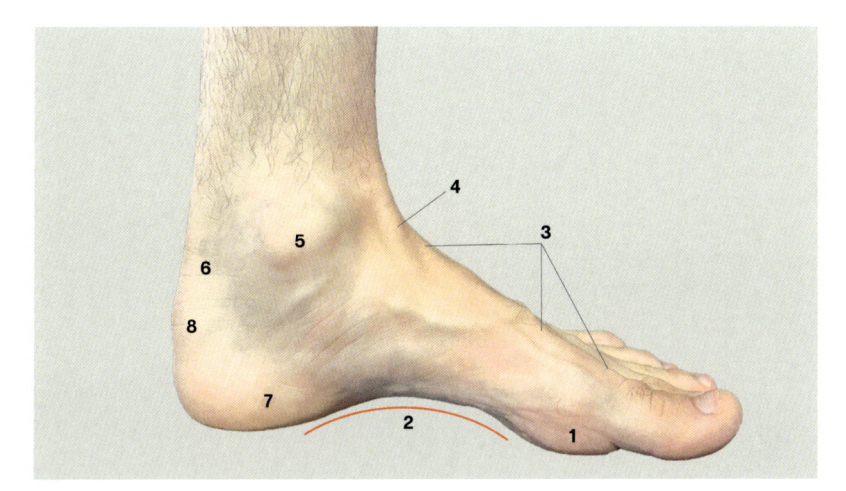

FIGURA 2 Estruturas da face medial do pé e do tornozelo. 1: cabeça do primeiro metatarso. 2: arco longitudinal medial do pé. 3: tendão do músculo extensor longo do hálux. 4: tendão do músculo tibial anterior. 5: maléolo medial. 6: tendão de Aquiles. 7: calcanhar. 8: tuberosidade do calcâneo.

Visão superolateral

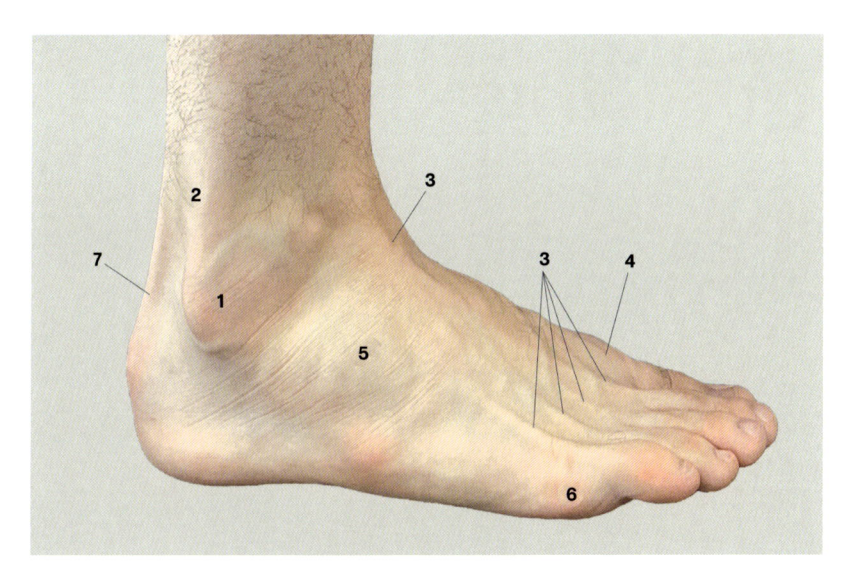

FIGURA 3 Estruturas da face lateral e superolateral do pé e do tornozelo. 1: maléolo lateral. 2: tendões fibulares. 3: tendões do músculo extensor longo dos dedos do pé. 4: tendão do músculo extensor longo do hálux. 5: músculo extensor curto dos dedos do pé. 6: cabeça do quinto metatarso. 7: tendão de Aquiles.

Visão superior

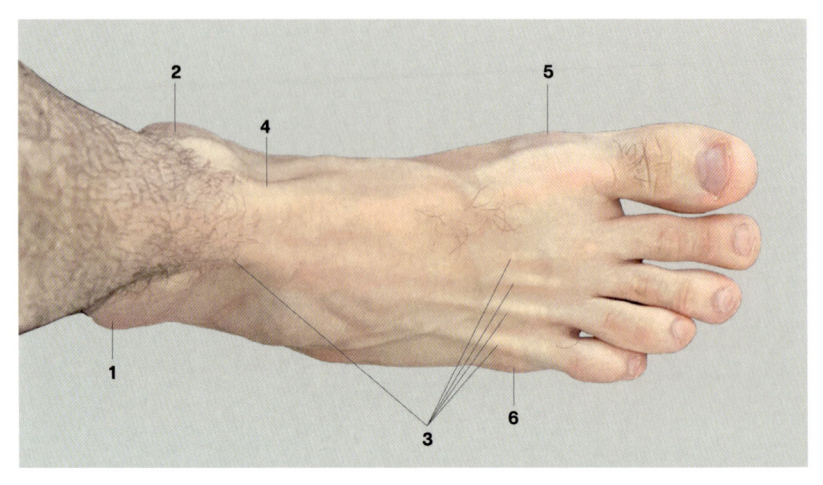

FIGURA 4 Estruturas da face lateral e superolateral do pé e do tornozelo. 1: maléolo lateral. 2: maléolo medial. 3: tendões do músculo extensor longo dos dedos do pé. 4: tendão do músculo tibial anterior. 5: cabeça do primeiro metatarso. 6: cabeça do quinto metatarso.

Visão posterior

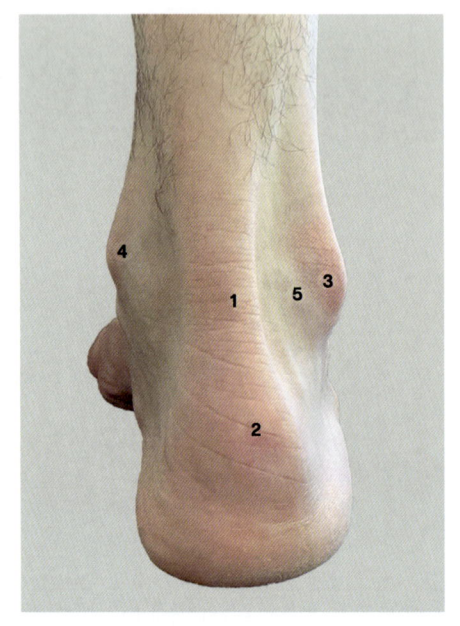

FIGURA 5 Estruturas da face posterior do pé e do tornozelo. 1: tendão de Aquiles. 2: tuberosidade do calcâneo. 3: maléolo lateral. 4: maléolo medial. 5: nervo sural.

Visão plantar

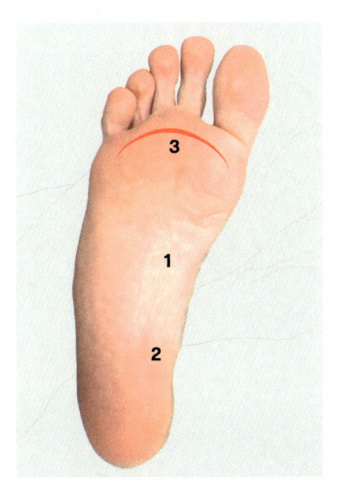

FIGURA 6 Estruturas da face plantar do pé. 1: cavo do pé. 2: ponto de inserção da fáscia plantar no calcâneo (local comum de dor por fasciíte plantar). 3: local correspondente às cabeças dos metatarsos (local comum de metatarsalgia).

Hálux valgo

Deformidade que ocorre no primeiro pododáctilo, o qual desvia para lateral, enquanto o primeiro metatarso correspondente desvia para medial.

Esse desvio entre o ângulo do eixo longitudinal do hálux e do primeiro metatarso deve ser maior que 20°.

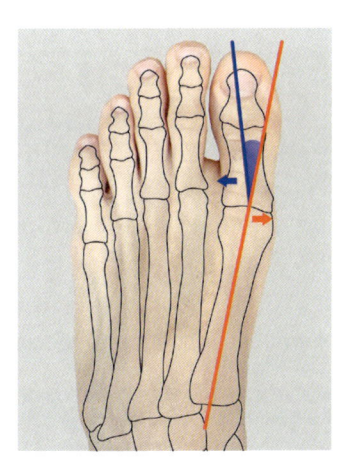

FIGURA 7 Ângulo normal (≤ 20°) entre o eixo longitudinal do hálux (linha azul) com o eixo longitudinal do primeiro metatarso (linha vermelha). As setas representam as possibilidades de aumento desse ângulo, seja pelo desvio lateral do hálux (seta azul) ou pelo desvio medial do primeiro metatarso (seta vermelha).

Deformidades nos artelhos

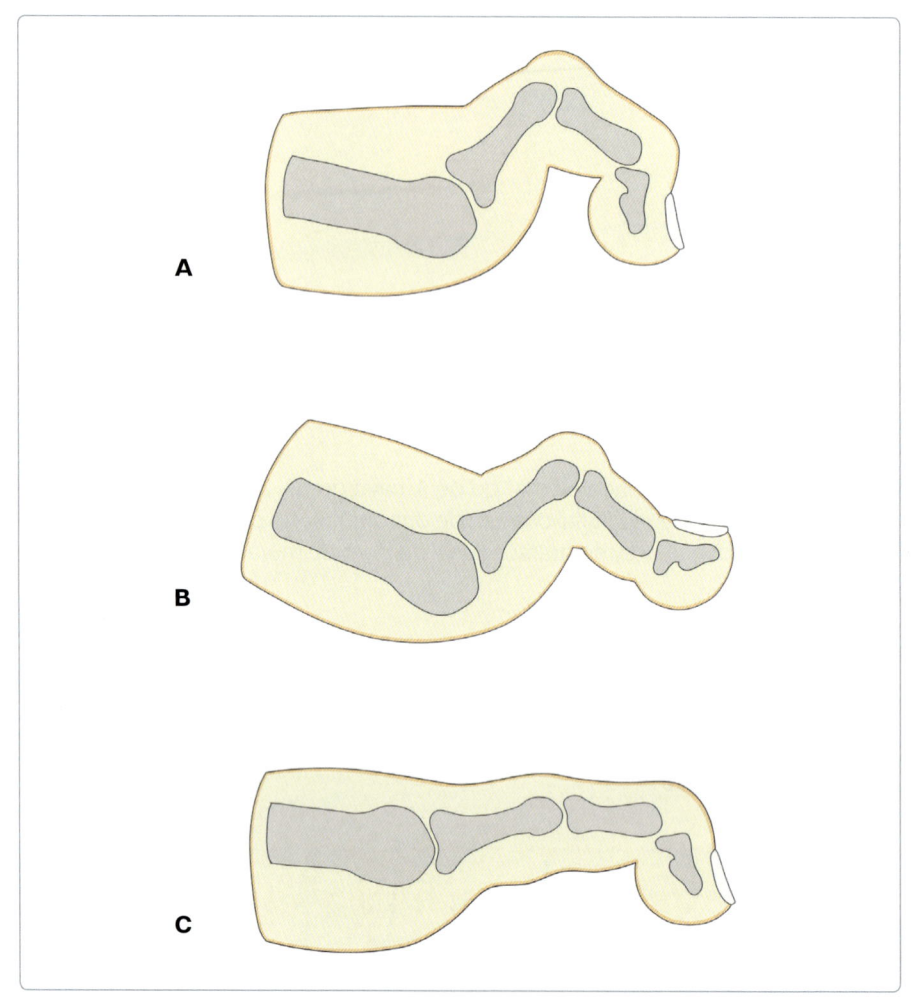

FIGURA 8 Deformidades dos artelhos. A: dedo em garra. B: dedo em martelo. C: dedo em taco de golfe.

TABELA 1 Descrição das alterações articulares específicas de cada deformidade dos artelhos

Articulação	Dedo em martelo	Dedo em garra	Dedo em taco de golfe
MTF	Hiperextensão	Hiperextensão	Neutra
IFP	Flexão	Hiperflexão	Neutra
IFD	Hiperextensão	Hiperflexão	Hiperflexão

IFD: articulação interfalângica distal; IFP: articulação interfalângica proximal; MTF: articulação metatarsofalângica.

Variações no arco longitudinal do pé

Essas alterações da normalidade podem ser avaliadas pela mensuração do ângulo talometatarsal.

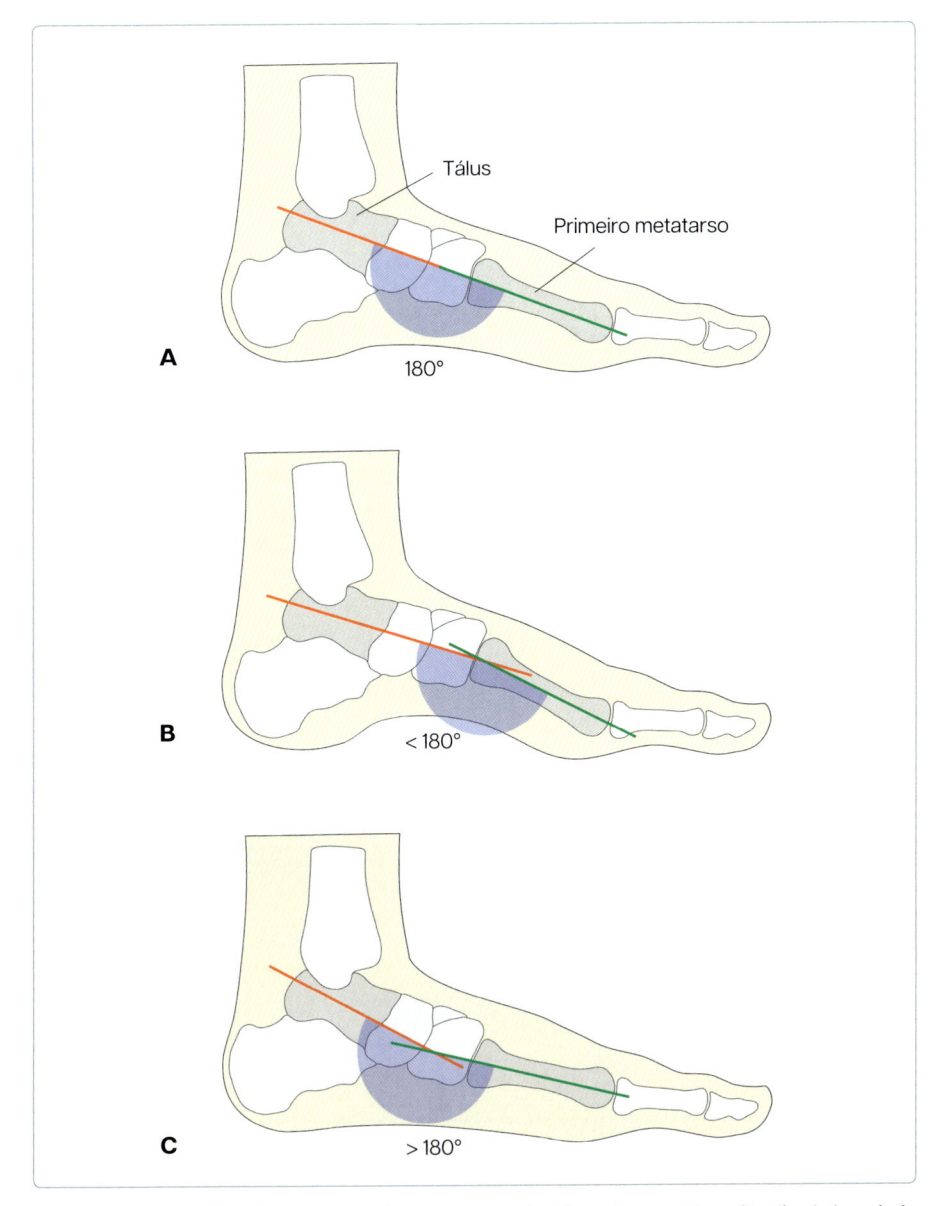

FIGURA 9 Classificação de acordo com as variações do arco longitudinal do pé. A: pé neutro (ângulo talometatarsal em 180°). B: pé cavo (ângulo talometatarsal menor que 180°, refletindo no aumento na altura do arco longitudinal). C: pé plano (ângulo talometatarsal maior que 180°, refletindo no rebaixamento do arco longitudinal).

Pé cavo ou arqueado

Diminuição no ângulo talometatarsal, com consequente aumento na altura no arco longitudinal do pé, resultando no encurtamento dos ligamentos extensores e por vezes no tamanho do pé (Figura 9B).

Com essas alterações, o pé tende a ser rígido e, assim, transmitir o impacto da marcha diretamente para a perna, o que favorece o surgimento de lesões.

Pé plano

Aumento no ângulo talometatarsal, com consequente redução na altura do arco longitudinal do pé (Figura 9C).

Ocorre por mobilidade excessiva das articulações do pé, favorecendo o surgimento de lesões.

Pé equino

Representa uma dificuldade em realizar o movimento de dorsiflexão do pé por amplitude de movimento limitada a menos de 10° de dorsiflexão na articulação talocrural. Geralmente decorre de contratura muscular, gastrocnêmio e/ou sóleo, ou ainda, pelo encurtamento do tendão de Aquiles. Durante a marcha, o paciente apoia o peso do corpo inicialmente na região das cabeças dos metatarsos favorecendo o surgimento de lesões.

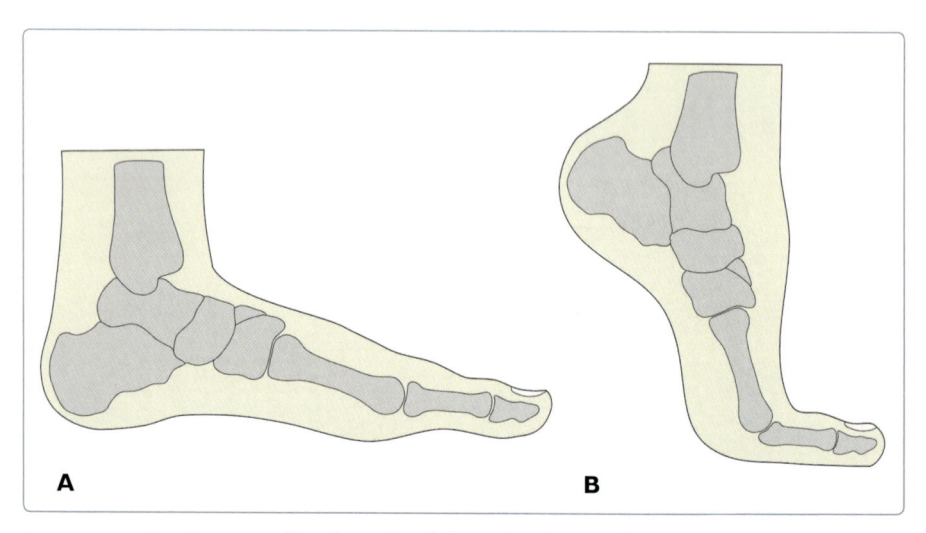

FIGURA 10 A: pé neutro. B: pé equino (elevação do calcâneo por restrição na dorsiflexão do pé).

Antepé valgo

O antepé apresenta-se em eversão, enquanto o retropé se mantém em posição neutra por meio da articulação subtalar.

Antepé varo

O antepé apresenta-se em inversão, enquanto o retropé se mantém em posição neutra por meio da articulação subtalar.

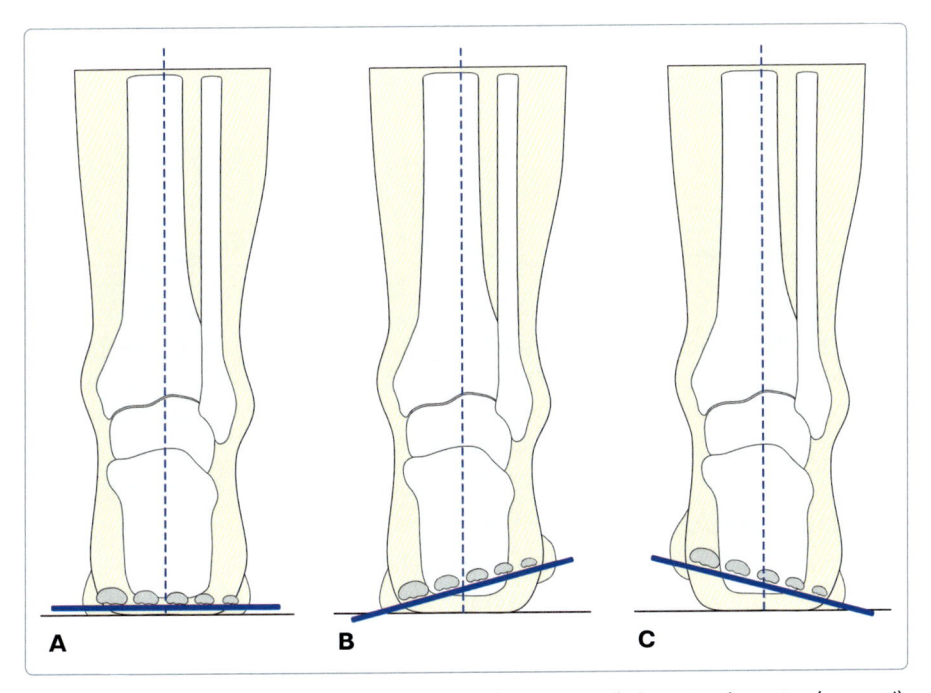

FIGURA 11 Avaliação de alterações estruturais no antepé. A: antepé neutro (normal). B: antepé valgo, eversão do antepé em relação ao retropé. C: antepé varo, inversão do antepé em relação ao retropé.

Retropé varo

Ocorre uma eversão do calcâneo na articulação talocalcânea (subtalar), na visão medial cria uma aparência de pé plano, pelo rebaixamento do arco longitudinal.

Retropé valgo

Ocorre uma inversão do calcâneo na articulação talocalcânea (subtalar), na visão medial cria uma aparência de pé cavo, pelo aumento do arco longitudinal.

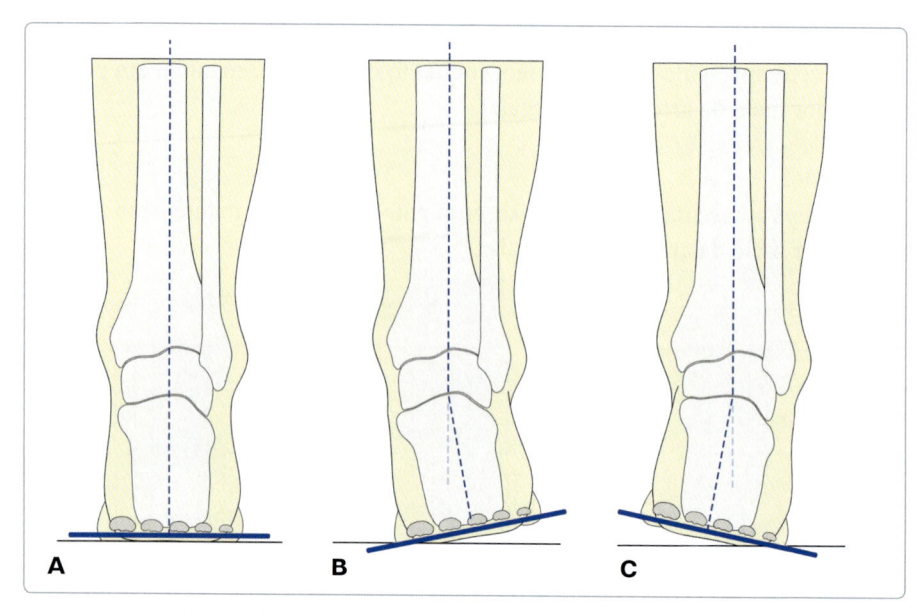

FIGURA 12 Avaliação das alterações estruturais no retropé. A: retropé neutro (normal), articulação talocalcânea alinhada. B: retropé varo, eversão do calcâneo por desalinhamento na articulação talocalcânea. C: retropé valgo, inversão do calcâneo por desalinhamento na articulação talocalcânea.

Pé aduto ou metatarso aduto

Desvio medial ou adução do antepé em relação ao retropé, tornando a borda medial do pé côncava e a lateral convexa.

Pé abduto

Desvio lateral do antepé e/ou mediopé. O paciente anda com os pés desviados para lateral, quando comparado ao eixo longitudinal do corpo.

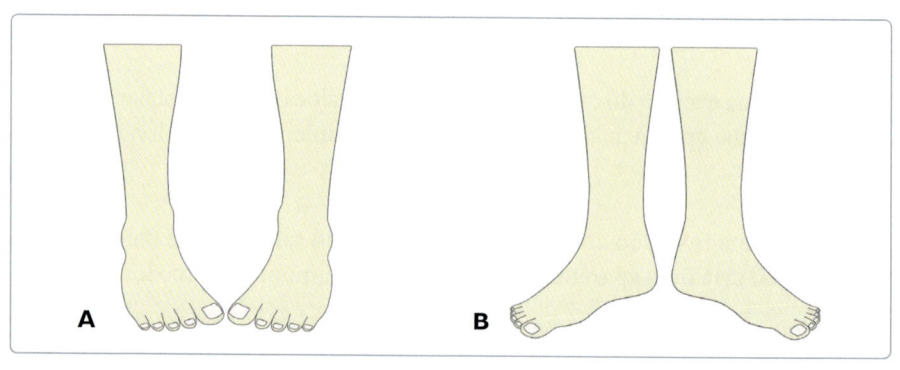

FIGURA 13 A: pé aduto. B: pé abduto.

Inspeção dinâmica

Amplitude de movimento ativa

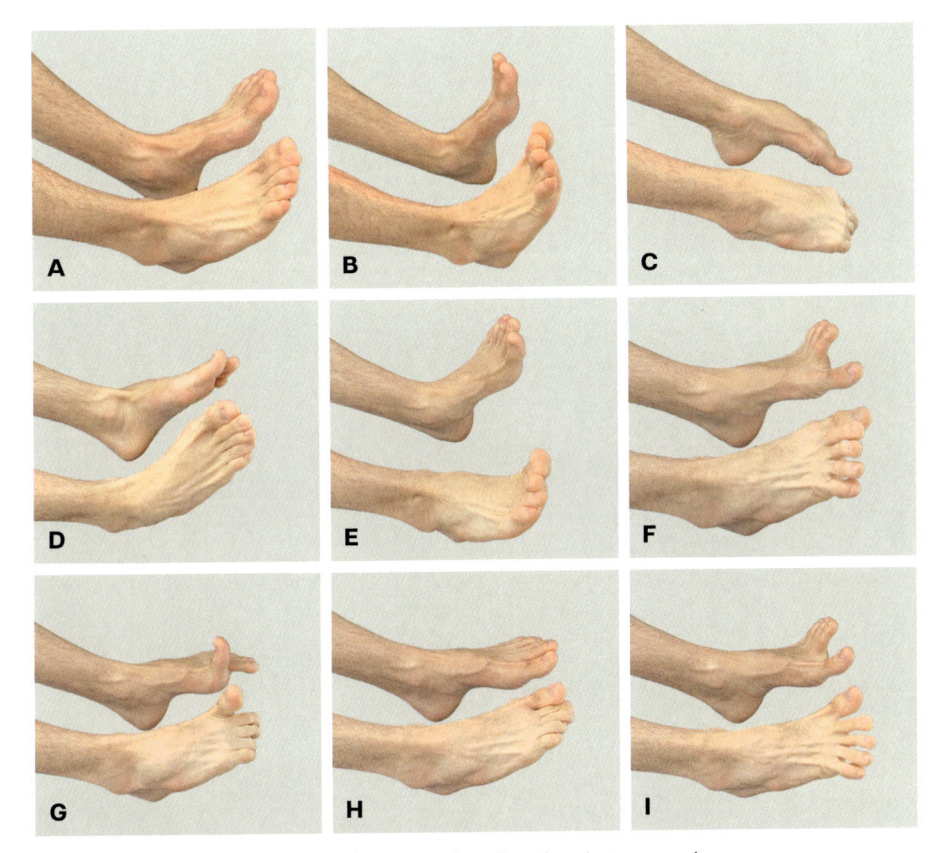

FIGURA 14   Amplitude de movimento ativa do pé e do tornozelo.

- A: posição neutra.
- B: dorsiflexão: 20°.
- C: flexão plantar: 50°.
- D: supinação: 45° a 60°.

Combinação dos movimentos de inversão, adução e flexão plantar.

- E: pronação: 15° a 30°.

Combinação dos movimentos de eversão, abdução e dorsiflexão.

- F: flexão do hálux.
- G: extensão do hálux .
- H: adução dos pododáctilos.
- I: abdução dos pododáctilos.

Amplitude de movimento passiva

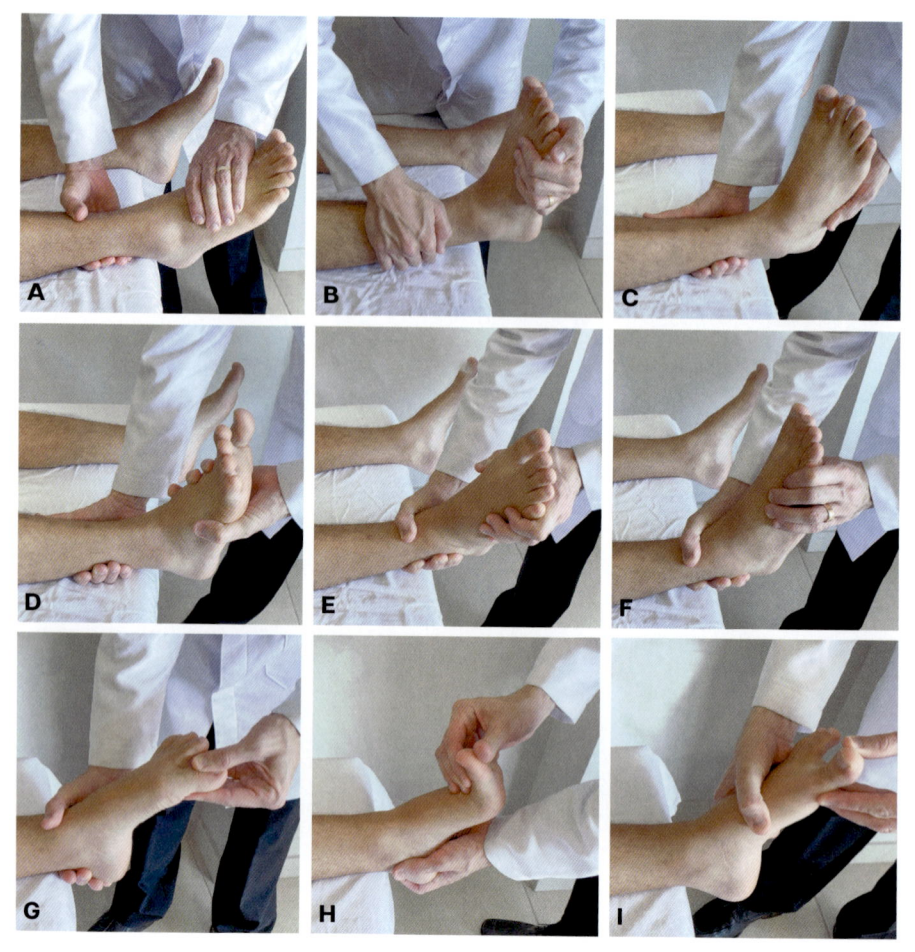

FIGURA 15   Amplitude de movimento passiva do pé e do tornozelo.

- A: flexão plantar.
- B: dorsiflexão.
- C: inversão.
- D: eversão.
- E: abdução.
- F: adução.
- G: flexão do hálux.
- H: extensão do hálux.
- I: abdução do hálux.

PALPAÇÃO

Palpação do retropé

Maléolo lateral e os principais ligamentos que protegem o tornozelo contra a entorse lateral, que é o tipo mais frequente.

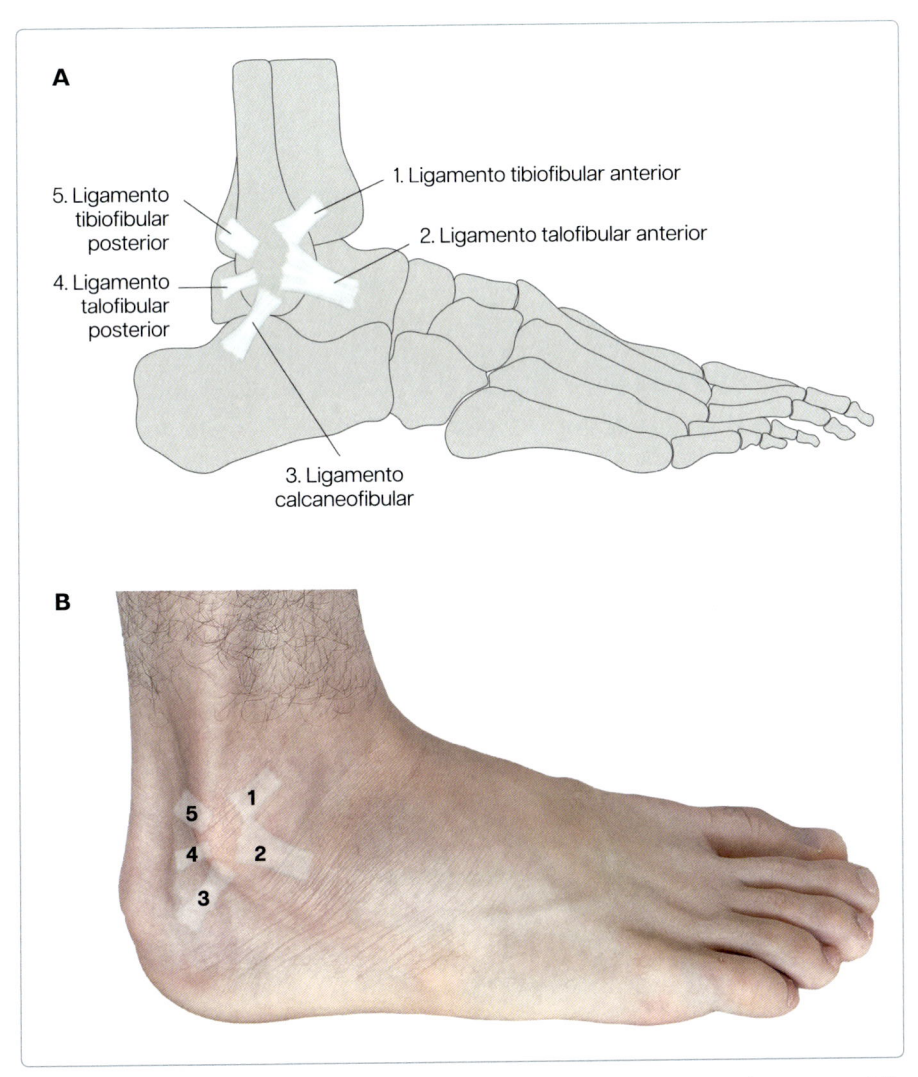

FIGURA 16 Identificação do maléolo lateral e dos ligamentos laterais que estabilizam o tornozelo contra entorse lateral. A: relação entre os ligamentos laterais do tornozelo e os ossos em que se inserem. B: esquema ilustrativo em imagem humana sobre a localização dos ligamentos laterais do tornozelo.

Articulação subtalar (talocalcâneo)

- Com o paciente em decúbito dorsal ou sentado com os membros inferiores pendentes, o examinador apoia sua mão na face plantar do calcâneo e a outra na extremidade distal da perna.
- Com a mão que segura o calcâneo, realiza movimentos de eversão e inversão, em busca de dor e/ou instabilidade.

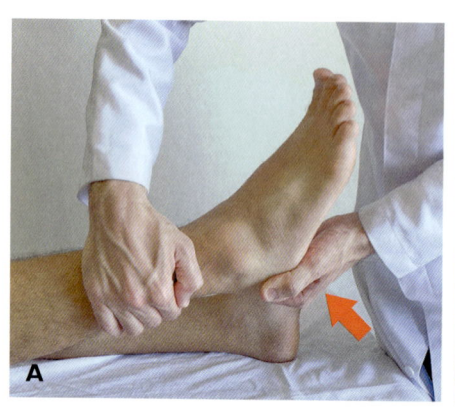
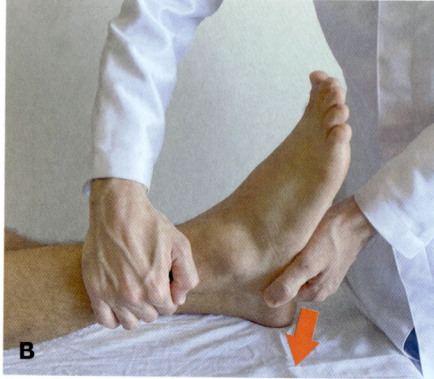

FIGURA 17   Palpação da articulação subtalar. A: inversão. B: eversão. A seta indica o sentido da força aplicada pelo examinador.

Inserção do tendão de Aquiles e da fáscia plantar no calcâneo

- Com o paciente em decúbito dorsal ou sentado com os membros inferiores pendentes, o examinador apoia sua mão na face plantar do calcâneo e a outra na extremidade distal da perna.
- Com os dedos palpa a inserção do tendão de Aquiles no calcâneo posterior, assim como a inserção da fáscia plantar no calcâneo inferior.

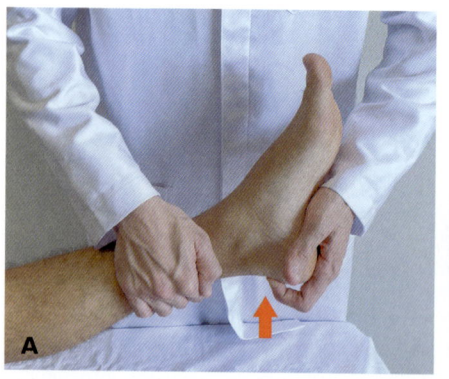
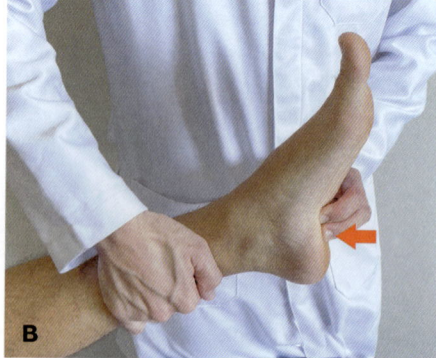

FIGURA 18   Palpação da inserção do tendão de Aquiles (A) e da fáscia plantar no calcâneo (B). A seta indica o sentido da força aplicada pelo examinador.

Palpação do mediopé

Articulações tarsometatarsais

- Paciente sentado na maca, com os pés pendentes, o examinador posiciona-se na altura dos pés do paciente e palpa as articulações tarsometatarsais, usando os polegares, em busca de alterações como dor, edema, calor, instabilidade e assimetrias.

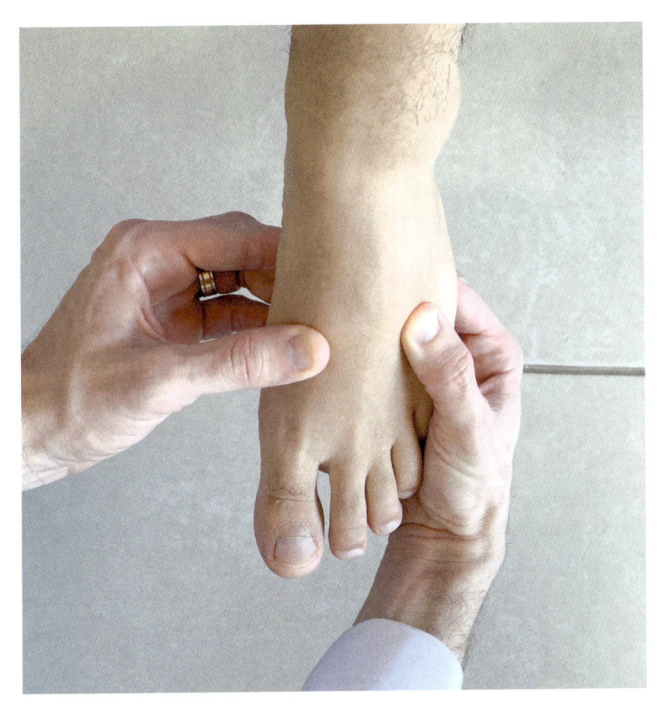

FIGURA 19   Palpação das articulações tarsometatarsais.

Articulações metatarsofalangeanas

- Com o paciente sentado na maca, com os pés pendentes, o examinador posiciona-se na altura de seus pés e palpa as articulações metatarsofalangeanas (MTF), uma por vez, da primeira à quinta, usando o polegar anteriormente e o indicador posteriormente, em busca de alterações, como dor, edema, calor e assimetrias.
- Ainda na inspeção é possível evidenciar edema na articulação MTF, pelo preenchimento dos espaços entre os tendões extensores.
- Nesse momento, pode ser aplicado o teste de Squeeze, em que o examinador realiza uma compressão das MTF, por meio de uma força de compressão lateral e medial. Se o paciente referir dor, o teste é positivo e representa a presença de anormalidade articular (fratura, neuroma, artrite).

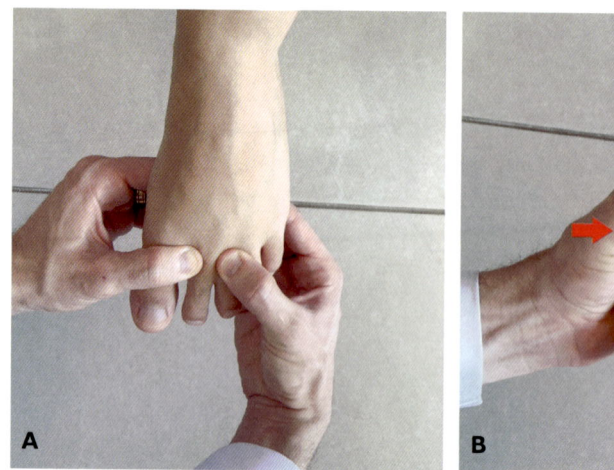
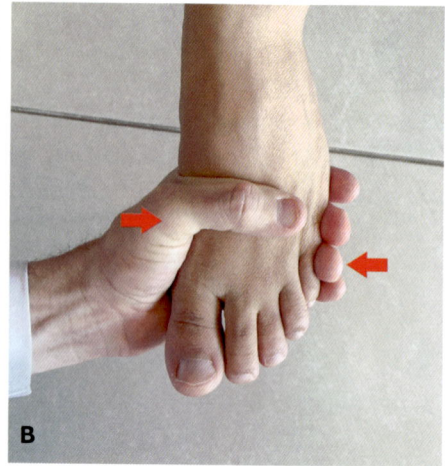

FIGURA 20   A: palpação das articulações metatarsofalangeanas. B: Squeeze *test*. A seta indica o sentido da força aplicada pelo examinador.

Articulações interfalangeanas

- Com o paciente sentado na maca, com os pés pendentes, o examinador posiciona-se na altura de seus pés e palpa as articulações interfalangeanas (IF), proximais e distais, uma por vez, do primeiro ao quinto pododáctilo, usando o polegar anteriormente e o indicador posteriormente, em busca de alterações como dor, edema, calor e assimetrias.

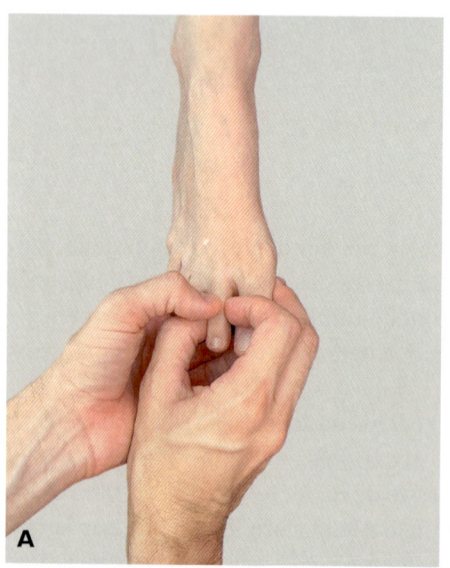
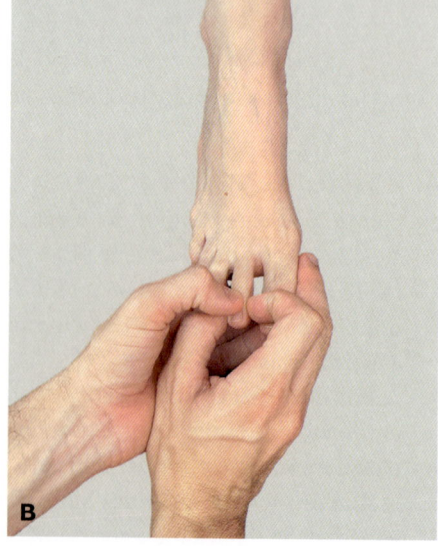

FIGURA 21   Palpação das articulações interfalangeanas proximais (A) e distais (B).

MANOBRAS

Teste de Thompson (Simmonds)

Usado para avaliar a integridade do tendão de Aquiles.

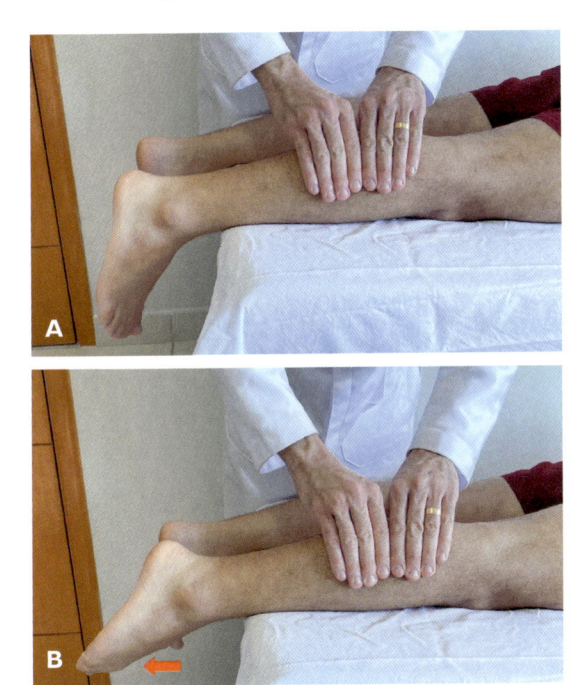

FIGURA 22 Teste de Thompson. A: teste positivo, pois ao comprimir a panturrilha não ocorre flexão plantar (sugere ruptura do tendão de Aquiles). B: teste negativo, pois ao comprimir a panturrilha ocorre flexão plantar (tendão de Aquiles íntegro).

Realização do teste
1. Paciente em decúbito ventral, com os joelhos em 90° de flexão ou com os joelhos estendidos e os pés pendentes sobre a maca.
2. O examinador aplica de forma rápida, uma força de compressão manual, de forte intensidade, na panturrilha do membro avaliado.

Interpretação
A compressão da panturrilha pelo examinador simula uma contração fisiológica dos ventres dos músculos gêmeos e sóleo, ou seja, o resultado esperado, diante da integridade do tendão de Aquiles, é que ocorra flexão plantar, sendo o teste negativo. Caso contrário, o teste é considerado positivo, quando não ocorre a flexão plantar, e sugere ruptura total do tendão de Aquiles.

Teste de Matle

Usado para avaliar a integridade do tendão de Aquiles.

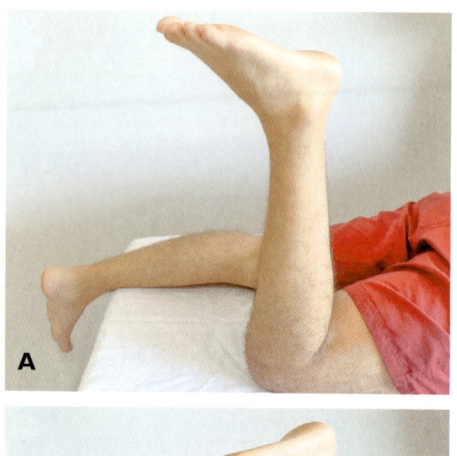

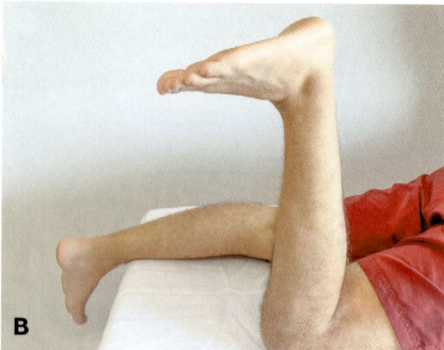

FIGURA 23 Teste de Matle. A: teste negativo, pé posicionado com leve flexão plantar (tendão de Aquiles íntegro). B: teste positivo, é posicionado em dorsiflexão (sugere ruptura do tendão de Aquiles).

Realização do teste

1. O examinador posiciona-se ao lado do membro a ser avaliado do paciente em decúbito ventral.
2. O examinador solicita que o paciente realize uma flexão ativa dos joelhos até 90°, enquanto observa o comportamento do pé e do tornozelo.

Interpretação

Se durante a flexão do joelho o pé permanecer em posição neutra ou tender à dorsiflexão, o teste é considerado positivo, e sugere ruptura do tendão de Aquiles, pois, quando o tendão está íntegro, ao realizar uma flexão do joelho, o pé assume uma posição de leve flexão plantar.

Teste da gaveta anterior do tornozelo

Usado para avaliar instabilidade anterior na articulação tibiotalar. Testa a competência dos ligamentos do tornozelo, principalmente o talofibular anterior (TFA).

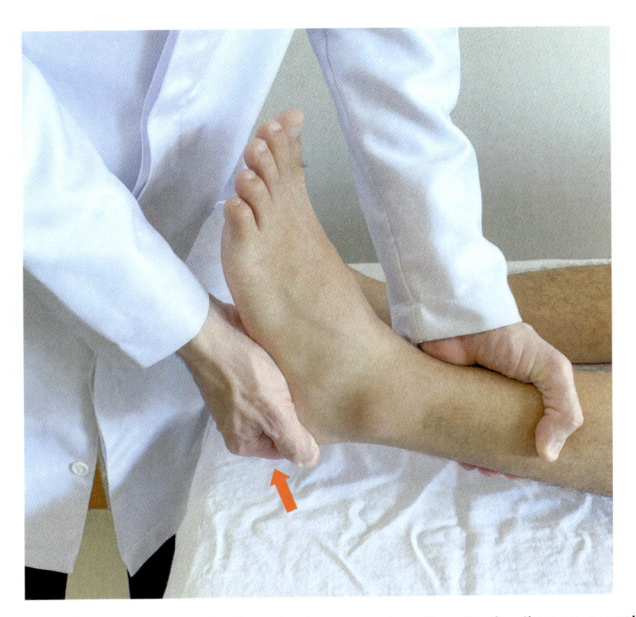

FIGURA 24 Teste da gaveta anterior do tornozelo. A seta indica o sentido da força aplicada pelo examinador.

Realização do teste
1. Paciente em decúbito dorsal, com os joelhos estendidos e tornozelos em posição neutra, relaxados.
2. Com uma das mãos o examinador estabiliza a perna do paciente segurando a tíbia e a fíbula, em suas extremidades distais. Com a outra mão apoiada no calcanhar, com o tornozelo em 20° de flexão plantar, realiza um movimento de anteriorização do pé, mantendo a perna em posição fixa.
3. O teste deve ser realizado no lado contralateral para comparação da amplitude de deslocamento anterior do pé.

Interpretação
Se durante a tração anterior do pé houver seu deslocamento anterior em relação a tíbia e a fíbula, por meio da articulação tibiotalar, com aparecimento de um sulco (ou covinha) na face anterolateral do tornozelo (chamado de sinal do vácuo), e havendo diferença quando comparado com o lado contralateral, o teste é considerado positivo, e sugere incompetência do ligamento talofibular anterior.

Teste da ponta dos pés

Usado para avaliar a integridade dos tendões de Aquiles e tibial posterior, mobilidade da articulação subtalar e funcionalidade neuromuscular.

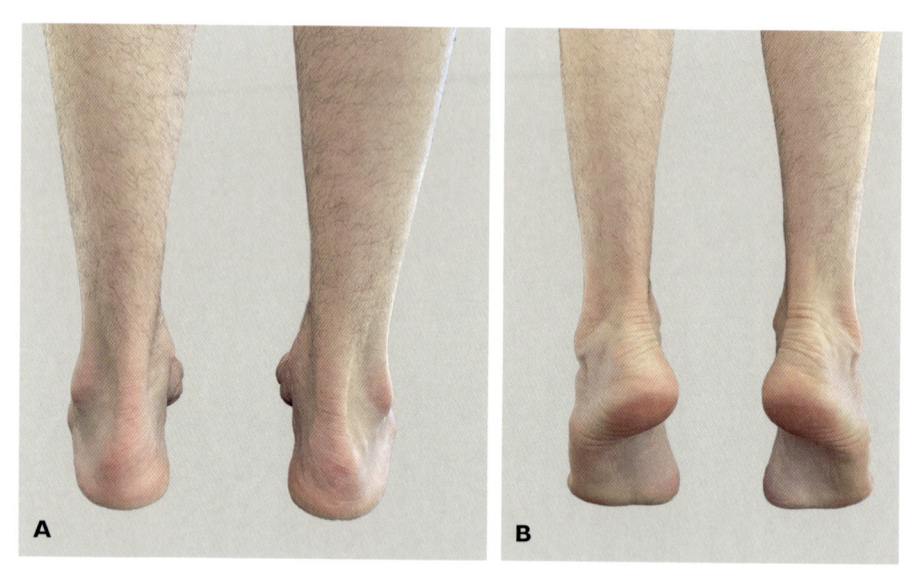

FIGURA 25   A: posição neutra. B: varismo dos calcanhares ao se afastarem do solo (teste negativo – dentro da normalidade).

Realização do teste

1. O examinador posiciona-se por trás do paciente em ortostase.
2. É solicitado ao paciente que se mantenha em ortostase sobre as pontas dos pés (apoiado sobre as cabeças metatarsais e pododáctilos), enquanto o examinador avalia a face posterior e medial dos tornozelos e pés.

Interpretação

Ao colocar-se nas pontas dos pés, o resultado esperado é que os calcanhares desviem progressivamente para medial (varismo), de forma simétrica, à medida que se afastam do solo, nesse caso, o teste é considerado negativo (dentro da normalidade).

Se houver bloqueio na articulação subtalar ou incompetência neuromuscular, o varismo do calcâneo pode não ocorrer ou o paciente pode não conseguir se colocar nas pontas dos pés, sendo o teste considerado positivo.

Sinal de Homans

Usado para avaliar dor na face posterior da perna, causada principalmente por trombose venosa profunda (TVP).

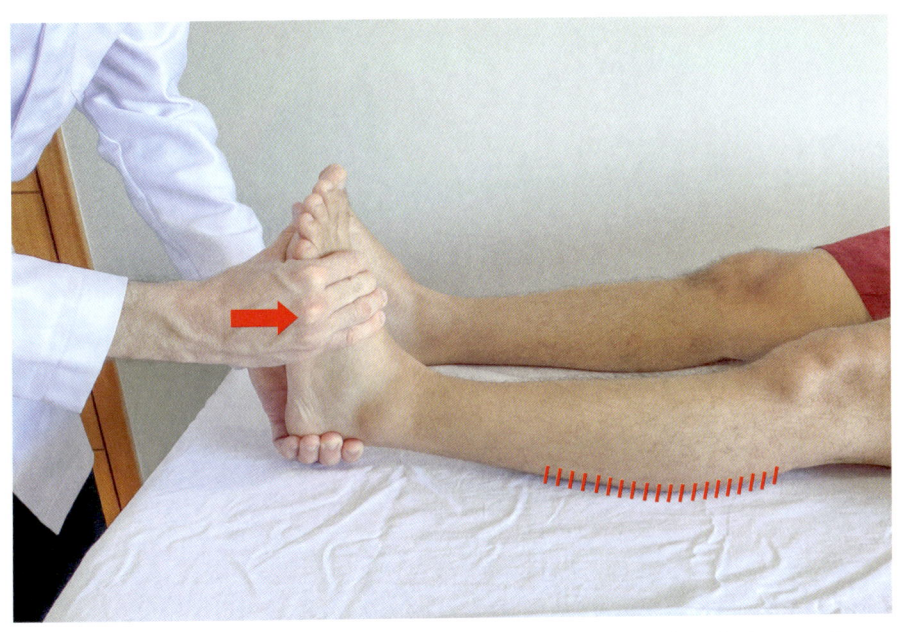

FIGURA 26   Sinal de Homans positivo. A seta representa o sentido da força aplicada pelo examinador; e a linha tracejada, o local da dor referida pelo paciente.

Realização do teste
1. Paciente em decúbito dorsal, com os membros inferiores estendidos e relaxados.
2. O examinador realiza o movimento de dorsiflexão passiva no tornozelo do paciente.

Interpretação
Caso o paciente refira dor na face posterior da perna durante a dorsiflexão do tornozelo, o teste é considerado positivo, sinal de Homans positivo, e sugere TVP da perna.

Teste do estresse em varo do tornozelo

Usado para avaliar a integridade do ligamento calcaneofibular (LCF) e da cápsula ligamentar lateral.

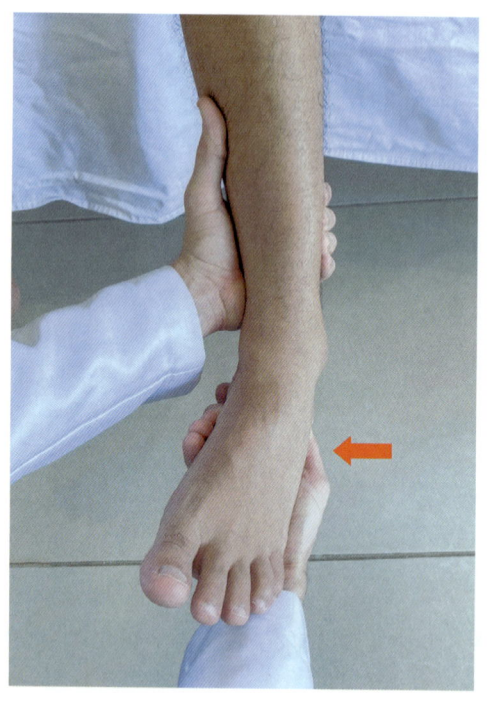

FIGURA 27 Teste do estresse em varo do tornozelo. A seta indica o sentido da força aplicada pelo examinador.

Realização do teste

1. O examinador posiciona-se em frente e na altura dos tornozelos do paciente sentado na maca com as pernas pendentes.
2. Com uma das mãos o examinador estabiliza a perna, mantendo-a em posição fixa, segurando na extremidade distal da tíbia. E com a outra mão, apoiada no calcâneo do paciente, realiza um movimento de estresse em varo no pé.
3. Repetir a manobra no lado contralateral, para comparar a amplitude de movimento.

Interpretação

Ao realizar a manobra, se o pé apresentar excessivo deslocamento em varo, quando comparado com o lado contralateral, o teste é positivo e sugere lesão de LCF e cápsula ligamentar lateral.

Teste do estresse em valgo do tornozelo

Usado para avaliar a integridade do ligamento deltoide, localizado na face medial do tornozelo, protegendo contra o estresse em valgo.

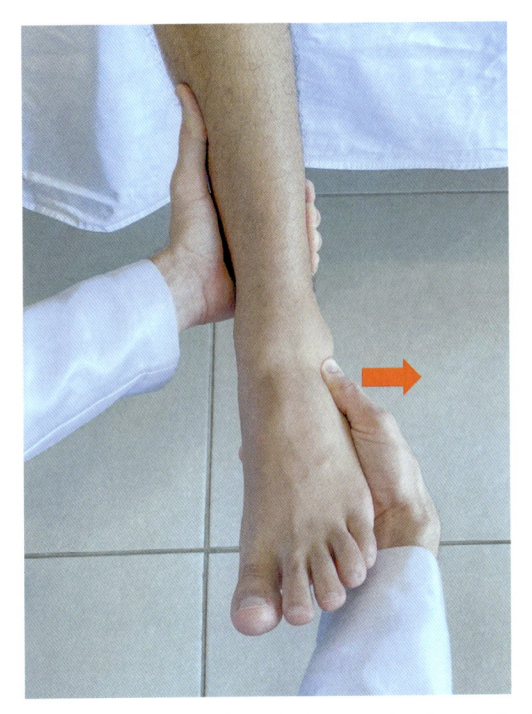

FIGURA 28 Teste do estresse em valgo do tornozelo. A seta indica o sentido da força aplicada pelo examinador.

Realização do teste

1. O examinador posiciona-se em frente e na altura dos tornozelos do paciente sentado na maca com as pernas pendentes.
2. Com uma das mãos o examinador estabiliza a perna, mantendo-a em posição fixa, segurando na extremidade distal da tíbia. E com a outra mão, apoiada no calcâneo do paciente, realiza um movimento de estresse em valgo no pé.
3. A manobra deve ser repetida no lado contralateral, para comparar a amplitude de movimento.

Interpretação

Ao realizar a manobra, se o pé apresentar excessivo deslocamento em valgo, quando comparado com o lado contralateral, o teste é positivo e sugere lesão do ligamento deltoide (formado pelas partes tibiocalcâneana, tibionavicular e tibiotalar).

Teste da gaveta posterior da fíbula

Usado para avaliação da integridade dos ligamentos tibiofibulares distais.

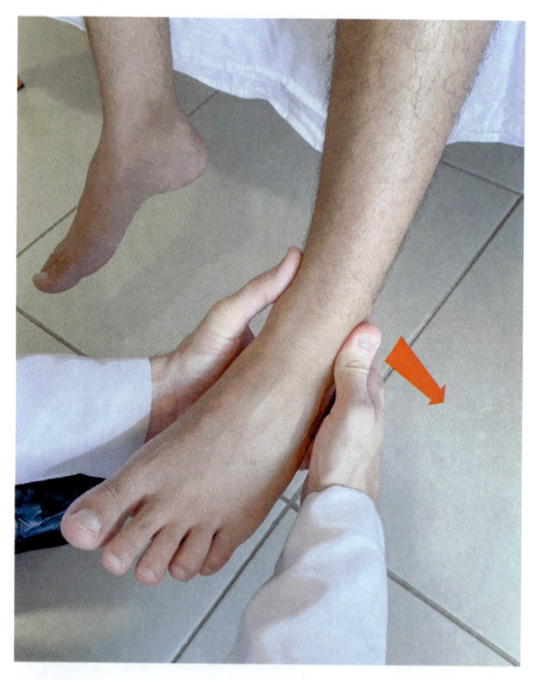

FIGURA 29   Teste da gaveta posterior da fíbula. A seta indica o sentido da força aplicada pelo polegar do examinador, enquanto sua outra mão realiza uma tração do tornozelo e osso calcâneo em sentido contrário.

Realização do teste

1. O examinador posiciona-se em frente e na altura dos tornozelos do paciente sentado na maca com as pernas pendentes.
2. Com uma das mãos, o examinador segura no tornozelo e no calcanhar posterior do paciente aplicando uma força de tração para anterior, enquanto, com o polegar da outra mão apoiado sobre a fíbula, aplica uma força tentando deslocá-la posteriormente.
3. A manobra deve ser repetida no lado contralateral, para comparar a amplitude de movimento.

Interpretação

Se durante a manobra a fíbula se deslocar posteriormente, mesmo que levemente, o teste é considerado positivo, e sugere lesão dos ligamentos da sindesmose tibiofibular distal.

Teste de Mulder

Usado para avaliar metatarsalgia decorrente da presença do Neuroma de Morton.

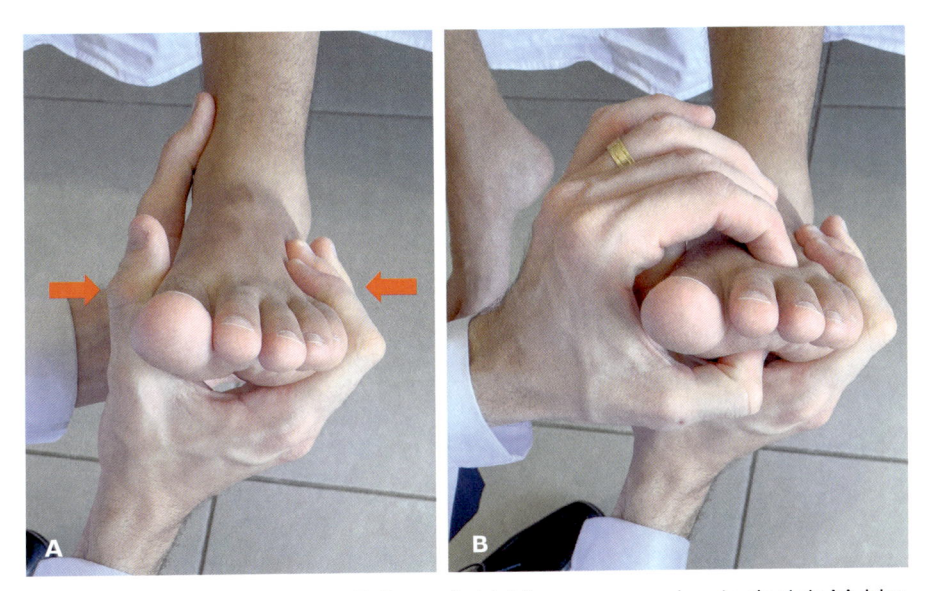

FIGURA 30   A: Teste de Mulder. B: Teste de Mulder com pesquisa do sinal de Mulder. As setas indicam o sentido da força aplicada pelo examinador.

Realização do teste
1. O examinador posiciona-se em frente e na altura dos tornozelos do paciente sentado na maca com as pernas pendentes.
2. O examinador aplica uma força sobre os metatarsos, no sentido medial e lateral, de forma a comprimi-los, reduzindo o espaço interdigital.

Interpretação

Se durante a compressão o paciente referir reprodução dos sintomas parestésicos, com irradiação para o dígito correspondente ao local do neuroma, o teste é considerado positivo.

Durante a compressão lateral e medial, o examinador pode palpar o espaço interdigital acometido, por meio da face plantar, usando o polegar. Caso seja percebido, durante essa palpação, um estalido, têm-se o Sinal de Mulder positivo, que ocorre pelo deslocamento do neuroma interdigital, piorando o quadro de dor.

Teste para síndrome do túnel do tarso

Usado para avaliar compressão do nervo tibial pelo retináculo dos flexores.

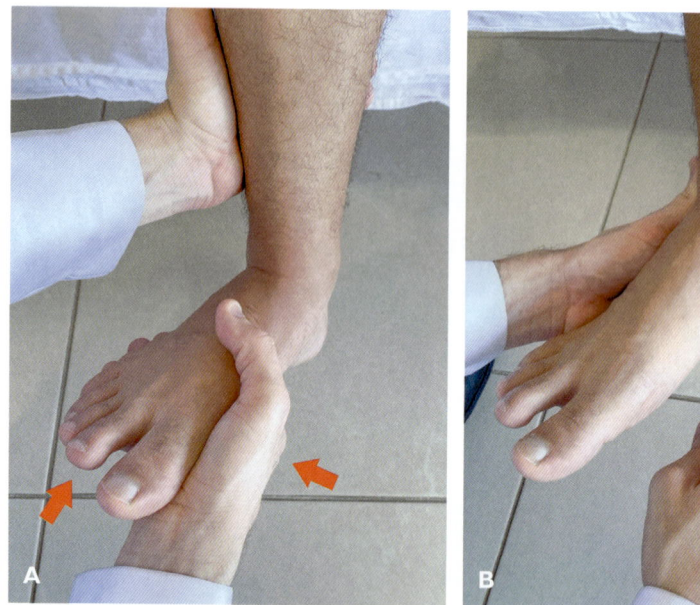

FIGURA 31   A: dorsiflexão com eversão máxima. B: percussão sobre o retináculo dos flexores (pesquisa do Sinal de Tinel).

Realização do teste

1. O examinador posiciona-se em frente e na altura dos tornozelos do paciente sentado com as pernas pendentes.
2. O examinador realiza uma dorsiflexão com eversão máxima do pé investigado, e mantém esse posicionamento por 10 a 15 segundos.

Interpretação

Se durante a manobra o paciente referir parestesia na face plantar, o teste é considerado positivo e sugere compressão do nervo tibial no túnel do tarso.

Se o paciente não referir parestesia na face plantar após 15 segundos de dorsiflexão com eversão do pé, a manobra pode ser sensibilizada por meio da percussão sobre o retináculo dos flexores (logo abaixo do maléolo medial). Se ao percutir, o paciente referir parestesia ou sensação de choque na face plantar, tem-se o sinal de Tinel positivo, e sugere síndrome do túnel do tarso.

EXAME NEUROLÓGICO

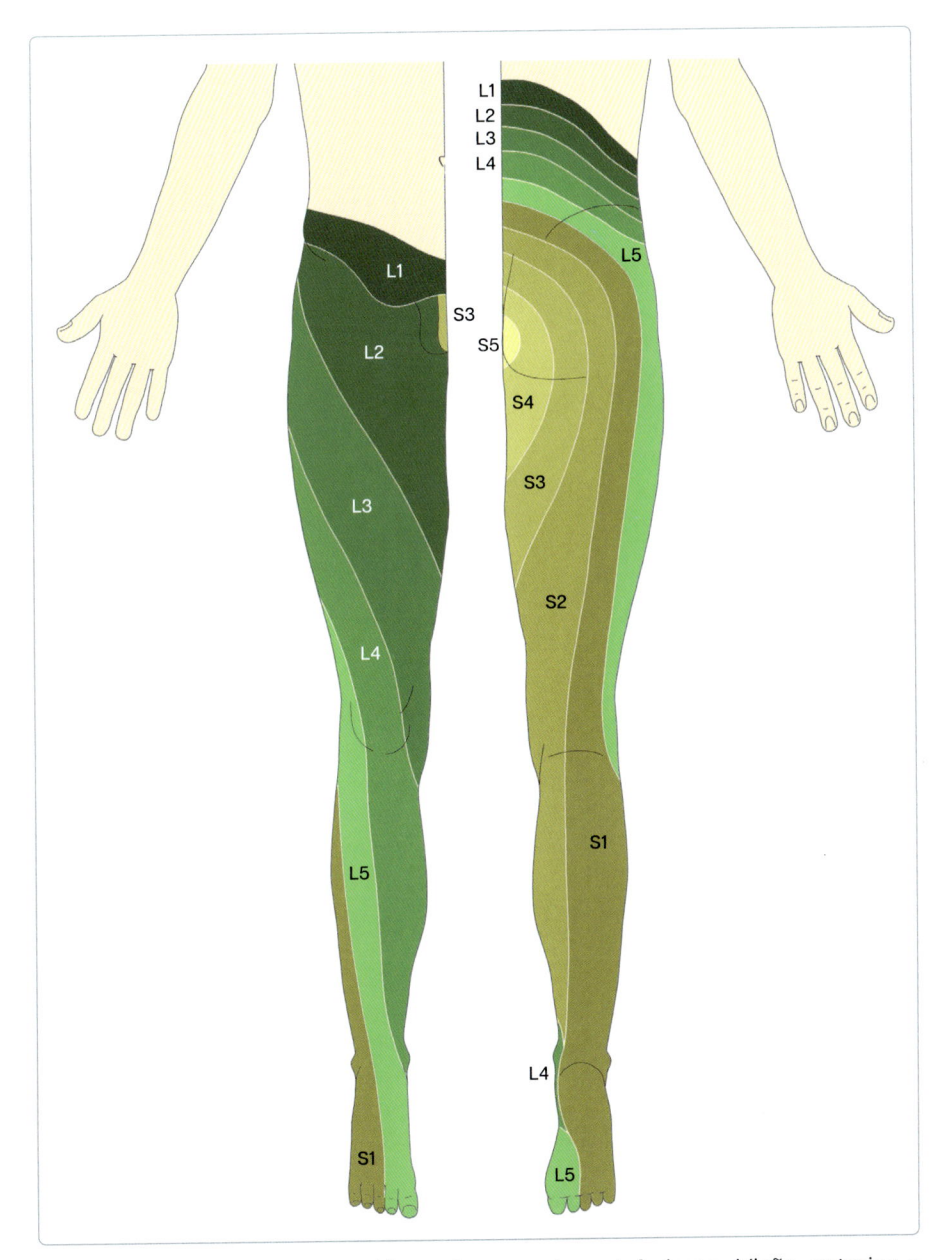

FIGURA 32 Dermátomos sensitivos dos membros inferiores. Visão anterior e posterior.

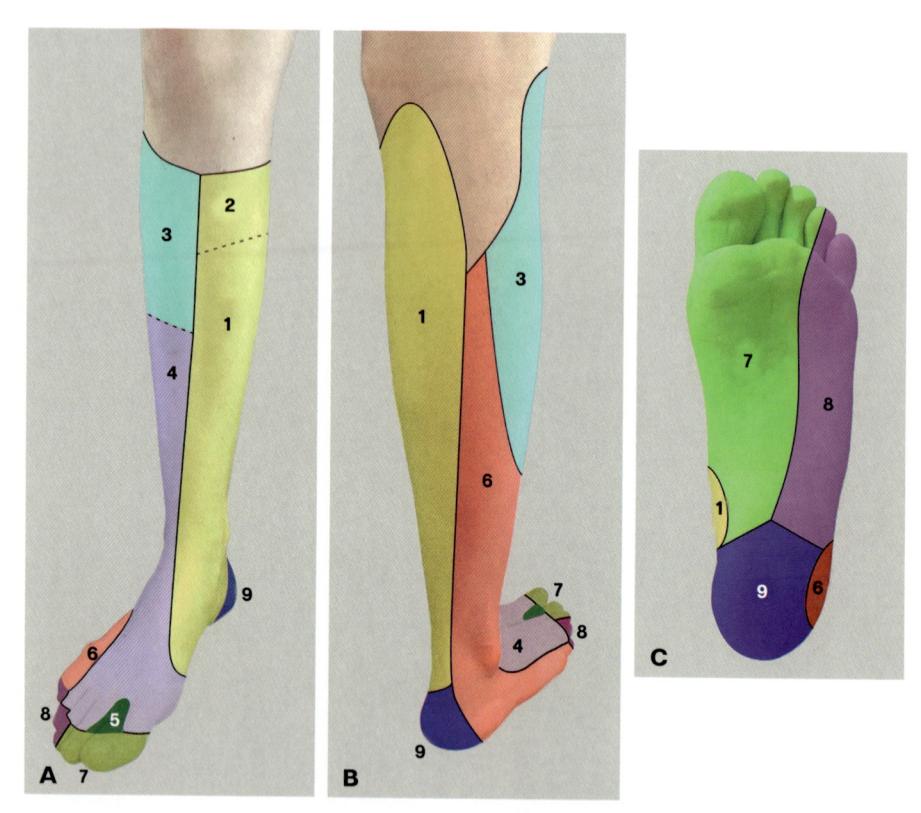

FIGURA 33 Inervação sensitiva periférica da perna, do tornozelo e do pé. A: visão anterior. B: visão posterior. C: região plantar. 1: nervo safeno. 2: ramo infrapatelar do nervo safeno. 3: nervo cutâneo lateral da perna. 4: nervo fibular superficial. 5: nervo fibular profundo. 6: nervo sural. 7: nervo plantar medial. 8: nervo plantar lateral. 9: ramo calcâneo do nervo tibial.

BIBLIOGRAFIA

Bertrand T, Parekh SG. Bunionette deformity: etiology, nonsurgical management, and lateral exostectomy. Foot Ankle Clin. 2011;16(4):679-688.

Buchbinder R. Plantar fasciitis. N Engl J Med. 2004;350(21):2159-2166.

Canale ST, Azar FM, Beaty JH. Campbell's operative orthopaedics 13th ed. Philadelphia: Elsevier; 2017. p. 4106-4150.

Carvalho MAP, Lanna C, Bertolo M, Ferreira G. Reumatologia: diagnóstico e tratamento. 5. ed. Rio de Janeiro: Guanabara Koogan; 2019. p. 368-390.

Cecin HA, Ximenes AC (org.). Tratado brasileiro de reumatologia. São Paulo: Atheneu; 2015. p. 329-354.

Coughlin MJ. Lesser toe abnormalities. In: Coughlin MJ, Mann RA, Saltzman CL. Surgery of the foot and ankle. 8. ed. Philadelphia: Elsevier; 2007. p. 363-464.

Cush JJ. Evaluation of musculoskeletal complaints. In: Cush JJ, Kavanaugh A, Stein CM. Rheumatology: diagnosis and therapeutics. 2. ed. Philadelphia: Lippincott Williams & Wilkins; 2005. p. 3-20.

Deland JT, Lee KT, Sobel M, Di Carlo EF. Anatomy of the plantar plate and its attachments in the lesser metatarsal phalangeal joint. Foot Ankle Int. 1995;16(8): 480-486.

Firestein GS, Budd RC, Gabriel SE, McInnes IB, O'Dell JR, Koretzky GA. Firestein & Kelley's textbook of rheumatology. Philadelphia: Elsevier; 2013. p. 700-707.

Hochberg MC, Silman AJ, Smolen JS, Weinblatt ME, Weisman MH. Reumatologia. 6. ed. Rio de Janeiro: Elsevier; 2016.

Imboden JB, Hellmann DB, Stone JH. CURRENT reumatologia: diagnóstico e tratamento. 3 ed. Porto Alegre: AMGH; 2014. p. 60-79.

Lawry GV. Exame musculoesquelético sistemático. Porto Alegre: AMGH; 2012. p. 37-99.

Molloy A, Shariff R. Mallet toe deformity. Foot Ankle Clin. 2011;16(4):537-546.

Panchbhavi VI, Trevino S. Clinical tip: a new clinical sign associated with metatarsophalangeal joint synovitis of the lesser toes. Foot Ankle Int. 2007;28(5):640-641.

Sarrafian KS. Anatomy of the foot and ankle. Philadelphia: J. B. Lippincott Company; 1983.

Schrier JC, Verheyen CC, Louwerens JW. Definitions of hammer toe and claw toe: an evaluation of the literature. J Am Podiatr Med Assoc. 2009;99(3):194-197.

Thompson JC, Netter FH. Netter's concise orthopaedic anatomy. Philadelphia: Elsevier; 2010. p. 338-383.

Índice remissivo